中医名家学术经验集（二）

肾病诊疗

谷清溪　编著

中医古籍出版社

图书在版编目（CIP）数据

中医名家学术经验集.2/谷清溪编著.—北京：中医古籍出版社，2007

ISBN 7-80174-412-8

Ⅰ.中…　Ⅱ.谷…　Ⅲ.中医学临床-经验　Ⅳ.R249.7

中国版本图书馆 CIP 数据核字（2005）第 146025 号

中医名家学术经验集（二）

肾病诊疗

谷清溪　编著

责任编辑：杜杰慧
封面设计：陈　娟
出版发行：中医古籍出版社
社　　址：北京东直门内南小街 16 号（100700）
印　　刷：北京义飞福利印刷厂
开　　本：850×1168 毫米　1/32
印　　张：13.875
字　　数：346 千字
版　　次：2007 年 5 月第一版　2007 年 5 月第一次印刷
印　　数：0001～2000 册
书　　号：ISBN 7-80174-412-8/R·411
定　　价：20.00 元（全套 150.00 元）

自 序

20世纪六十年代，人们注意的是胃病，八十年代人们注意的是心脏病，21世纪开始前后人们注意的是肾脏病。而学术界好似每隔二十年许变换一个讨论中心，每一个中心都打印着时代的烙印。历史上似乎每一个朝代出现一部专病巨著，这亦是应时代的需要而出现的。如东汉末年，军阀混战，民不聊生，传染病流行。时代则造就了一个张仲景，他写出了一部压世之作《伤寒论》。元朝也是民不聊生，饥寒交迫，人们多患胃肠病，时代造就了一个李东垣，他写出了一部不朽之作《脾胃论》，设计了一首传世之方“补中益气汤”。清朝末年，列强入侵中国，中国沦为半封建半殖民地社会，当时祖国医坛亦乌烟瘴气，北洋军阀的教育总长汪大燮，索性下令取消中医。在这样的一个时代，造就了一个师古而不泥古，参西而不背中的唐宗海，他写出了一部别开生面的《血证论》，同代的王清任写出了《医林改错》，张锡纯写出了《医学衷中参西录》。这些划时代的不朽巨著，至今仍活跃于临床，指导着临床。

21世纪的中国要构建一个社会主义和谐社会，人们团结了，富裕了，幸福了。人们的生活理念变了，疾病谱也发生了变化。政府以科学发展观统领卫生教育事业，将防治泌尿系统的疾病提上了日程，叶任高主编了《中西医结合肾脏病学》、杨霓芝等主编了《泌尿科专病中医临床诊治》。这二部著作在中西医结合的今天，于临床产生了积极影响。这是时代铸就了一代有才华的知识分子，是他们提高了人们对肾脏疾病的认识，丰富了人们预防肾脏疾病的知识，给了中医界有志之士战胜肾脏疾病的才能和智慧。

余几十年来一线临床，悟出了一个道理，那就是继承不泥古，发扬不离宗。勤勤恳恳，兢兢业业，惟疗效是务，惟专病是求，求古训，采众方，出版了《脾胃新论》。今又编著了《肾病诊疗》一书。书中以西医诊断为标准，以中医辨证论治为准绳。

自不量力而取笑于大方。况才学疏浅，经验有限，敬请同道指正。

谷清溪

2007 年 3 月

目　录

第一章　急性肾小球肾炎

1　概　念

急性肾小球肾炎，简称急性肾炎，乃是链球菌感染性肾小球疾病。急性起病，临床以水肿、血尿、蛋白尿、高血压为特征。

急性肾炎好发于儿童和青少年，而中老年少见。我国北方多冬春季发病，由上呼吸道感染引起；南方多夏季发病，由皮肤感染引起。

急性肾炎的发病有潜伏期，一般为 1～3 周。本病亦是一种良性自限性疾病，经恰当治疗一般可自行恢复。根据急性肾炎的临床表现，可归属于中医“风水”、“阳水”、“水肿”范畴。

2　临床表现

急性肾炎临床有四大典型症状：水肿、血尿、蛋白尿和高血压。

（1）水肿　占就诊人数的 60%～70%，水肿的出现率约 70%～90%。轻者仅在晨时眼睑浮肿，即所谓“肾炎面容”；重者可肿及全身。

水肿是急性肾炎的首见症状。

（2）血尿　临床分肉眼血尿及镜下血尿。

肉眼所看见的血尿称肉眼血尿，其尿色犹似洗过肉的水，一般数天内即可消失，多者也不过持续 1～2 周；在显微镜下才能看见的血尿，称为镜下血尿，其持续时间较长，一般于数月乃至 1 年内消失。

（3）蛋白尿　几乎所有患者都会出现蛋白尿。临床约有

50%的病人24小时尿蛋白定量少于500mg；75%的病人24小时尿蛋白定量少于3g；约20%的病人24小时尿蛋白定量大于3g。

少数病人由于尿蛋白已转阴或极微量，在就诊时无尿蛋白阳性记录。

（4）高血压　急性肾炎病人一般不伴有恶性高血压，其临床上约75%的患者表现为轻或中度增高。

有的病人血肌酐、尿素氮轻度升高，多为一过性，经利尿，数日后可恢复正常。

全身症状表现可有厌食、恶心、呕吐，腰部钝痛。

3　实验室检查

（1）血常规检查　轻度贫血。血红蛋白约110～120g/L。

白细胞总数及中性粒细胞可正常或升高，血沉增快。

（2）尿常规检查　可见尿蛋白、血尿、颗粒管型、红细胞管型及白细胞管型。

尿沉渣检查可见红细胞、白细胞。而红细胞多为变形红细胞。尿红细胞位相，畸形红细胞>8000个/ml，或畸形红细胞比例>75%。

24小时尿蛋白定量检查，75%以上的患者24小时尿蛋白定量<3.0g，尿蛋白多为非选择性。但以肾病综合征为表现者24小时尿蛋白定量可>3.5g。尿纤维蛋白降解产物增多。

免疫检查，补体C_3及总补体下降，6～8周后恢复正常，有诊断意义。

部分病人血中循环免疫复合物（CLC）、冷球蛋白试验阳性。抗“O”（ASO）可升高。

肾功能检查可正常，或有一过性受损。

B超检查，双肾正常，或偏大。

肾活检，有急进性肾炎的可能，或起病后2～3个月仍有高血压、持续低脂血症，或伴有肾功能损害者，应进行肾脏穿刺活组织检查，以便明确诊断及时治疗。

典型病例一般无需穿刺活检。

4　诊断与鉴别诊断

〔诊断依据〕

(1). 有链球菌感染史；

(2) 临床出现四大典型症状；

(3) 尿中发现红细胞或红细胞管型。

(4) 血清补体 C_3 下降，6～8 周后恢复正常，“ASO” 升高，血沉加快。

(5) B 超双肾正常，肾实质无明显改变。

根据以上“依据”可明确诊断。

〔鉴别诊断〕

急性肾炎应与以下疾病相鉴别：

(1) 急进性肾炎；

(2) 系膜毛细血管性肾炎；

(3) lgA 肾病；

(4) 狼疮性肾炎；

(5) 紫癜性肾炎。

急性肾炎还应与高热引起的尿液异常进行鉴别，以免误诊。

常见并发症：

(1) 充血性心力衰竭；

(2) 脑病；

(3) 急性肾功能衰竭。

5　病因病机

中医认为急性肾炎的病因病机如下：

（1）风邪外袭，内伤于肺，肺失宣降。

肺主一身之气。外邪伤肺，肺失宣降，不能通调水道，下输膀胱，风湿水泛而出现水肿；

（2）疮毒内归，湿毒侵淫，肺脾受邪；冒雨涉水，久居湿地，则外湿入侵；饮食不节不洁，过食生冷，劳倦忧思，则湿从中生。种种诱因导致脾失健运，水液潴留而发生水肿。

（3）房劳过度，肾气损伤，下焦气化不行，水道不通，水液外溢而出现水肿；

（4）肝郁气滞，气机升降不畅，水与血结，使三焦气化不利，水气泛滥，则发生水肿。

总之，由于外感内伤，导致肺、脾、肾三脏功能失调，水道不通，水液潴留。脉络损伤则出现血尿，脾肾对精微物质统藏不固，精微外溢则出现蛋白尿。

6 辨证论治

急性肾炎可以分为风水泛滥型、湿毒浸淫、水湿浸渍型、湿热壅盛型、气阴两虚型、肾阴不足型。

〔辨证求因〕

（1）风水泛滥

主证：眼睑面部水肿，进而肢体水肿，偏于风寒者，恶寒无汗，肢节酸楚，小便不利，咳嗽气喘，舌淡，苔薄白，脉浮紧；偏于风热者，发热恶风，咳嗽，咽红肿热痛，口干而渴，小便黄少，腰酸乏力，舌红，苔薄黄，脉浮数。

辨证：肺主宣降，统调水道，下输膀胱，风邪袭肺，肺气不宣不降，水不能下降，水道失于通调，故出现眼睑面部水肿，进而导致肢体水肿；外感风邪，分寒分热，风寒袭肺，皮毛收束，故恶寒无汗；风邪上受，呼吸道不利，寒者咳喘，热者咽痛红肿；寒者舌淡脉浮紧，热者舌红脉浮数。

求因：风水泛滥，肺失宣降。

（2）湿毒浸淫

主证：全身水肿，皮肤光亮，身患疮痍，甚则溃烂，胸腹痞闷，大便干结，小便短赤，舌质红，苔黄腻，脉滑数。

辨证：肺主皮毛，脾主肌肉，肺受湿浸则不能通调水道，脾受湿困，则不能运化，湿毒浸蚀皮毛肌肤，日久热化则发为疮痍，甚则皮毛肌肤溃烂。三焦气化失常，以致水液泛滥，故全身水肿，皮肤为水湿充斥而光亮，湿困脾阳，气机不畅，故胸腹痞闷；湿邪日久化热，肠道津亏，故大便干结；膀胱津亏热灼，故小便短赤；舌红，苔黄腻，脉滑数均为湿毒浸淫，日久化火伤津之征。

求因：湿毒浸淫，化火伤津。

（3）水湿浸渍

主证：全身水肿，按之没指，下肢肿甚，肢体困重，胸闷纳呆，泛恶，舌胖大而淡，苔白腻，脉沉缓。

辨证：水湿困脾伤阳，阳虚水泛，故全身水肿按之没指，下肢肿甚，虚则肢体困重；水湿困脾，气机升降不利，导致胃失和降，故胸闷纳呆且泛恶呕吐；舌淡胖，苔白腻，脉沉缓，均为水湿困脾阳虚水泛的征象。

求因：水湿浸渍，阳虚水泛。

（4）湿热壅盛

主证：全身水肿，皮肤绷紧光亮，尿少色黄，心烦急躁，口苦口粘，脘闷恶心，腹胀便秘，或粘腻不爽，舌红苔黄腻，脉象滑数。

辨证：湿热下注，壅遏膀胱，气化不行，经遂不通，水道壅滞。水液泛滥，溢于肢体则全身水肿；水液充斥肌肤，故皮肤绷紧而光亮；热灼膀胱，气化不利，故尿少色黄；肾主水，心主火，水火不济，故心烦急躁；胆经湿热则口苦口粘；胆胃不和，湿热充斥胃腑，胃失和降，故脘闷恶心；气郁热壅，则腹胀便秘；湿热充斥胃肠，故大便粘腻排泄不爽；舌红苔黄腻，脉象滑数均为湿热壅盛之征象。

求因：湿热壅腻，气化不利。

（5）气阳两虚

主证：水肿消后，神疲乏力，纳少腹胀，手足心热，口干咽燥，头目眩晕，舌红苔薄白或少苔，或舌淡有齿痕，脉象细数或沉弱。

辨证：邪退正虚，故神疲乏力；气虚则脾失健运，则纳少腹胀；肾阴虚内热，故手足心热；内热津不上承故口干咽燥；阴虚肝阳上亢，故头目眩晕；气阴两虚则舌红苔白，或舌淡有齿痕，脉象细数或沉弱。

求因：气阴两虚，寒热错杂。

（6）肾阴不足

主证：水肿消退，不见肉眼血尿，身疲乏力，腰背酸胀，心烦面热，口干咽痛，手足心热，镜下可见血尿，小便色黄，大便偏干，舌红少苔，或苔薄黄，脉象细数。

辨证：邪退正虚，突显身倦乏力，腰背酸胀；阴虚内热，水不济火，则心烦面热；津不上承，则口干咽痛，肾阴不足，五脏虚热，故手足之心灼热；血热妄行则见镜下血尿；热移膀胱则小便色黄，胃肠热腻津亏，故大便偏干；舌红少苔，脉象细数，均为肾阴不足的征象。急性肾炎恢复期，正虚邪恶，虚实夹杂，肉眼血尿虽消，但镜下血尿尤存。此乃余邪留恋之征。

求因：肾阴不足，余邪留恋。

〔审因论治〕

（1）风水泛滥，肺失宣降。

治法：宣肺解表，利水消肿。

代表方剂：银翘散合五皮饮加减。

原方药味：

银翘散（《温病条辨》）：金银花、连翘、苦桔梗、牛蒡子、薄荷、竹叶、荆芥、生甘草、淡豆豉。

五皮饮（《中藏经》）：桑白皮、陈皮、生姜皮、大腹皮、茯苓皮。

临床处方：

风水风热证：银花 30g、连翘 30g、荆芥 10g、浮萍 10g、板蓝根 20g、白茅根 30g、车前子 30g、小蓟 30g、益母草 30g、桑白皮 30g、茯苓皮 30g。

发热者，加白虎汤；咳嗽者，加杏仁 10g、前胡 10g、浙贝母 15g。

水前服，每日 1 剂。

风水风寒证：麻黄 5g、大腹皮 10g、茯苓皮 15g、车前子 30g。

血尿多者，加白茅根 30g、茜草根 15g、生蒲黄 10g。水煎服，每日 1 剂。

参考意见：治本证之法，实为疏风、宣肺、利水。但疏风微微似汗为佳，利尿也宜适度，切勿汗多伤阳，尿多伤阴。

临床风热多于风寒。肾病名家时振声教授自拟经验方“银蒲玄麦甘桔汤”，实为效方。其方药组成：金银花 10g、蒲公英 30g、玄参 15g、麦冬 15g、甘草 5g、桔梗 15g。其功效：疏风清热，凉血止血。适用范围：以急性肾炎血尿为主。该方于临床解毒利咽，以清上治下，能使血尿迅速消失。

（2）湿毒浸淫，化火伤津。

治法：清热解毒，利水消肿。

代表方剂：麻黄连翘赤小豆汤合五味消毒饮加减。

原方药味：

麻黄连翘赤小豆汤（《伤寒论》）：麻黄、连翘、杏仁、赤小豆、桑白皮、甘草、生姜、大枣。

五味消毒饮（《医宗金鉴》）：金银花、野菊花、紫花地丁、蒲公英、紫背天葵。

临床处方：

麻黄5g、连翘20g、赤小豆30g、桑白皮15g、杏仁10g、生姜皮9g、金银花15g、野菊花15g、蒲公英15g、紫花地丁15g、紫背天葵15g。

皮肤糜烂者，加苦参9g、土茯苓12g以清热祛湿解毒；皮肤瘙痒不已者，加地肤子15g、白蘚皮15g以疏风清热，祛湿止痒；大便不通者，加大黄6g、芒硝6g以通腑泻热；肿势明显者，加茯苓皮30g、大腹皮15g以健脾渗湿，利水消肿；红肿血热明显者，加丹皮10g、赤芍15g、紫草10g以清热解毒，凉血活血。

（3）水湿浸渍，阳虚水泛。

治法：健脾化湿，通阳利水。

代表方剂：胃苓汤加减。

原方药味：

胃苓汤（《丹溪心法》）：桂枝、白术、猪苓、茯苓、泽泻、苍术、陈皮、厚朴、甘草、生姜、大枣。

临床处方：

桂枝10g、白术15g、苍术15g、茯苓30g、猪苓15g、泽泻10g、桑白皮30g、益母草30g、大腹皮10g、川朴10g、陈皮15g、生姜皮9g。

小便短少者，加冬瓜皮30g，肿甚咳喘者，加麻黄5g、杏仁10g、葶苈子10g，以宣肺止咳，降气平喘，利水消肿；身寒肢冷，脉沉迟者，加制附子9g、干姜9g以温阳散寒。

水煎服，每日1剂。

参考意见：本证为寒湿困脾，脾阳失展。土不制水，故宜温脾通阳，化温利水。用药宜温燥，不宜寒凉，这是治疗本证的关键所在。临证亦可选用《济生方》实脾散，以温阳健脾，行气利水。方药组成：厚朴、白术、木瓜、木香、草果仁、大腹子、附子、干姜、白茯苓、甘草。

(4) 湿热壅盛，气化不利。

治法：分利湿热，导水下行。

代表方剂：疏凿饮子加减。

原方药味：

疏凿饮子（《济生方》）：羌活、秦艽、槟榔、大腹皮、茯苓皮、川椒目、木通、泽泻、商陆、赤小豆、生姜皮。

临床处方：

秦艽 12g、羌活 12g、大腹皮 12g、茯苓皮 15g、生姜皮 10g、泽泻 15g、椒目 6g、赤小豆 30g、槟榔 9g。

腹部胀满，大便不通者，加大黄 6g；湿热下注，伤及血络者，加大小蓟各 30g、白茅根 30g，以清热凉血止血。

水煎服，每日 1 剂。

(5) 气阴两虚，气化不利。

治法：益气养阴，利水消肿。

代表方剂：防己黄芪汤合六味地黄汤加减。

原方药味：

防己黄芪汤（《金匮要略》）：防己、黄芪、白术、甘草。

六味地黄汤（《小儿药证直诀》）：熟地黄、山茱萸、山药、丹皮、茯苓、泽泻。

临床处方：

黄芪 30g、防己 15g、白术 20g、太子参 30g、熟地 18g、山萸肉 12g、山药 12g、茯苓 15g、泽泻 10g、丹皮 12g、女贞子 15g、旱莲草 15g、芦根 30g、白茅根 30g、仙灵脾 10g。

腰酸痛者，加续断 12g，以补肾壮腰；血尿不止者，加大小蓟15g凉血止血；尿蛋白不消者，加芡实20g、覆盆子18g以健脾固摄；阴虚尿少者，加沙参20g、麦冬2g。

水煎服，每日1剂。

参考意见：本证除了药物治疗外，注意调养护理，防止外感是十分重要的。临证益气养阴，脾肾双补，可参用《沈氏尊生书》之参芪地黄汤。

(6) 肾阴不足，余邪留恋。

治法：滋阴益肾，清热利湿。

代表方剂：知柏地黄汤加减。

原方药味：

知柏地黄汤（《证因脉治》）：即六味地黄汤加知母、黄柏。

临床处方：

知母15g、黄柏15g、生地黄15g、山萸肉15g、女贞子20g、旱莲草20g、白茅根30g、益母草30g、小蓟15g、茜草15g。

有低热不退者，加银柴胡12g、山药40g、白薇10g以养阴清热；咽干痛者，加玄参15g、牛蒡子10g以清热利咽。

水煎服，每日1剂。

参考意见：固护阴津是后期调治的重要法则之一。因水肿是临床主要矛盾，而利水消肿易伤阴津，水肿消退后应注意固护阴津。

7 其他疗法

〔**食疗良方**〕

方1 茅根茶

组成：绿茶15g、鲜白茅根50～100g、鲜车前草150g。

用法：车前草、白茅根加水300ml，煮沸加绿茶。每日频服。

主治：急性肾炎。

方2 玉米须茶

组成：茶叶1g、玉米须30g。

用法：用沸水冲汤，每日频服。

主治：急性肾炎。

方3　冬瓜粥

组成：连皮冬瓜90g、粳米50g。

用法：将冬瓜、粳米同入锅中，加水500ml，煮成稀粥，日服1剂。

方4　西瓜

用法：酌量服用。

主治：急性肾炎风热证。

方5　三根汤

组成：葱白3根、生姜10g、萝卜1个。

用法：洗净共煮，吃萝卜喝汤。

主治：急性肾炎风寒证。

〔单方验方〕

方1　益母草30~60g

用法：煎汤代茶饮。

主治：急性肾炎水肿、血尿。

方2　白茅根250g

用法：加水3碗，煮成1碗，日服2次。

主治：急性肾炎水肿、血尿。

方3　车前子、田螺、大蒜各等量。

用法：熬膏贴脐。

主治：急性肾炎水肿。

〔中成药〕

①肾炎解热片　口服，每日3次，每次5片。

②六神丸　口服，每日2~3次，每次10粒。

③清开灵注射液　静脉滴注，每次30~40ml，加入5%或10%葡萄糖注射液250~500ml，每日1次。

④双黄连注射液　静脉滴注，每次 20～100ml，加入 5% 或 10% 葡萄糖注射液 250～500ml，每日 1 次。

8　当代名家经验

〔**名家论卒**〕

时振声说：急性肾炎血尿，一般多属外感风热，热伤血络所致，如同时伴有咽痛、咽红，可以清上治下，用银蒲玄麦甘桔汤治疗，可使血尿迅速消失；如属肾阴亏损，阴虚内热，迫血妄行，则宜滋阴凉血、清热止血，方如小蓟饮子去木通，加丹皮、赤芍、白茅根，亦可使血尿消失。血尿消失后，则一般以滋肾清利善后，方如六味地黄汤加益母草、白茅根，可使病情早日恢复，千万不要用金匮肾气丸善后，临床上已见有多例，服金匮肾气丸后，尿中红细胞长久不消，因此务必重视之。

吕仁和说：急性肾炎在未缓解以前，不论何种证候，都应注意以下几点：①充分休息；②饮水量不宜过多；③摄入的热量要够，以高糖、低优质蛋白、低脂肪为宜；④适当限盐；⑤曾有过过敏的食物与药物严禁再服用；⑥精神要愉快，情志应疏达，治疗应坚持；⑦认真防治感冒和感染；⑧不了解的药物不吃；⑨不乱用偏方。

〔**名医验方**〕

方 1　宣化胜湿汤（赵绍琴）

组成：苏叶 3g、杏仁 6g、佩兰 6g、半夏 6g、荆芥 3g、茅根 10g、芦根 10g、焦三仙各 6g、水红花子 6g。

用法：水煎服。每日一剂，早晚各服 1 次。

功效：芳香宣化，和胃止呕。

主治：急性肾炎湿热内蕴，风邪水袭。

方 2　分利湿热方（蒲辅周）

组成：连皮茯苓 6g、猪苓 4.5g、泽泻 4.5g、苍术 3g、萆薢

9g、豆卷9g、山茵陈6g、赤小豆9g、炒神曲6g、焦栀子6g、通草3g。

用法：水煎服，每日1剂。

功效：调和肠胃，分利温热。

9 医案举例

卢志医案 风水证

王莉，女，11岁，1996年12月18日初诊。

主诉：高热伴眼睑水肿3天。

病史：3天前始患儿咽喉疼痛伴发热，体温逐渐升高，波动在38℃～40.7℃，家长给予服双黄连口服液、泰诺等药，效果不明显，并出现眼睑水肿，方来我院诊治。

现症：患儿发热，体温38.7℃，鼻塞流涕，咽喉疼痛，轻微咳嗽，喉中痰多，面色苍白，精神疲倦，腰不痛，纳差，小便色深黄，量不少，大便正常，舌质淡红，苔薄黄，脉浮数。扁桃体肿大Ⅲ度，眼睑轻度水肿，双下肢无水肿，听诊心肺（－）血压13.3/9.3千帕（100/70毫米汞柱）。尿常规红细胞20～30个/高倍镜视野，蛋白（＋＋）。血常规白细胞12.7×10/升。

中医诊断：水肿。证候属风水证。

西医诊断：急性肾炎。

治法：疏风清热，宣肺利水。

处方：越婢加术汤合麻黄连翘赤小豆汤加减。生石膏30g、金银花9g、连翘9g、麻黄3g、防风9g、荆芥9g、桔梗6g、甘草3g、薄荷6g、杏仁9g、车前子9g、桑白皮9g、茅根30g、茜草9g、泽泻9g、白术9g、赤小豆15g。5剂，水煎服，每日1剂。

二诊：12月23日，服药后患儿体温正常，体温36.3℃，鼻塞、流涕、咳嗽、咽痛减轻，眼睑水肿减退，自觉疲倦，腰不痛，纳差，眠可，大便日1行，舌质淡红，苔薄白，脉沉细。尿常规红细胞6～7个/高倍镜视野，蛋白（+），双下肢、眼睑、前额无明显水肿，血压13.3/9.3千帕（100/70毫米汞柱），扁桃体肿大Ⅱ度，表证略减，脾气虚弱渐显，治宗上法，加强健脾益气。

处方：生石膏30g、金银花9g、连翘9g、麻黄3g、防风9g、荆芥9g、桔梗6g、甘草3g、薄荷6g、杏仁9g、车前子9g、桑白皮9g、茅根30g、茜草9g、生黄芪30g、白术9g、赤小豆15g。7剂，水煎服，每日1剂。

三诊：12月30日，患儿体温正常，鼻塞、流涕、咳嗽、咽痛、眼睑水肿等症状消退，仍感纳差疲倦，腰不痛，眠可，大便日1行，小便次数不多，尿量正常，无水肿，舌质淡红，苔薄白，脉沉细。扁桃体肿大Ⅰ度，尿常规红细胞5～6个/高倍镜视野，蛋白（-），血压13.3/9.3千帕（100/70毫米汞柱）。表证已解，脾肾两虚突出，治以健脾补肾，利尿止血，方用六味地黄丸加减。处方：生地黄12g、山药12g、山萸肉12g、云苓9g、寄生15g、陈皮6g、泽泻9g、川断9g、生黄芪30g、丹皮9g、杜仲9g、茅根30g、仙鹤草9g、车前子9g、炒谷芽15g、炒麦芽15g。7剂，水煎服，每日1剂。

四诊：1997年1月8日，服药后患儿纳食增加，疲倦减轻，舌质淡红，苔薄白，脉细。尿常规红细胞1～2个/高倍镜视野，蛋白（-），血压13.3/9.3千帕（100/70毫米汞柱）。药证相符，症状明显减轻，脾肾两虚有所缓解，治宗上法不变。处方：生地黄24g、熟地黄24g、山药12g、山萸肉12g、云苓9g、寄生15g、陈皮6g、泽泻9g、川断9g、生黄芪30g、丹皮9g、杜仲9g、茅根30g、仙鹤草9g、车前子9g、炒谷芽15g。30剂，水煎服，每日1剂。

五诊：2月18日，服药后患儿病情平稳，其间3次小便常规正常。近日感冒，鼻塞流涕，咽略红，无发热，眼睑水肿，小便常规无明显异常，舌质淡红，苔薄白，脉浮。感冒而小便正常，知脾肾之气渐复。治应先给予辛凉解表，银翘散加味。处方：金银花9g、连翘9g、防风9g、荆芥9g、桔梗6g、竹叶6g、滑石9g、薄荷6g、通草3g、牛蒡子9g、车前子9g。4剂，水煎服，每日1剂。

六诊：2月23日，服药后患儿感冒已愈，查尿常规无异常，舌质淡红，苔薄白，治疗继续健脾补肾，方用六味地黄丸加味。处方：生地黄24g、熟地黄24g、山药12g、山萸肉12g、云苓12g、寄生15g、陈皮6g、泽泻9g、川断9g、生黄芪30g、丹皮9g、杜仲9g、茅根30g、仙鹤草9g、车前子9g、炒谷芽15g、炒麦芽15g。14剂，水煎服，每日1剂。

七诊：6月7日，停药3个月来患儿一般情况尚好，现已上学，无明显水肿及不适，尿常规正常，舌质淡红，苔薄白，脉细数。处方：熟地黄12g、云苓27g、杜仲27g、生黄芪90g、丹皮27g、陈皮18g、山药36g、泽泻27g、山萸肉36g、寄生45g、川断27g。将上11味药共为极细末，炼蜜为丸，每丸重9g，每次1丸，每日2次。

点评：风水证水肿，在小儿较常见，中药治疗较有特色。本案患儿初起由外感引发，风水在表，来势较快，急以疏风利水。病邪很快得到遏制，正虚逐渐显露，故扶正先以健脾益气，再以脾肾双补，按部就班，由肺及脾至肾，水液循行的关键，环环紧扣，各加调理，很快痊愈。

路志正医案　急性肾炎，关格证

杜某，女，年过6旬，19925月13日请中医会诊。

主诉：高热6天，水肿4天。

病史：3月，患者从廊坊来京探亲，儿媳见婆母患有黄带之疾，恐妇科有其他病变，送往某医院做全面检查，未见异常，于5月7日出院。中午食用冷水浸泡过的饺子，加之肉馅已有馊味，饭后即感胃脘不适。5 月 9 日患者突然脘腹胀满，恶心呕吐，倦怠乏力，头痛头重，急到某门诊部就医，除发热与血白细胞增高外，右下腹有放射性疼痛，诊为阑尾炎而转往某医院。查体温 38.5℃，白细胞 17×10^9/升，尿常规蛋白（+），颗粒管型 1～2 个/高倍镜视野，红细胞满视野，白细胞 35～40 个/高倍镜视野，大便 2 日未解，诊断为急性肾炎、肠梗阻。予以先退热后，再行手术治疗方案。静脉点滴青霉素等，日输入液体量 3500 毫升，体温不减反呈上升之势，又加用先锋霉素。于入院 4 日出现脑水肿、肾功能衰竭，因病情危重，已下病危通知，5 月 13 日，遂请中医会诊。

现症：患者面色萎黄，双目紧闭，神志昏愦，懒言无力，咳喘气急，头重如裹，头晕头痛，心悸不安，呕吐大量黄绿色苦水，水米不进，全身水肿，以眼睑及上下肢为甚，按之没指，皮肤明亮，尿闭便结，舌质淡，苔水滑，脉浮大而数，成为关格重症。体温 40.5℃，血白细胞 17.8×10^9/升，中性粒细胞 58%，淋巴细胞 40%，嗜酸性粒细胞 2%，尿化验同前，腹诊叩之声沉实，阑尾部位无明显压痛，直肠部位无硬结性包块。

中医诊断：关格。证候属痰湿素盛，饮食不慎，脾阳受戕，又外感风寒，表里同病，肺气闭郁，中阳式微，水势横溢，弥漫三焦。

西医诊断：急性肾炎，肠梗阻。

治法：芳香化浊，温阳利水。

处方：藿香（后下）10g、佩兰（后下）10g、桂枝 10g、干姜 9g、炒苍术 10g、猪苓 10g、泽泻 10g、茯苓 15g、炒枳实 12g、海风藤 15g。3 剂，水煎服，每日 1 剂。

二诊：5 月 16 日复诊，患者服药 1 剂，体温即降至 37.7℃，小便通利，呕吐即止。进 2 剂，体温 36.2℃，大便能下。3 剂药后，头沉重、眩晕、头痛、嗜睡已解，水肿大减，精神见振，能进少量流食。血常规白细胞 8×10^9/升，中性粒细胞 64%，淋巴细胞 35%，嗜酸性粒细胞 1%；尿常规：蛋白微量，红细胞 5～7 个/高倍镜视野，白细胞 1～2 个/高倍镜视野。患者全身仍感倦怠无力，舌质淡，苔白润，脉细弱。为大病瘥后，正气未复之象。治以醒脾和胃，降逆宽中。以上方药去藿香、佩兰、海风藤，加草蔻仁 6g，菖蒲 10g，干姜改用 5g。5 剂，水煎服，每日 1 剂。

三诊：5 月 21 日，患者胃纳得开，诸症均愈，已下地活动，舌质淡，苔白，脉弦滑。既见大效，守方又进 6 剂，检查血、尿无异常，痊愈出院。

点评：本证表里同病，因输液量大且日久，排泄失调，水液内积，非温难化；病虽似脑、肾为甚，而脾胃为三焦升降之枢纽，故治以中焦入手，脾阳得复，则清升浊降。病在上下，治其中，则肺得肃降，肾气得化，水道自调。正如《内经·经脉别论》云："脾气散精，上归于肺，通调水道，下输膀胱。"三焦通利，水肿方消，故用桂枝、干姜、炒苍术、乌药温中散寒，通阳化水；藿香、佩兰、海风藤芳香化浊，散风胜湿，开肺气，利大肠，恢复肺金宣发肃降之职；猪苓、泽泻、茯苓淡渗利湿，使水温从小便而出；炒枳实理气消肿，化痰除积。诸药合用，共奏化浊解表，温中利水之功。（以上 2 案选自《专家医案精选》）

施今墨医案　急性肾炎风热外袭水肿

王某，男，23 岁。

发病 20 余日，过午寒热，头面出汗，小便色赤，颜面四肢浮肿，口渴思饮，大便干，3～4 日 1 行。经医院查尿有红细胞，蛋白及上皮细胞等。

苔薄白，舌质红，脉浮数。

辨证立法：

外邪入侵，营卫痞塞，遂致水气不行，渗溢而为浮肿。正邪搏结，因发寒热，里热甚炽，口渴思饮，迫血妄行，热入膀胱，法当清热、利尿润燥止血治之。

处方：

白苇根 20g、白茅根 20g、大生地 10g、鲜生地 10g、冬葵子 12g、云茯苓 10g、冬瓜子 12g、旱莲草 20g、车前草 10g、车前子 10g（布包）、朱茯神 6g、朱寸冬 10g、仙鹤草 12g、凤尾草 10g、甘草梢 6g、阿胶珠 10g、瓜蒌子 10g、瓜蒌根 10g。

二诊：服药 3 剂，尿中红细胞减少，小便量增多，大便仍燥，浮肿依然，寒热犹作。

处方：

前方加火麻仁 12g、再服 3 剂。

三诊：服药 3 剂，经检尿仍有细胞及蛋白，小便尚不通利，大便较干，下肢浮肿见轻。

处方：白苇根 30g、白茅根 30g、大生地 10g、鲜生地 10g、酒黄柏 6g、酒黄芩 6g、炒蚝豉 12g、山栀衣 6g、旱莲草 12g、车前草 12g、冬瓜子 12g、冬葵子 12g、赤茯苓 10g、赤芍药 10g、瓜蒌子 10g、瓜蒌根 10g、郁李仁 6g、甘草梢 6g、晚蚕砂（炒完角子 10g 同布包）10g。

四诊：服药 4 剂，寒热已退，医院检尿仍有少量红细胞及蛋白，上皮细胞。浮肿虽渐消，而晨起面肿，晚间腿肿较重，口干舌燥尚未减退，拟猪苓汤、葵子茯苓散加味治之。

处方：

淡猪苓 10g、赤茯苓 12g、赤小豆 12g、车前草 12g、旱莲草 12g、冬瓜子 12g、冬葵子 12g、阿胶珠 10g、滑石块 10g（布包）、炒泽泻 10g、仙鹤草 15g、甘草梢 g。

五诊：药服 6 剂，症状减除，饮食睡眠二便均已如常，经医院检尿仍有少量蛋白，拟予丸方常服。

处方：

每日早服六味地黄丸1丸，午服云南白药0.3g。

按：古人所谓风水、皮水者，其症状多与现代医学诊断之肾炎相合，本案即是此类疾患。经治五次，症状基本消失，但蛋白尚未全除，故予常方六味丸治之。云南白药可治肾炎后尿中蛋白久久不消者，亦治肺结核阴虚潮热。(《施今墨临床经验集》)

10　文献选录

《素问》

肾汗出逢于风，内不得入于脏腑，外不得越于玄府，行于皮里，传为浮肿。本之于肾，名曰风水。

肾者胃之关，关门不利，故聚水而从其类也。

胞移热于膀胱则癃，尿血。

《灵枢》

水始越也，目窠上微肿，如新卧起之状。

《金匮要略》

风水恶风，一身悉肿，脉浮，不渴，续自汗出，无大热，越婢汤主之。

热在下焦者，则尿血。

诸有水者，腰以下肿，当利小便；腰以上肿，当发汗乃愈。

《诸病源候论》

风气入内，还客于肾……脾虚又不能制于水，故水散溢皮肤，又与风湿相搏，故云风水也。

风邪入少阴，则尿血。

《景岳全书》

凡水肿等证，乃脾肺肾三脏相干之病。盖水为至阴，故其本在肾。水化于气，故其标在肺。水惟畏土，故其制在脾。今肺虚，则气不化精而化水；脾虚则土不制水，而反克肾。虚则水无所主而妄行。水不归经，则逆而上泛，故传入于脾，而肌肉浮肿；传入于肺，则气息喘急。虽分而言之，而三脏各有所主。然合而言之，则总由阴胜之害，而病本皆归于肾。《内经》曰："肾为胃关，关门不利，故聚水而从其类也。"然关门何以不利也？经曰："膀胱者州都之官，津液藏焉，气化则能出矣。"夫所谓气化者，即肾中之气也，即阴中之火也。阴中无阳，则气不能化，所以水道不通，溢而为肿。故凡治肿者，必先治水。治水者，必选治气。若气不能化，则水必不利。惟下焦之真气得行，始能传化。惟下焦之真水得位，始能分清。求古治法，惟薛立斋先生加减金匮肾气汤，诚对证之方也。余屡用之，无不见效。此虽泄水之剂，而实即脾肺肾三脏之正治也。何也？盖肾为先天，生气之源，若先天元气亏于下，则后天胃气失其所本，而由脾及肺，治节所以不行，是以水积于下，则气壅于上，而喘胀由生。但宜峻补命门，使气復元，则三脏必皆安矣。今论其方，如后用桂附，以阴中之阳也；熟地、山药、牛膝，以养阴中之水也；茯苓、泽泻、车前子，以利阴中之滞也。此能使气化于精，即所以治肺也。补火生土，即所以治脾也。壮水通窍，即所以治肾也。此方补而不滞，利而不伐。凡病水肿于中年之后，及气体本弱者，但能随证加减用之，其应如响，诚诸方之第一，更无出其右者。

《景岳全书·水肿论治》：凡素禀阳盛，三焦多火，而病为水肿者，其证必烦渴喜冷，或面赤便结，或热而喘嗽，或头面皆肿，或脉见滑实，此湿热相因，阴虚之证也。凡辛香燥热等剂，必所不堪。宜用六味地黄汤，加牛膝、车前、麦冬之类，大剂与之。其有热甚者，宜加减一阴煎，加茯苓、泽泻、车前、牛膝之类主之；其有虚中挟实，胸膈不清，宜加陈皮、白芥子之类佑之；其有生平不宜熟地者，则单用生地亦可。但此等壮水等剂，必十余服后，方可望效。若先因克伐致虚者，其效尤迟，慎勿欲速，自求伊戚也。

第二章　急进性肾小球肾炎

1　概　念

急进性肾小球肾炎，简称急进性肾炎，其表现酷似重症急性肾炎，迅速出现少尿或无尿，是肾功能急剧转坏的一种危重疾病。多数早期易误诊。临床有明显的水肿、血尿、蛋白尿、高血压和贫血，易与急性肾炎混淆不清，因此需积极开展肾活检，查明新月体病理改变。

急进性肾炎临床分原发性与继发性两类，本文讨论原发性急进性肾炎。

本病各年龄组均可发病，但青、中年和男性较多见。多数病人有前驱感染史。

依据本病的发生、发展及临床特征，可归属于中医的“水肿”、“关格”、“癃闭”范畴。多由感受风、湿、热、毒外邪，首先犯肺，继而直中脾肾，导致肺、脾、肾三脏气机失调，水液代谢障碍，湿浊潴留，三焦壅滞，气机失于升降，肾关开阖失度。

2　临床表现

急进性肾炎的临床特征主要有：

①病程急骤进展；

②明显的水肿、血尿、蛋白尿、高血压和迅速发展的贫血；

③迅速出现少尿或无尿，肾功能损害呈进行性加重；

④病理呈新月体肾炎改变。

原发性急进性肾炎，50%以上有上呼吸道前驱感染病史，大部分为病毒感染，仅少数呈典型链球菌感染。

病理提示肾脏体积增大，颜色苍白，有点片状出血。光镜下50%以上的肾小球囊腔充填新月体，早期为细胞新月体，后期逐渐演化为纤维新月体。

患者全身症状较重，如疲乏、无力；体重下降、可伴有发热、腹痛、皮疹。

除急性肾炎综合征表现外，以严重的少尿、无尿，迅速地发展为尿毒症为其突出表现。

本病分为3型：第Ⅰ型为抗肾小球基底膜型；第Ⅱ型为免疫复合物介导型；第Ⅲ型为微量免疫球蛋白沉积型。其中Ⅰ型好发于青壮年，Ⅱ型Ⅲ型多见于中老年，男性居多，约占肾活检病例的2%，是一少见疾病。如儿童发生急进性肾炎，大多为Ⅱ型。

Ⅱ型多有前驱呼吸道感染，起病较急。Ⅰ型及Ⅲ型多隐袭起病，至一定阶段终将急骤进展。在我国，Ⅱ型患者常伴有肾病综合征表现。

3 实验室检查

①尿液检查：

可见大量红细胞。可见肉眼血尿、蛋白尿、白细胞尿、管型尿。几乎100%的病人有较严重的血尿。24小时尿蛋白定量超过3.0g者占10%～30%。

②血液检查：

呈严重贫血，为正细胞贫血，有时有白细胞及血小板增高。血沉中等度增快。循环免疫复合物10%～15%升高。

③肾功能：

发病后数月即可发现血肌酐、血尿素氮进行性升高。

血清学检查中，如能测出抗链球菌“O”抗体、抗DNA抗体、冷球蛋白抗体，则有鉴别诊断意义。

④B 超检查，可发现半数病人有肾影增大。

⑤肾活检：肾活检如能提示广泛新月体形成，则有利于确立诊断，亦有助于制定治疗方案和估计预后。只是肾活检风险较大，应充分做好术前准备，术后要严密监护。肾活检对于下决心治疗很有必要，应尽早进行。

4 诊断与鉴别诊断

〔诊断依据〕

①急性肾炎综合征表现，肾功能短期内急剧转坏。

②肾活检提示广泛新月体形成。

③除外继发性肾小球疾病和其他原发性肾小球疾病。

〔鉴别诊断〕

本病应与以下疾病相鉴别：

（1）引起少尿型急性肾功能衰竭的肾小球疾病：

①急性肾小管坏死：本病尿比重常低于1.010，尿钠常超过40mmol/L。

②肾后性急性肾功能衰竭：本病无急性肾炎综合征表现，应考虑尿路梗阻而致少尿到无尿。

③急性间质性肾炎：本病虽表现为水肿、蛋白尿、血尿、肾功能急性减退，但血中嗜酸性粒细胞增多，可查到用药史并可见皮疹、发热等过敏表现。

（2）继发性肾小球疾病和其他原发性肾小球疾病：

①肺出血－肾炎综合征：本病有肾炎表现，肾功能急剧转坏，抗基底膜抗体阳性，同时还有咯血表现，可资鉴别。

②狼疮性肾炎：本病重症病例肾功能可急剧减退，但免疫学检查可区分两种疾病。

原发性肾小球疾病中，虽然病证类型不是新月体，但其本身重症病例可呈急进性肾炎表现，此时须做肾活检病理检查。

5 病因病机

本病的发生，多因饮食失节，酒肉过度，所愿不遂，七情郁滞，妊娠劳伤，房欲无度等内伤，引起脏腑阴阳气血失调，尤其在脾肾两虚的基础上，复感外邪乘虚而入。风邪上受，首先犯肺，继而中焦受邪，下焦肾气受损，导致肺脾肾三脏气化功能失调，水液代谢紊乱，湿浊潴留，浊毒内生，壅塞三焦，气机不得升降，肾关开合失度，而发为急进性肾炎。早期以正盛邪实为主，迁延日久，正气愈伤，而邪毒愈盛，常见正虚邪实并重，或虚实错杂。病情复杂，变化急骤。风水相搏，湿热化毒，热毒炽盛，三焦弥漫，湿困脾胃，热伤于肾，三焦水道壅塞，脾胃升降逆乱，肾关开合失常等一系列病理变化，接踵而来，临床表现浮肿、呕恶、尿少、尿闭等关格、癃闭的危重证候。本病的发病过程，始终出现血尿，或为肉眼者，或为镜下者。离经之血便是瘀，故瘀血这一病因病机常贯穿本病的始终。

6 辨证论治

急进性肾炎总属正气虚而邪气实，虚实交错，病情变化极为迅速和复杂。邪气关闭下焦，里气不得下通，故不得小便；邪气格拒上焦，使食不得入，故吐逆。正如《伤寒论·平脉法》所说："寸口脉浮而大，浮为虚（即正气虚），大为实（大则病进，实则邪气实）。在尺（指下焦）为关，在寸（指上焦）为格。关则不得小便，格则吐逆。""尿闭＋吐逆"就是急进性肾炎的临床特征。临床用药应随机应变，注意及时调整方药。但无论用什么治法，均应在辨证的基础上重用活血化瘀之品，如丹参、桃仁、赤芍、红花、益母草、泽兰、水蛭、䗪虫、地龙等。一旦发生本病，诊断要明确，辨证要确切，治疗要果断。在西药治疗的同时，配合中药辨证论治，能达相得益彰之效。

〔辨证求因〕

（1）风热袭肺

主证：发热头痛，咽干咽痛咳嗽，颜面或全身水肿，大便秘结，小便短少，尿色红赤，舌质红，苔黄，脉浮数。

辨证：风热袭肺，营卫失和，气血郁滞，则发热头痛，热伤上呼吸道，则咽干、咽痛、咳嗽；肺失宣发肃降，水道不调，水液不得下输膀胱，溢于颜面和体表，则颜面或全身水肿；热入阳明，则大肠水津枯渴，故大便秘结；热入膀胱，尿液不循常道而渗肌肤故短少，尿液被热煎熬则尿赤；舌红苔黄，脉浮数，均为风热外邪入侵之征。

求因：风热袭肺，热毒壅盛。

（2）湿热蕴结

主证：全身水肿，身困乏力，口干唇燥，头晕耳鸣，心烦少寐，尿少色赤，或有血尿，舌暗红，苔黄腻，脉濡数或滑数。

辨证：湿热蕴结，膀胱气化不行，水道不畅，水湿潴留，故全身水肿，身困乏力；热邪伤津，则口干唇燥；上焦湿热蒸腾，则头晕耳鸣，心烦少寐；下焦湿热蕴结，膀胱气化不利，水道不行，故尿少色赤，热伤脉络则有血尿；内有瘀血则舌暗红；湿热内蕴则苔黄腻；脉滑数或濡数则为湿热之象。

求因：湿热蕴结，浊毒内居。

（3）湿毒内盛

主证：精神萎靡，面色晦暗，一身悉肿，纳呆，泛恶呕吐，口气秽浊，尿少尿闭，或衄血、便血、呕血、尿血等，舌质淡，苔薄白，脉沉。

辨证：脾肾阳虚，浊毒内盛，脾阳虚则水谷精微化源匮乏，肾阳虚则精血不生，故精神萎靡不振，血源不足，故面色晦暗；脾肾阳虚，三焦气化不利，水液潴留，泛溢肌肤，故一身悉肿；脾喜燥而恶湿，阳虚则脾失健运，胃失和降，故纳呆、泛恶呕吐，湿浊滞腑，浊毒上犯，故口气秽浊，此乃尿毒症之征象；邪气壅于下焦，决渎失权，水道不通，故尿少甚至尿闭，小便不通，食入反出，“关格”之证显而易见，病情变化迅速而复杂；水病及血，血病及水，水外溢肌肤则尿少尿闭，血妄行则衄血、呕血、便血、尿血；脾肾阳虚则脉象沉、舌淡、苔白。

求因：脾肾阳虚，浊毒内盛。

（4）肝肾阴虚

主证：下肢水肿，恶心呕吐，腰酸乏力，头晕目眩，口干，便干，口有尿味，少尿或无尿，尿黄或尿血，手足麻木，甚或神昏抽搐，舌质暗红少津，苔薄黄，脉沉弦而细数。

辨证：阴虚内热，湿热下注，气化不行，湿热上泛则胃失和降，故下肢水肿，恶心呕吐；肾阴虚则腰酸乏力，阴虚内热，水不涵木，肝阳上亢，则头晕目眩，手足麻木，出现肝风内动，故神昏抽搐；内热津亏，故口干、便干、尿黄；湿毒浊邪内蕴则尿少、尿闭、口有尿味；阳虚内热，血液妄行则尿血；离经之血即为瘀，瘀血内阻，则舌暗红；阴虚内热，则少津，苔黄；脉沉弦而细数，沉为肾、弦主肝，脉治弦而细数乃为肝肾阴虚之征象。

示因：肝肾阴虚，浊毒内滞。

〔审因论治〕

（1）风热袭肺，热毒壅盛

治法：辛凉解表，清热解毒。

代表方剂：凉膈散加减。

原方药味：

凉膈散（《太平惠民和剂局方》）：川大黄、朴硝、山栀子、薄荷、黄芩、连翘、甘草。

临床处方：大黄 12g、朴硝 12g、栀子 6g、薄荷叶 6g、淡黄芩 15g、金银花 30g、连翘 15g、生石膏 30g、板蓝根 30g、车前子 10g（包煎）、淡竹叶 6g、生甘草 6g。若尿血明显者，加丹皮、大小蓟、白茅根、血余炭、藕节炭、侧柏炭。

水煎服，每日1剂。

参考意见：本证多见于急进性肾炎的早期，病情变化非常迅速。而水毒内闭证见全身水肿，尿少、尿闭、头晕、头痛、恶心、呕吐者，可用温胆汤合附子泻心汤化裁，以辛开苦降，辟秽解毒，亦可用五味消毒饮合越婢五皮饮加白茅根、牛膝、车前子。

（2）湿热蕴结，浊毒内居。

治法：利湿化浊，清热解毒。

代表方剂：甘露消毒丹加减。

原方药味：

甘露消毒丹（《医效秘传》）：滑石、黄芩、茵陈、石菖蒲、川贝母、木通、藿香、连翘、白蔻仁、薄荷、射干。

临床处方：

滑石18g、黄芩10g、川贝母15g、益母草30g、白茅根30g、茵陈30g、石菖蒲10g、远志10g、白蔻仁10g、薏苡仁30g、银花10g、连翘10g、藿香9g、佩兰9g、竹叶10g、木通6g。

若血尿重者，加三七粉3g（冲）、小蓟30g；神昏者，加大黄10g、海金砂30g。

水煎服，每日1剂。

参考意见：本证亦可用五味消毒饮合越婢五皮饮加白茅根、牛膝、车前子。

（3）脾肾阳虚，浊毒内盛

治法：温补脾肾，解毒降浊。

代表方剂：温肾解毒汤加减。

原方药味：

温肾解毒汤（徐嵩年·《中国中医秘方大全》上册）：紫苏、党参、白术、半夏、热附子、黄连、砂仁、六月雪、绿豆、丹参。

临床处方：紫苏30g、党参20g、白术15g、半夏15g、黄连3g、六月雪30g、绿豆30g、丹参30g、熟附子（先煎）9g、生大黄10g、砂仁9g（后下）、生姜6g。若呕恶甚，苔腻者，加竹茹、旋覆花；下肢肿甚者，加半枝莲；皮肤瘙痒加白藓皮、地肤子、苦参；腰痛、尿中管型加扦扦活；面色苍白，口唇色淡者，加黄芪、当归、鸡血藤；神昏加菖蒲、胆南星、天竺黄；抽搐加龙牡、白芍、怀牛膝、夏枯草等；腹水加黑白丑粉、小茴香粉、生大黄粉冲服。

水煎服，每日1剂。

参考意见：肾衰邪实为主，只有降浊解毒正气才能恢复，若专投温补之药，反使非蛋白氮升高。临证可选用真武汤合防己黄芪汤加牛膝、丹参、车前子。亦可选用温肾泻浊汤（《肾病效方265首》）；或用灌肠方温肾解毒汤（《肾病效方265首》）；生大黄、附子各10~30g、牡蛎30~60g、土茯苓30g。其治疗方法：先煎后3味，取2汁，浓缩至200ml，再入煎生大黄1~3分钟，倒汁装瓶备用。保留灌肠宜于下午2~3时进行，速度要慢，控制滴速在每分钟100滴左右，20~30分钟滴完，保留2~4小时。灌肠时间大便以每日2~3次为宜，这可以通过增减生大黄量或煎煮时间来调节。连续2周为1疗程，中间休息5~7日，再行第2疗程。每1个疗程结束，检查Cr、BUN。一般治疗2~4个疗程。此方剂的功效为：温补肾阳，解毒泄浊。这一治法毕竟非治本之道，临床应中病即止，不可久用。

（4）肝肾阴虚，浊毒内滞

治法：滋阴潜阳，解毒降浊。

代表方剂：滋肾化瘀清利汤合天麻钩藤饮加减。

原方药味：

滋肾化瘀清利汤（时振声《名医名方录》）：女贞子、旱莲草、白花蛇舌草、生侧柏、马鞭草、大小蓟、益母草、白茅根、石韦。

天麻钩藤饮（《杂病证治新义》）：天麻、钩藤、石决明、栀子、黄芩、川牛膝、杜仲、益母草、桑寄生、夜交藤、朱茯神。

临床处方：女贞子20g、旱莲草20g、苍术15g、黄柏15g、白花蛇舌草30g、石韦15g、牛膝20g、茯苓20g、车前草15g。天麻10g、钩藤15g、益母草30g、白茅根30g、大黄6g、石决明30g。若头晕目眩手足麻木加菊花、夏枯草；口气秽浊加佩兰、苏叶、半夏、竹茹。

水煎服，每日1剂。

参考意见：由于本病来势凶猛，预后不良，可在西医治疗为主的基础上，辨证施治。亦可选用知柏地黄汤合大黄黄连泻心汤加减：知母15g、黄柏15g、熟地15g、山药15g、山萸肉15g、丹皮15g、泽泻15g、茯苓15g、大黄6g、黄连15g、黄芩15g，水煎服。血尿以阴虚内热为主。但由于出血必有瘀滞，热瘀互结，滋肾与化瘀、清利同用，有助于提高血尿的止血效果。临床可选用滋肾化瘀汤：生地黄15g、女贞子10g、旱莲草10g、郁金10g、益母草20g、白花蛇舌草20g、土大黄12g、白茅根30g，以滋肾阴，化瘀通络。久病必瘀，故滋肾与化瘀同用。一方面滋阴补肾药大多具有免疫调节作用；另一方面活血化瘀能改善血液流变性，有助于免疫复合物的清除及肾小球病变组织的修复。肾炎血尿，特别是顽固性血尿，不能见血止血，应遵循“久漏宜通”的原则，通过滋养肾阴，平胆潜阳治其本，活血化瘀疏通气血，使气机条畅，脏腑功能得以恢复，达到血止病愈的目的。

7 其他治法

〔食疗良方〕

方 1 荠菜粥

组成：鲜荠菜 250g、粳米 100g。

主治：肾炎血尿。

用法：将荠菜洗净切碎，同粳米煮粥服。

方 2 茅根粥

组成：鲜白茅根 60g、粳米 50g。

主治：肾炎血尿。

用法：鲜茅根加适量水，煮半小时，去渣用汤煮粳米成粥服。

方 3 地肤子肠

组成：地肤子 30g、红枣 6 枚。

用法：水煎服。

主治：皮肤瘙痒。

方 4 砂仁甘草蒸鲫鱼

组成：砂仁 6g、甘草 3g、鲫鱼 1 条（约 250g）。（按：砂仁也可改用黄芪、枸杞）

用法：将砂仁去壳，甘草洗净，一齐捣烂；然后将鲫鱼剖开，除去内脏，去鱼鳞，洗净，适量精盐均匀抹在鱼身四周；再将砂仁、甘草放入鱼腹中，合拢鱼腹，放入锅内，加适量水，入锅内隔水蒸熟烂，去砂仁，食鲫鱼及汤。食用本品时忌盐、酱 20 天。

主治：肾炎肾功能不全而有呕吐者。

〔民间验方〕

方 1 清热利湿绿豆汤

组成：土茯苓 30 ~ 60g、防己 15 ~ 30g、绿豆衣 30g、甘草

10g

主治：肾功能衰竭湿热之毒偏盛者。

用法：常规水煎服。

方2　大黄粉

组成：大黄粉

主治：肾炎肾功能不全之氮质血症期。

用法：冲服，每次1～3g，每日3次。20天为1疗程。或生大黄水浸剂，4ml。

方3　益母草汁

组成：益母草捣汁。

主治：活血祛瘀。

用法：服汁，服1升立效。

〔**灌肠方**〕

方1　大黄灌肠方

组成：生大黄（后下）10g、煅牡蛎30g、蒲公英20g。

主治：肾功能不全者。

用法：煅牡蛎、蒲公英水煎，生大黄后下，煎液加温水600～800ml，行保留灌肠，保留10～20分钟，排便。每日1次，以病人每日排便3～4次为宜。

方2　温阳泄浊灌肠方

组成：生大黄30g、生牡蛎30g、炮附子10g。

和治：肾功能衰竭，可作为患者在透析前的一种过渡性措施。

用法：加水煎至约200ml，行保留灌肠。药的温度约37～40℃，灌肠时一般插入肛门深度为20～25厘米，灌完后适当抬高臀部，慢慢拔出肛门，保留时间2～4小时，每日1次，每疗程7～10天，可进行1～3个疗程，每疗程间隔5天。用药后大便次数以每日2～3次为度，不可出现大泻。

〔中成药〕

九制大黄丸

用法：每次3g、每日2次口服。

四消丸

用法：每次9g，每日3次口服。

小柴胡丸

用法：为浓缩丸，每服24粒，口服2～3次。

8　当代名家经验

〔名家论萃〕

时振声论道：

急进性肾炎合并急性肾炎综合征出现尿少尿闭时以瘀水互结为多见。症见尿少或尿闭，头昏头痛，心悸气短，恶心呕吐，或有水肿，腹胀，胸闷等。临床以大黄为主通腑泄浊法治疗。其用药途径有复方煎服、单服大黄粉、保留灌肠及注射给药等多种。探讨作用机理，认为大黄有降尿素氮的作用，其通过免疫系统的调节，促使体内毒物排出或减少其毒害作用，以及抑制肾小管上细胞的过度增生及高代谢状态等机制有关。大黄已成为治疗尿毒症的一味专药。应用大黄通腑泄浊，使浊邪有出路，这时于缓解病情是十分必要的。此时运用大黄，应在辨证施治的前提下选用，如属脾阳不足、浊邪蕴积者，宜温阳通腑，运用温脾汤；属胃肠积滞、浊邪热秘者，宜清热通腑，运用大承气汤；属气阴两虚者，宜参芪地黄汤；脾气虚弱者，用香砂六君子汤加大黄；若属湿浊化热者，用黄连温胆汤加大黄；湿浊潴留，血尿素氮、肌酐较高者，宜通腑泄浊，用大黄或复方大黄汤浓煎灌肠。时氏告诫倘若泥于“大黄治尿毒症专药”一说而概用之，则有“虚虚”之弊，往往使全身情况恶化，虚体难支，尿素氮不但不降，反而上升，使贫血现象加重。因此，必须把握住有大便秘结者，才选用大黄，应遵守“有是证而用是药”的原则，一般在慢性肾衰早、中期运有收效较佳，而对终末期患者，各种途径给大黄均无效果，反而促使全身情况恶化。

时氏治尿毒症总结归纳为两方面十三法：

一是扶正：①健脾益气法，可用六君子汤、补中益气汤、参苓白术散等；②温补脾肾法：可用真武汤、金匮肾气汤、济生肾气汤加减；③滋养肝肾法，可用六味地黄汤、归芍地黄汤加减，滋阴潜阳可用建翎汤、三甲复脉汤等加减；④益气养阳法，可用参芪地黄汤、大补元煎等加减；⑤益气固脱法，可用生脉散加龙骨牡蛎或独参汤。

二是驱邪：①祛水除湿法，急宜通利三焦，方如导水茯苓汤、疏凿饮子、卢氏肾炎膏等。②通腑泻浊法，宜温脾通腑，方如温脾汤；如胃肠积热，浊邪热秘，宜清热通腑，方如大承气汤。③清热利湿法，如湿热下注膀胱，当清利下焦湿热，方如八正散加减，如兼心烦，口舌生疮，用导赤散加减；如兼气阴两虚，可用参芪知柏地黄汤；如湿浊阻滞三焦，宜清利三焦湿热，可用三仁汤。④活血化瘀法，如脾肾阳虚或气虚，以补中益气汤合桂枝茯苓丸治之，肝肾阴虚者，以血府逐瘀汤治之。⑤宣散表热法，一身脾肾阳虚者，感受外邪易表现寒重热轻，宜辛温宣散，扶正祛邪，方如人参败毒散、柴胡桂枝汤等；肝肾阴虚者，易表现热甚伤阴，可用辛凉宣散，方如桑菊饮、银翘散等。⑥清营解毒法，尿毒症病人外感化热内传营分，宜清营解毒，方如清营汤、犀角地黄汤加减。如果营血有热，脉微肢厥，可选用生脉散或参附汤。⑦镇痉息风法，邪热炽盛，肝风内动，病情危重者，可镇痉熄风，用羚羊钩藤汤、大定风珠，三甲复脉汤等加减，危急者，还可用羚羊角尖清水磨服。⑧开窍醒神法，可用安宫牛黄丸、紫雪丹、至宝丹清上；如属湿盛弥漫，蒙蔽清窍，可用菖蒲郁金汤送服苏合香丸温开。一般湿浊寒化者，病情发展较慢，经过治疗亦易使病情控制。湿浊热化者，病情发展很快，不容易控制，而感染又是促使湿浊热化的重用原因，及时控制感染，将对扭转病情起很重要的作用，切不可忽视之（《傅文录肾病证治发挥》）。

〔名医验方〕

方1　滋肾化瘀清利汤（时振声）

女贞子10g、旱莲草10g、白花蛇舌草15g、生侧柏15g、马鞭草15g、大小蓟各30g、益母草30g、白茅根30g、石韦30g。

功能：滋肾活血，清热凉血，利湿止血。主治肝肾阴虚，兼夹瘀血、湿热者。症见肉眼血尿，伴有手足心热，口干喜饮，大便偏干，脉象沉细或弦细，舌质暗红苔薄或舌质红无苔等。

用法：水煎服，两次药液总量200～300毫升，分两次服，每日1剂。

方2　滋养肾阴化瘀止血汤（姜春华）

生地12g、熟地12g、旱莲草15g、首乌9g、黄柏9g、大蓟15g、小蓟15g、赤芍9g、丹皮6g、桃仁9g、当归9g、红花4.5g、鳖甲15g、牛膝15g、生甘草6g、益母草12g。

功能：滋养肾阴，化瘀清热。

主治：阴虚瘀热，尿以红细胞为主者。

用法：每日1剂，水煎服。

方3　加味猪苓汤

猪苓20g、茯苓30g、泽泻15g、滑石15g、阿胶10g、白芍15g、女贞子15g、旱莲草15g、白茅根30g、生地榆15g、茜草10g、泽兰10g、半枝莲30g。

功能：解毒祛湿，凉血益阴。

主治：阴虚，水湿内停。

用法：水煎服，每日1剂，早晚各服1次。

方4　解毒排毒方（赵恩检）

土茯苓30～60g、防己15～30g、绿豆衣8g、甘草10g。

功能：解毒排毒。

主治：肾炎尿毒症。

用法：常规水煎服。

方5　肾衰康（王琛）

党参15g、丹参15g、炮附子10g、仙灵脾15g、黄芪5g、制大黄15g、虫草菌丝5g。

功能：补脾温肾，扶正降浊。

主治：证属脾肾衰败，气血不足，湿浊水毒潴留，症见恶心呕吐，头晕贫血，腰膝冷痛，尿少便结，舌暗红，苔薄黄，脉弦细。

用法：水煎服，早晚分服，连服30天为1疗程。

9　医案举例

卢甘，男，1976年8月25日初诊。

患者于6天前发热，继则面部，四肢相继水肿，少尿，每天尿量少于100ml，门诊治疗无效，以“急进性肾炎”收入院治疗。经用西药青霉素、链霉素、降压灵、双氢克尿噻、氨茶碱、利尿合剂、速尿、甘露醇等治疗，尿量仍少于100ml。尿常规：蛋白（+++）、红细胞3～4/HP，白细胞1～2/HP，颗粒管型（+），细胞管型（+）。西医诊断：急进性肾炎，肾功能衰竭。停链霉素，请中医会诊。诊见：全身浮肿，恶心呕吐，不思饮食，心中不适，呻吟不已，腹胀而痛，尿极少，虽用多种西药利尿剂，尿量仍不足100ml，大便量少，舌苔少而色白，脉沉缓。检查，体温正常，面部浮肿苍白，全身水肿，皮肤光亮。

中医诊断为水肿。辨证为外感风邪，肺气郁闭，失于宣降；浊阴中阻，浊气上逆；下焦水道不通，膀胱气化失常，水湿溢于肌肤发为水肿。

治则：上疏风开肺气，中辛开降浊，下通水道助膀胱气化。

处方：麻黄 15g、苦杏仁 15g、法半夏 15g、陈皮 15g、木香 15g、大腹皮 15g、茯苓 50g、猪苓 20g、泽泻 20g、防已 25g、肉桂 10g、桔梗 10g、甘草 10g。3 剂，每天 1 剂，水煎服。

服上方 2 剂，尿量增加至 300ml，呕吐止，身肿有所消退，全天皮肤有微汗，饮食量增加，精神好转，有时腹痛隐隐，舌苔微白，脉沉缓。上方去猪苓、大腹皮。继服 3 剂。并于 8 月 29 日停用西药利尿剂。

9 月 3 日：尿量已 600ml/24h，全身水肿尽消，精神好，饮食佳，可下床活动，尿常规复查：蛋白（+），红细胞 8~10/hp，舌苔少，脉沉稍缓。上方去苦杏仁、半夏、加连翘、白茅根凉血解毒。

9 月 17 日，共进上药 15 剂，水肿退尽，精神好，饮食佳，时感头晕。9 月 10 日，9 月 14 日两次尿常规正常。舌红，少苔，脉弦细。参以脉症，有水去阴伤之象，改以滋阴清血热，少佐宣肺化瘀之品。处方：女贞子 15g、旱莲草 15g、连翘 15g、山楂 15g、枸杞子 10g、白茅根 50g、陈皮 10g、苦杏仁 10g、木香 10g，5 剂。

患者于 9 月 25 日病愈出院。出院后予肾气丸 1 丸，每天 2 次，服药 1 个月，巩固疗效。追踪观察 5 年，病无复发，正常工作。

李寿山医案——神昏、尿闭、呕逆之关格证

张某，男，41 岁，1980 年 9 月 10 日初诊。

病史与主证：既往有慢性肾炎史，目前因感冒诱发水肿、腰痛，住某医院，经各方治疗，病未缓解，水势日增，全身高度水肿，按之没指，小便短赤，每天排出量 100~150ml。大便不调，伴有头眩耳鸣，胸闷短气，倦怠乏力。昨日恶心呕吐，不能进食，神识昏蒙，舌淡苔腻而燥，脉弦滑。小便检查：蛋白（＋＋＋），红细胞0～5/HP，白细胞0～3/HP，颗粒管型0～2/HP，非蛋白氮36.6mg/dl，西医诊断为慢性肾炎、尿毒症。

辨证：久病水肿，脾肾已衰，气化无权，三焦不利，致高度水肿。湿浊潴留而为毒，气虚血滞而为瘀，湿浊血瘀壅滞三焦，升降失常，清浊相干，导致神昏、尿闭、呕逆之关格证。

治则：泄浊降逆，解毒开闭以救急。由于水毒上逆，进药困难，选用中药保留灌肠以缓呕逆之势，继进清开降浊汤泄浊降逆。灌肠方：生大黄30g、炮附子20g、党参30g、白花蛇舌草30g、黄柏15g、水煎2次，去渣取汁200ml，适温36°上下，用吊桶缓注肠腔内，保留2小时以上，每日1次。

内服方：生大黄15g、炮附子15g、党参30g、姜半夏15g、石菖蒲6g、郁金6g、白花蛇舌草30g、石韦30g、生姜15g、水煎服，徐徐饮下。

6月14日复诊，内外合治3天后，病情好转。神清吐止，尿量增多，日排出量为1200～1500ml，大便通畅。照法又治3天，病情日渐好转，纳开能食，二便通畅，水肿消退。内服药去石菖蒲、郁金，加黄芪30g，减大黄量为10g，灌肠法同前。

6月30日三诊：前法2周后，病情日渐好转而稳定，精神振作，体力见壮，日进主食150～200g，二便通畅，水肿全消。舌转红润，脉来弱滑。尿检：蛋白（＋），红细胞0～1/dl，血压正常，病情缓解而出院。嘱常服黄芪大枣粥、健脾益肾药，以巩固疗效。随访半年，一切良好，已恢复轻工作。

评析：本案为李寿山治疗关格验案之一。灌肠法在水毒上逆呕吐严重时应用，是一种有效的导泄水毒法，能使病情缓解，呕吐减轻，给内服药物创造有利条件（《古今名医内科医案赏析》）。

10 文献选录

《内经》：

膀胱者，州都之官，津液藏焉，气化则能出矣。

《伤寒论·平脉法》：

关则不得小便，格则吐逆。

《诸病源候论》：

大便不通谓之内关，小便不通谓之内格，二便俱不通、为关格。

第三章　慢性肾小球肾炎

1　概　念

慢性肾小球肾炎，简称慢性肾炎，临床主要表现为蛋白尿、血尿、管型尿、水肿、高血压。其病程长，发展缓慢，发病前常有一个漫长的无症状尿异常期，然后慢慢的出现临床症状，这是本病的一大特点。

慢性肾炎多发于中青年，虽说慢性肾炎由急性肾炎转变而来，但慢性肾炎病人中，有明确急性肾炎病史的，也不足15%~20%。慢性肾炎的病因，目前尚不十分清楚。

慢性肾炎可属于中医学“肾水”、“水肿”、“阴水”范畴。

2　临床表现

水肿、高血压、血尿、蛋白尿、管型、贫血是慢性肾炎具有特征性的临床表现。

水肿，表现为眼睑水肿、双下肢水肿，一般无胸、腹腔积液。

高血压多在肾功不全时出现，可有眼底出血、渗出，或乳头水肿。在肾功正常时出现高血压，仅仅是部分患者。

血尿，有肉眼的，也有镜下的。

24小时尿蛋白定量常为1~3克，也可出现大量尿蛋白。

贫血，是慢性肾炎的一个特征，终末期可出现严重贫血。

肾功能多呈慢性进行性损害，可因感染、劳累、血压突变或药物因素而诱发肾功能急剧恶化。

3 实验室检查

（1）尿液检查　尿常规，尿蛋白含量不等，一般24小时定量1～3g，亦可>3.5g呈现大量尿蛋白。

尿残渣中可有颗粒管型、透明管型。

血尿一般较轻，或完全没有。但在急性发作期可见镜下血尿，或肉眼血尿。

尿β_2－微球蛋白增高，提示肾小管功能减退，尿红细胞以畸形为主，>8000个/ml。

（2）血液检查　贫血，红细胞及血红蛋白比例下降。血沉增快，低蛋白血症。

当肾功能受损，血β_2－微球蛋白常增高，血肌酐清除率下降。

（3）B超检查　B超提示双肾缩小，皮质变薄，呈弥慢性病变。

4 诊断与鉴别诊断

［诊为依据］

（1）若尿检异常，见蛋白尿、血尿、管型尿，并伴水肿及高血压病史达一年以上，应考虑此病；

（2）在进一步除外继发性肾炎，如狼疮性肾炎、紫癜性肾炎、乙肝相关 性肾炎等，可诊断为本病。

还有如下两种情况：

①呈急性肾炎综合征表现，但潜伏期短，补体C_3持续降低并超过8周；

②呈急性肾炎综合征，无血尿，仅为中度蛋白尿及轻、中度水肿。

病初期出现以上两种情况，应考虑为本病。

肾活检对明确诊断有意义。

〔**鉴别诊断**〕

慢性肾炎应与以下疾病相鉴别：

(1) 急性肾炎；

(2) 慢性间质性肾炎；

(3) 原发性高血压；

(4) 狼疮性肾炎；

(5) 紫癜性肾炎。

5 病因病机

慢性肾炎的病因病机，不外正气虚、邪气实。正气虚包括肺肾气虚、脾肾阳虚、肝肾阴虚、气阴两虚等；邪气实包括风邪、水湿、湿热、瘀血、湿浊等。邪之所凑，其气必虚，诸邪内侵，导致肺脾肾三脏功能失调，三焦气机壅滞，决渎失权，膀胱气化不利，代谢紊乱，水液泛滥而致全身水肿。

蛋白是人体维持生命活动的精微物质，由脾生化，由肾封藏。因此，尿蛋白的出现，实与脾肾虚损密切相关。脾主升清，脾虚则清气不升，而谷气下流；肾主闭藏，肾虚则封藏不固，精微下流。所以中医对于蛋白尿的出现，从脾气下陷，肾气不固来解说。

血尿的出现多由气虚而脾不统血，阴虚而血热妄行所致。气不摄血，血热妄行，以致血不归经而从尿中排出，随精微下流，这就是血尿、蛋白尿的由来。

6 辨证论治

慢性肾炎的辨证分型，多数学者主张分为肺肾气虚型、脾肾阳虚型、肝肾阴虚型和气阴两虚型四个本证；以及外感、水湿、湿热、瘀血、湿浊五个标证。

〔辨证求因〕

（1）肺肾气虚

主证：水肿，面色萎黄，少气乏力，易感冒，腰脊酸痛，舌淡有齿痕，苔白润，脉沉弱。

辨证：肺为水之上源，肾为水之下源。肺主气，司呼吸，通调水道，下输膀胱，膀胱气化水液流出；气虚，肺不能通调水道，水上泛则面浮，水外溢则肢肿，气虚则少气乏力；气虚血亦虚，故面色萎黄；气虚抵抗力减弱，不得抵御外邪，故易感冒；腰为肾府，肾虚则腰脊酸痛；舌淡有齿痕，苔白润，脉弱，均为肺肾气虚之征象。

求因：肺肾气虚，水湿内停。

（2）脾肾阳虚

主证：水肿明显，面色苍白，畏寒肢冷，腰酸腿软，神疲乏力，纳呆便溏，阳痿早泄，女子月经不调，舌淡胖，有齿痕，脉象沉迟。

辨证：脾肾阳虚，寒气内生。阳虚则水泛故水肿明显；阳虚生化乏源，则面色苍白；脾主四肢，四肢为诸阳之会，脾肾阳虚，阴寒内生，故腰酸腿软，畏寒肢冷；脾阳不足胃气不振，故神疲纳呆便溏；肾藏精主二阴，阳虚则阳痿早泄，封藏不固；冲任失调，阳虚宫寒，故女子月经紊乱；舌淡胖，有齿痕，脉象沉迟均为脾肾阳虚之象。

求因：脾肾阳虚，水湿泛滥。

（3）肝肾阴虚

主证：眩晕耳鸣，目睛干涩，视物不清，口干咽燥，五心烦热，腰脊酸痛，男子遗精，女子月经紊乱，大便不畅，小便短涩，舌红少苔，脉弦细而数。

辨证：肝开窍于目，肾聪明于耳，肝肾阴虚，水不涵木，肝阳上亢，则头晕、目眩、耳鸣，目睛干涩，视物不清；阴虚内热，津液被热煎熬，津不上承，水火不济，故口干咽燥，五心烦热，腰脊酸痛；肝肾阴虚，则阳常有余，而阴常不足，相火妄动，心思无穷，故男子遗精，女子冲任失调，故月经紊乱；小肠移热于膀胱，则气化不行，小便短涩；肠腑燥热津亏，故大便不畅；舌红少苔，脉弦细而数，皆为肝肾阴虚之征象。

求因：肝肾阴虚，津液枯涸。

（4）气阴两虚

主证：面色晦暗，少气乏力，午后低热，容易感冒，口干、咽燥、咽痛、咽部暗红，舌红苔少，脉弦数或细涩。

辨证：气阴两虚，气虚则血瘀，瘀则面色晦暗；气虚则少气乏力，不能抗御外邪，故易感冒；阴虚潮热故每于午后低烧；阴虚津亏，则手足心热；津不上承，则口干、口燥、咽痛、咽部暗红；舌红苔少，脉象弦数或细涩，均为气阴两虚，瘀血内阻之征象。

求因：气阴两虚，瘀血内阻。

〔审因论治〕

（1）肺肾气虚，水湿内停。

治法：益气补肾，活血利水。

代表方剂：玉屏风散合桂枝茯苓丸加减。

原方药味：

玉屏风散（《医方类聚》）：防风、黄芪、白术。

桂枝茯苓丸（《金匮要略》）：桂枝、茯苓、丹皮、桃仁、赤芍。

临床处方：黄芪 30g、防风 10g、白术 20g、仙茅 15g、茯苓 30g、桂枝 6g、桃仁 10g、赤芍 30g、益母草 30g、黄精 12g、泽兰 12g。

有外感者，药用参苏饮、黄芪桂枝五物汤；咽干肿痛，伴发热咳嗽者，可用麻黄连翘赤小豆汤；下肢水肿，小便短少，或腹部胀满者，加大腹皮、泽泻、车前草；大便溏薄者，加附子、干姜以温肾助阳止便溏。

水煎服，每日1剂。

参考意见：肺肾气虚型，常伴风邪袭肺，治疗原则宜益气固表。风热者越婢汤合五苓散。若尿蛋白定性为（++）或（+++）者，处方中加金樱子、菟丝子、山萸肉，以收敛固涩。血尿或尿常规红细胞（++）者，加白茅根、旱莲草、小蓟，或选用小蓟饮子。

（2）脾肾阳虚，水湿泛滥。

治法：健脾温肾，活血利水。

代表方剂：济生肾气丸合桂枝茯苓丸加减。

原方药味：

济生肾气丸（《济生方》）：附子、肉桂、车前子、川牛膝、熟地黄、山茱萸、山药、丹皮、茯苓、泽泻。

桂枝茯苓丸（《金匮要略》）参见本章肺肾气虚证。

临床处方：

制附子5g、肉桂3g、熟地15g、山萸肉12g、山药12g、茯苓20g、泽泻15g、车前子30g、川牛膝15g、赤芍20g、丹皮10g、桃仁10g、益母草30g。

胸腔积液、咳嗽气促不能平卧者，可选加葶苈大枣泻肺汤；脾气虚明显者，加太子参、黄芪；腹腔有积液者，可选加五皮饮；瘀血者加丹参。

水煎服，每日1剂。

参考意见：健脾温肾利水，真武汤、阳和汤、右归饮等方，均可考虑化裁应用。

（3）肝肾阴虚、津液枯涸。

治法：滋补肝肾，活血潜阳。

代表方剂：杞菊地黄丸合二至丸加减。

原方药味：

杞菊地黄丸（《麻疹全书》）：六味地黄丸加枸杞子、菊花。

二至丸（《扶寿精方》）：女贞子、旱莲草。

临床处方：

枸杞子15g、菊花15g、生地15g、山萸肉15g、山药15g、女贞子15g、旱莲草15g、丹皮15g、泽泻15g、茯苓15g、石决明30g、钩藤30g、天麻10g、黄精15g、怀牛膝15g、益母草30g、红花15g。

血尿或红细胞（++）以上者，加大小蓟、白茅根、仙鹤草、茜草；咽痛者加玄参、桔梗、知母、黄柏；大便干加大黄、桃仁。

水煎服，每日1剂。

（4）气阴两虚，瘀血内阻。

治法：益气养阴，活血清热。

代表方剂：参芪地黄汤加减。

原方药味：

参芪地黄汤（《沈氏尊生书》）：六味地黄汤加人参、黄芪。

临床处方：太子参20g、黄芪30g、麦冬15g、龟甲15g、女贞子12g、生地15g、山萸肉8g。

腹胀纳呆者加砂仁，枳壳、川朴，容易感冒者加玉屏风散；五心烦热者加地骨皮、鳖甲。水煎服，每日1剂。

7 其他疗法

〔**食疗良方**〕

方1　山药粥

组成：生山药30g、粳米适量。

用法：上二味一同入锅加水煮成粥，放入适量白糖服之。

主治：慢性肾炎水肿不重但尿蛋白持续不消者。

方2　玉米山药粥

组成：玉米 30g、山药 30g、白糖适量。

主治：慢性肾炎脾虚水肿。

用法：先将山药蒸熟后去皮切成小丁块，玉米碾碎为渣，加水适量，熬熟玉米成粥，再加入山药、白糖，共煮成粥。每次 1 碗，每日 2 次。

方3　荠菜粥

组成：鲜荠菜 250g（或干品 90g）、粳米 100g。

主治：慢性肾炎血尿明显者。

用法：加适量水，煮粥即可。

方4　黄芪玉米须粥。

组成：黄芪 30g、玉米须 30g、粳米 100g。

主治：慢性肾炎有蛋白尿者。

用法：将三味一同入锅，加适量水，煮粥即可。

〔民间验方〕

方1　玉米须饮

组成：玉米须 9g

主治：15 岁以下慢性肾炎。

用法：煎汤代茶，做 1 日量，渴即饮之，不拘次数，到晚上就睡时，若饮不完，次日倒去，再煎新汤饮之，要逐日坚持，切勿间断，饮到 3 个月时做检查，观察病情的趋向，若见效果，再继续服用 3 个月。

方2　黄芪饮

组成：黄芪 45g

主治：慢性肾炎属脾肾阳虚，水湿泛滥者。

用法：煎汤代茶饮。每日 2 次，早晚各 1 次，14 天为 1 疗程。

方3　地肤子汤

组成：地肤子30g、红枣4枚。

主治：慢性肾炎、慢性肾衰皮肤瘙痒者。

用法：水煎服。

方4　芝麻核桃散

组成：黑芝麻500g、核桃500g。

主治：慢性肾炎蛋白尿为主者。

用法：共研细末，每次20g，以温开水送下，服后咀服大枣7枚，每日3次。

方5　大黄粉

组成：大黄粉

用法：每次服1~3g，每日3次。20天为1疗程。或用生大黄水浸剂4ml。

方6　益母草汁

主治：慢性肾炎尿血为主者。

用法：益母草捣汁，服1升立效。

方7　二草饮

组成：旱莲草30g、车前草30g。

主治：慢性肾炎尿血为主者。

用法：水煎服。

方8　降压验方

组成：生石决明30g、罗布麻30g、豨莶草30g、白芍10g、益母草10g、汉防己10g、桑寄生15g、丹参15g。

主治：慢性肾炎肝肾阴虚型肾性高血压。

用法：水煎服，每日1剂。

〔中成药〕

方1　六味地黄丸

功效：滋阴补肾。

主治：慢性肾炎属肾阴亏虚者。

用法：口服，每次8粒，每日2~3次；儿童酌情减量。

方2　金匮肾气丸

功效：温补肾阳。

主治：慢性肾炎肾阳虚者。

用法：口服，每次8粒，每日2~3次；儿童酌减。

方3　复方丹参注射液

功效：活血化瘀，祛瘀止痛

主治：慢性肾炎有瘀血证者。

用法：静脉滴注，每次14~20ml，加入5%~10%葡萄糖注射液250~500ml，每日1次。

方4　生脉注射液

功效：益气生脉，养阴生津。

主治：慢性肾炎气阴两虚者，或透析所致低血压。

用法：静脉滴注，每次20~100ml，加入5%~10%葡萄糖注射液250~400ml，每日1次。

方5　济生肾气丸

功效：温补肾阳，行气化水。

主治：慢性肾炎肾阳虚有水肿者。

用法：蜜丸每次1丸，每日2~3次，口服；水丸每次6g，每日2~3次，口服，温开水送下。

8　当代名家经验

〔**名家论萃**〕

时振声说：

治疗慢性肾炎有13法：

（1）疏风宣肺法　用于慢性肾炎急性发作或急性肾炎风邪犯肺，或为风寒，或为风热犯肺，皆宜疏风宣肺法。风寒者可用麻黄汤、麻黄附子细辛汤、消水圣愈汤；如属风热者可用越婢汤、越婢加术汤、麻黄连翘赤小豆汤。水肿明显者可合用五皮饮、五苓散。有时辛温、辛凉之剂还可以与益气固表结合应用。

(2) 健脾益气法　用于脾虚、气虚为主者，如急、慢性肾炎的脾虚或肺脾气虚，即可应用健脾益气法治疗。健脾益气的方剂有补中益气汤、香砂六君子汤、参苓白术散、黄芪大枣汤等。卫阳不固者可用玉屏风散。脾虚而水湿停留者宜健脾益气合渗利水湿之剂，方如防己黄芪汤、防己茯苓汤等。

(3) 健脾固肾法　用于急、慢性肾炎属脾肾气虚者。脾主运化水谷精微，脾气虚则健运失职，代降失调，精微反而下注；肾主封藏，藏五脏六腑之精气，肾气充足则精气内守，肾气虚则精微下流。因此，肾炎的蛋白尿发生的机制，时代认为是脾肾气虚，即脾气下陷，肾气不固来理解。常用的健脾固肾方剂，如水陆二仙丹、桑螵蛸散、金锁固精丸、补中益气汤加桑螵蛸、补骨脂、金樱子等。

(4) 温补脾肾法　用于慢性肾炎脾肾阳虚病人，脾阳根于命火，脾土又可制水，两者关系密切。常用温补脾肾合利水方剂如五苓散、真武汤合五苓散、济生肾气丸等。

(5) 滋养肾阴法　用于慢性肾炎肺肾阴虚或肝肾阴虚，以及急性肾炎后期而有肺肾阴虚或肝肾阴虚者。慢性肾炎脾肾阳虚而温补脾肾治疗过外，亦可使肾阴耗伤，转化为肾阴不足。方如六味地黄汤、麦味地黄汤、知柏地黄汤、杞菊地黄汤，可根据病人具体情况，分别应用。

(6) 气血双补法　用于慢性肾炎气血不足者，脾虚水肿以后，如果兼见血亏，则有气血不足的表现，其治常用方如当归补血汤、八珍汤、归芍六君子汤等。

(7) 气阴两补法　用于慢性肾炎既有脾气不足，又有肾阴亏损者，临床表现为全身乏力，腰膝酸软，手足心热，口干喜饮，舌质略红，苔薄有齿痕，脉象沉细而数，可以健脾益气与滋养肾阴合用，即气阴两补，方用参芪地黄汤、大补阴煎等。气阴两虚在临床上比较多见，脾虚的病人，特别是水肿消退以后出现伤阴的情况，而原来的脾虚情况仍然存在，可以形成气阴两虚；阴虚的病人如果滋阴日久，伤及脾气而运化障碍，出现纳呆腹胀，但原来阴虚仍未纠正，此时亦气阴双补治之。

(8) 阴阳两补法　用于慢性肾炎有阴阳两虚者，脾肾阳虚或命门火衰，理应温补阳，但因阴阳消长，孤阳不生，独阴不长，单纯温阳则阳炽而阴消，故宜阴阳两补，治疗可用金匮肾气丸、济生肾气丸、地黄饮子等。

(9) 清热解毒法　肾炎如因皮肤疮毒引起，或是经常有咽部红肿疼痛，以致迁延不愈者，可以采用清热解毒法治疗。用大量激素的病人，如果出现痤疮及合并感染，亦宜清热解毒。慢性肾炎脾肾阳虚水肿病人，在治疗中大量温阳利水药物的应用，亦可导致病情转化，出现化热现象，此时也应采用清热解毒法治疗。如因咽喉红肿而伴有阴虚见证者，常用银蒲玄麦甘桔汤；如因皮肤疮毒引起者，常用麻黄连翘赤小豆汤、银翘败毒散、五味消毒饮；病情化热，热毒较甚，亦常以五味消毒饮、黄连解毒汤治疗。

(10) 活血化瘀法　由于血能病水，水能病血，气滞则血瘀，血瘀不通，三焦气化通路受阻，亦必然发生水肿，此时可以采用活血化瘀合渗利之剂治疗，方用当归芍药散、桂枝茯苓丸合五皮饮等。

(11) 通利三焦法　用于三焦气滞，水道不通，小便不利，全身水肿。三焦气滞主要表现在上焦胸闷气短，中焦脘腹胀满，下焦小便不利，在临床上凡高度水肿，而有三焦气滞征象者，皆可用通利三焦法治疗。通利三焦主要是以理气、行气与利水同用，去其气滞水停，以恢复正常的三焦气化作用。通利三焦的方剂，如大橘皮汤、导水茯苓汤、木香流气饮等。

（12）攻泻逐水法　一般攻泻逐水的方剂有禹攻散、舟车丸等。慢性肾炎邪实而正气不虚时，可以暂用一般攻泻逐水之剂，以减轻腹水，但必须佐以扶正渗利之剂，逐水亦仅每周用1～2次起配合作用，以免过用伤心。

（13）渗利水湿法　主要用急慢性肾炎而有水肿者，由于水肿有肺、脾、肾虚损的不同，以及三焦气化阻滞的区别，因此渗利水湿法多与其他治法合用，与疏风宣肺合用则为宣肺利水，与健脾益气合用则为健脾利水等；另外如果瘀血内停、湿郁化热、阴虚挟湿，则与活血化瘀合用为活血利水，与清热解毒合用为清热利水，与滋肾养阴合用为养阴利水等；皆是渗利水湿法的具体运用。《素问·至真要大论》指出淡味药有渗利作用，即淡渗药物有茯苓、猪苓、薏苡仁、滑石、通草等，常用方剂如五皮饮等。

李寿山论治：

当代医家治疗慢性肾炎有两难，一是水肿易消易聚、时起时伏、时轻时重而经年累月难以平伏；二是水肿虽消（或始终水肿不显）而尿蛋白之排泄难以控制，后者较前者更难。所以难治者，主要由于脾肾亏损、气阴两虚（或阴阳俱虚）而兼挟湿邪内蕴，本虚标实，邪正交错，因而在辨治上带来诸多困难。历来医家多以健脾、温肾、益气、固精为主，淡渗利湿为辅，对改善临床症状有一定疗效，但控制尿蛋白之排泄，收效甚微。综观本病全过程，始终呈现本虚标实之病理，正虚难复，易感外邪，外邪侵袭，正气更伤，进而使病情反复多变，此其一。其二，湿邪久恋，郁而化热，热伤气阴，进而阴阳气血俱虚，正气愈虚，湿邪更张。其三，久病气虚（阳虚）不运，血行不畅而气虚血瘀，导致湿阻血瘀互相蕴结，虚者更虚，实者更实，如此恶性循环，反复增剧，终至正气大伤，先后天俱衰，脾失健运，肾失封藏，血瘀湿阻，互相影响，肺脾肾三脏失调，造成严重后果。因此，在治疗上，当正气尚未大伤时，应抓紧时机及时清利湿热，活血化瘀以澄源，使邪去而正复，即便正气已衰时仍应祛邪为主，“泻七补三”祛邪与扶正兼顾。临床上应始终着眼于“湿”与“瘀”的病理症结，治以“清利”与“化瘀”二法并重，以清除障碍而恢复正气。若一味补涩，则越补越恋，越涩越重，邪不去则正难安而尿蛋白终难控制。若必欲补者，需湿去瘀消大半，施以“补七泻三”之法，即有一分湿邪存在，切不可补涩过早，以免闭门留寇之患。据此，李氏在临床上始终本着祛邪为主兼扶正气的治则。由《金匮要略》防己黄芪汤、葵子茯苓散、当归贝母苦参丸等方化裁，拟清利湿热，益气化瘀之法，方名清化益肾汤，控制蛋白尿有较好疗效。药用黄芪、白术、冬葵子、茯苓、苦参、当归、丹参、益母草。

朱良春说：

治疗慢性肾炎的用药经验有以下几点：①在慢性肾炎全过程中，脾肾阳虚是主要证型，温补脾肾是主要治法。而附子、淫羊藿、黄芪是关键性的药物，除舌质红绛，湿热炽盛者外，均作为主药。②利水消肿有大剂量益母草（60～120g）、生黄芪、制附子、石韦。③消尿蛋白除辨证治疗外，加重石韦用量，一般可用30～60g，并常用仙鹤草、益母草消除尿蛋白。④慢性肾炎病程较长，在治疗好转后，仍须继续治疗，以期巩固。常用冬虫夏草每日4g，煎汤连渣服用或研末装成胶囊服用。另外，朱氏多年临床观察到病人舌体胖大或瘦长是预测肾炎预后的指征。若舌体胖大者，预后多较佳，瘦长菲薄者，则预后凶险。

〔**名医验方**〕

方1　加减三仁汤（时振声）

组成：杏仁10g、薏苡仁10g、白蔻仁10g、法半夏10g、厚朴10g、通草3g、淡竹叶10g、滑石30g、茯苓15g。

用法：日 1 剂，水煎服。

功能：清利湿热，健脾祛湿。

主治：用于慢性肾炎蛋白尿有湿热见证者。

方 2　芡实合剂（岳美中）

组成：芡实 30g、白术 12g、茯苓 12g、怀山药 12g、菟丝子 24g、金樱子 24g、黄精 24g、百合 8g、枇杷叶 8g、党参 8g。

用法：水煎服，每日 1 剂，日服 2 次。

功效：补肾健脾，宣肺利水。

主治：治疗慢性肾炎蛋白尿属脾肾阳虚型。

加减运用：如蛋白尿重者加山楂肉 9g；咽喉痛，加牛蒡子、连翘；睡眠不安，加杏仁、枣仁、夜交藤。此方验之临床，屡收佳效。

方 3　凉血化瘀消白汤（赵给琴）

组成：荆芥 6g、防风 6g、白芷 6g、独活 6g、生地榆 10g、炒槐花 10g、丹参 10g、茜草 10g、茅芦根各 10g、丝瓜络 10g。

用法：水煎服，日 1 剂，分 2 次温服。

功效：清化湿热，凉血化瘀。

主治：慢性肾炎蛋白尿。

方 4　清化益肾汤（李寿山）

组成：生黄芪 30～50g、白术 10～15g、当归 10～15g、丹参 15～30g、冬葵子 30～50g、土茯苓 30～50g、益母草 30～50g、益智仁 15～20g、浙贝母 10～15g、白茅根 30～50g

用法：水煎服，每日 1 剂，分 2 次服。有水肿者，少盐饮食。

功效：益气化瘀，清利湿热。

主治：慢性肾炎中医辨证属于脾肾亏虚、气阴两虚或阴阳俱虚而兼挟湿邪血瘀之水肿、肾劳证者。

加减运用：尿少、浮肿明显者加石韦、车前草；有胸水、腹水者，另用蟋蟀7只、蝼蛄7只，研细末，分2次服，酌加黑白丑；有血尿，加琥珀、小蓟；瘀血明显，舌有紫色瘀点，或舌下络脉淡黄粗长，水肿难消者，加红花、水蛭粉（每次1g吞服）；面色白、短气者，加人参（或党参、太子参）；头眩烦热、口干不多饮、舌质偏红，加生地、女贞子；舌质偏淡，加熟地、枸杞子；背寒怕冷、便溏、面㿠白、血压偏高者，加怀牛膝、苦丁茶；食少难消者，加谷麦芽、鸡内金；尿蛋白久不消失者，加芡实、金樱子、鱼鳔粉（每次2g吞服）；遇新感而有表证者，选加麻黄、生石膏，或金银花、连翘、板蓝根；曾用激素者，加菟丝子、鹿角霜、待病情缓解后渐停激素。

方5　六五地黄汤（马骥）

组成：干地黄25g、牡丹皮10～20g、炒山药20g、山萸肉15g、白茯苓15～25g、桑椹子25g、枸杞子20g、盐泽泻10～20g、女贞子20g、车前子15～25g、地肤子15～25g用法：水煎服，文火煎2次，每次约30分钟，总量为300ml，分两次服用。

功效：滋补肝肾，淡渗利水。

主治：慢性肾炎，肝肾阴虚者。

加减运用：若浮肿已消，可以五味子、覆盆子易地肤子、车前子，以益肾固摄；若梦遗多梦，可用盐柏、知母、玄参滋阴降火；若肌肤甲错，两目暗黑，并服大黄䗪虫丸，补虚祛瘀；若眩晕头痛，可加菊花、钩藤、生白芍清肝明目。

方6　离明肾气汤（马骥）

组成：干地黄25g、制附子10～25g、炒白术15g、嫩桂枝10～20g、山萸肉15g、炒山药15～25g、盐泽泻20g、茯苓25～50g、巴戟天20g、车前子（包）25～50g、生黄芪25～50g

用法：每日1剂，水煎2次，早晚分服。

功效：温补脾肾，利水消肿。

主治：慢性肾炎有脾肾阳虚、水湿泛滥者，症见面白肢冷、腰酸乏力、全身浮肿、下肢尤甚，或伴胸水、腹水、食少乏味、腹胀便溏、舌质淡体胖，或有齿痕，苔白滑，脉沉迟或微弱。

加减运用：若腹水、阴肿，肿势较重者，减地黄、山萸肉，合牡蛎泽泻散加减，或并服利水胶囊（醋制高陆、二丑、车前子，亦可加地肤子、郁李仁、大腹皮以逐水湿）；若气短、胸闷不得卧，乃属水邪犯肺，合葶苈大枣泻肺汤以泻肺行水；若呕恶不食、湿浊内盛，可加半夏、藿香、佩兰化浊降逆；若浮肿反复发作、舌质淡紫，可加丹参、桃仁、益母草、泽兰叶化瘀行水。

9 医案举例

刘志明医案 肾虚水泛，湿热蕴结

杨某，女，30岁，1990年7月20日初诊。

主诉：全身水肿2年，尿少，腹胀，恶心，呕吐半年。

病史：患者1988年6月不明原因感到全身乏力，并发现眼睑、面部水肿，逐渐遍及全身，尿少，每日尿量500毫升左右，食欲减少。住当地医院治疗，当时尿常规尿蛋白（++++），管型（++），红细胞（+），诊断为慢性肾炎。经应用激素及其他药物治疗，病情有所缓解，但由于血压过高而骤然停用激素后出现病情加重。近半年来反复感冒发热，咽痛，尿量明显减少，水肿进行性加重，并出现纳呆、腹胀、恶心、呕吐等症状，检查血尿素氮71.39毫摩/升，肌酐716.1微摩/升，二氧化碳结合力8.98毫摩/升，血红蛋白65克/升。复查尿常规尿蛋白（++++），红细胞（+），白细胞（+）。经过中西药物治疗，病情无好转，现转中医诊治。

现症：血压21.3/14.7千帕（160/110毫米汞柱），患者面色苍白、晦暗，精神萎靡，口有浊气，头面水肿，头晕，气短，气促，腰酸胀，腹膨隆，有移动性浊音，下肢压之凹陷不起，舌淡，苔黄腻，脉弦细滑。

中医诊断：水肿，证属肾虚水泛，湿热蕴结。

西医诊断：慢性肾炎（尿毒症期）。

治法：益气养阴，清化湿热。

处方：猪苓汤加味。猪苓 12g、茯苓 12g、泽泻 12g、阿胶 12g、石韦 24g、生黄芪 30g、生地黄 18g、太子参 30g、茅根 24g、车前草 9g、生姜 9g、川牛膝 9g、当归 9g。水煎服，每日 1 剂。

二诊：服上药 7 剂后，患者尿量增加，每日尿量 1500 毫升左右，水肿、腹胀逐渐减轻，恶心呕吐基本消失，食欲增加，守原方加减调理 4 个月。

三诊：患者全身水肿基本消退，面色红润，血压基本正常。尿常规尿蛋白（+），血尿素氮及血肌酐基本正常，血红蛋白 82 克/升。随访一年，患者一般情况良好，能操持家务。

点评：在慢性肾炎的病变过程中，湿邪内蕴日久逐渐化热，无形的热邪与有形的湿邪相结合，湿热逗留三焦，损伤脾肾气阴，导致升降开阖失常，当藏不藏，当泄不泄；当升不升，当降不降，精微不摄而漏出，水浊反而滞留，更由于热灼伤阴，出现一系列虚阳上扰的征象。患者出现血压升高，头晕，咽痛，头面及全身水肿，腰脊酸楚，尿少色赤，舌苔薄黄或黄腻，舌质红，脉象弦细滑；尿蛋白增多，管型、红细胞增多等及肾功能的损害。

慢性肾病的治疗只宜缓图，不宜速攻，若用峻烈之品，则邪气未去而正气已伤，欲速反迟。用药甘淡平和，使邪气渐去，正气逐渐恢复。本病例属于少阴肾气本虚，复感外邪，湿热交阻。方以猪苓汤加车前草、石韦、茅根清利湿热；黄芪、太子参、甘草健脾益气而不助火。

董德懋医安　脾肺气虚，湿浊阻滞

张某，女，36 岁，1992 年 9 月 11 日初诊。

主诉：面目及下肢水肿 6 个月余。

病史：患者水肿，以面目、下肢为显，曾在某医院诊治，诊为慢性肾炎，现转中医治疗。

现症：患者水肿，面目及下肢明显，心悸气短，纳呆食少，食后作胀，夜寐易惊，精神抑郁，面色苍白，语音低微，形体略胖，舌淡，苔薄白，脉沉迟。尿常规蛋白（-），血红蛋白 70 克/升，尿素氮 16.78 毫摩/升，外院查肾图示肾功能不全。

中医诊断：水肿。证候属脾肺气虚，湿浊阻滞。

西医诊断：慢性肾炎，肾功能不全。

治法：补中益气，芳香化湿。

处方：补中益气汤加减。生黄芪 12g、党参 10g、苍术 6g、白术 6g、炒陈皮 10g、炒柴胡 5g、升麻 3g、酸枣仁 10g、当归 10g、广砂仁 5g、苏梗 6g、藿梗 6g、半夏 10g、炒吴茱萸 2g、炒黄连 2g。水煎服，每日 1 剂。

二诊：9 月 16 日，服药 14 剂，患者颜面及下肢水肿大减，脘腹稍满，食寐如常，大便调，小便增多，查尿蛋白（-），血红蛋白 90 克/升，尿素氮 13.21 毫摩/升。原方再服 7 剂。

三诊：9 月 24 日，患者面目不肿，下肢微胀，余症尽除。遂以补中益气丸，每次 6g；金匮肾气丸 1 丸，临卧服，继续调治。

点评：慢性肾炎水肿，一般责之于肾，治疗常用补肾温阳利水法。本例无明显肾虚阳衰的表现，而见心悸气短，纳呆食少，食后作胀，语音低微，面色苍白等一派脾肺气虚之象，故活用东垣法，补中益气，芳香化湿，以补中益气汤取效，值得借鉴。（以上医案见中国中医研究院广安门医院《专家医案精选》）

10 文献选录

《素问·奇病论》：

“帝曰：有病痝然如有水状，切其脉大紧，身无痛者，形不瘦，不能食，食少，名为何病？岐伯曰：“病生在肾，名为肾风。”

《金匮要略·水气病脉证并治》：

诸有水者，腰以下肿，当利不便；腰以上肿，当发汗乃愈。

风水脉浮，身重汗出恶风者，防己黄芪汤主之，腹痛者加芍药。

风水，恶风，一身悉肿，脉浮，不渴，续自汗出，无大热，越婢汤主之。

“里水者，一身面目黄肿，其脉沉，小便不利，故令渴也，越婢加术汤主之。”

《证治准绳·水肿》：

诸水溢之病，未有不因肾虚得之，设不顾虚，辄攻其水，是重虚其阴也。虚则诸邪可入而转生病矣。

有脾肺虚弱，不能通调水道者，宜用补中益气汤补脾肺，六味丸补肾。

若肾经亏虚，火烁肺金，而小便不生者，用六味地黄丸以补肾水，以补中益气汤以培脾土、肺、脾、肾之气交通，则水谷自然克化。

“冬瓜不限多少，任吃；鲤鱼1头重1斤已上者，煮熟取汁，和冬瓜、葱白作羹食之；青头鸭或白鸭治如食法，细切和米并五味煮熟作粥食之，宜空腹进。”

《景岳全书·水肿论治》：

凡水肿等证，乃脾肺肾三脏相干之病。盖水为至阴，故在本在肾；水化于气，故其标在肺；水惟畏土，故其制在脾。今肺虚，则气不化精而化水；脾虚，则土不制水而反克；肾虚，则水无所主而妄行。水不归经，则逆而上泛，故传入于脾而肌肉浮肿，传入于肺，则气息喘急。虽分而言之，而三脏各有所主，然合而言之，则总由阴胜之害，而病本皆归于肾。《内经》曰："肾为胃关，关门不利，故聚水而从其类也。"然关门何以不利也？经曰："膀胱者，州都之官，津液藏焉，气化则能出矣。"夫所谓气化者，则气不能化，所以水道不通，溢而为肿。故凡治肿者，必先治水。治水者，必先治气。若气不能化，则水必不利。惟下焦之真气得行，始能传化，惟下焦之真水得位，始能分清。求古治法，惟薛立斋先生加减金匮肾气汤，诚对证之方也，余屡用之，无不见效。此虽壮水之剂，而实即脾肺肾三脏之正治也。何也？盖肾为先天，生气之源。若先天元气亏于下，则后天胃气失其所本，而由脾及肺，治节所以不行，是以水积于下，则气壅于上，而喘胀由生。但宜峻补命门，使气复元，则三脏必皆安矣。今论其方，如所用桂附，以化阴中之阳也；熟地、山药、牛膝、以养阴中之水也；茯苓、泽泻、车前子，以利阴中之滞也。此能使气化于精，即所以治肺也；补火生土，即所以治脾也；壮水通窍，即所以治肾也。此方补而不滞，利而不伐，凡病水肿于中年之后，及气体本弱者，但能随证加减用之，其应如响，诚诸方之第一，更无出其右者。

第四章　隐匿性肾小球肾炎

1　概　念

隐匿性肾小球肾炎，又称无症状性肾炎。是指临床以无症状性血尿，或无症状性蛋白尿为突出表现的肾小球疾病。简称隐匿性肾炎。

隐匿性肾炎，临床无水肿，无高血压，肾功能正常。其发病往往在体检，尿液检查，或其他偶然机会发现，多见于青年。

根据隐匿性肾炎无症状性血尿及无症状性蛋白尿临床特征，可归属于中医“尿血”、“精气下泄”范畴。

2　临床表现

临床可见肾小球性蛋白尿，或肾小球性血尿，偶有患者可见间断性肉眼血尿。

无水肿、高血压、肾功能损害的表现。

24 小时尿蛋白的定量不超过 2.0g，并以白蛋白为主。常根据临床表现不同分为 3 种类型：

①无症状性血尿；②无症状性血尿和蛋白尿；③无症状性蛋白尿。

隐匿性肾炎可持续或反复发生。

3　实验室检查

（1）尿液检查　尿常规可见红细胞、蛋白；24 小时尿蛋白定量常小于 2.0g。

尿细菌培养阴性。

尿肾小球性红细胞形态的改变主要有两个特点：①相差显微镜下呈多样变形红细胞，且变形的多样性与肾小球病变的严重性呈正相关。

②近年来以自动血球计数器测定尿中红细胞容积及分布曲线来鉴别血尿的来源，肾小球源性血尿，红细胞平均体积为（55±6.0）f1。如伴有红细胞管性则更能明确为肾小球性血尿。

（2）血液检查　血常规、血沉、血小板、出凝血时间无异常；类风湿因子、抗核抗体、冷球蛋白阴性；补体正常；部分1gA肾病患者血1gA水平增高，其他免疫球蛋白正常。

（3）其他检查　同位素肾图、肾正常B超检查、膀胱镜、静脉肾盂造影等检查正常。

4　诊断与鉴别诊断

〔诊断依据〕

（1）尿检异常，无水肿，无高血压及肾功能正常者，要考虑本病；

（2）在除外肿瘤、结核、尿路感染、血液系统疾病及传染性疾病之后，尿红细胞形态异常及24小时尿蛋白定量小于1.0g者，可诊断为本病。

〔鉴别诊断〕

应与以下疾病相鉴别：

（1）一过性血尿、蛋白尿。

要去除剧烈运动、高温、受寒、高热素引起的肾小球内血液动力学改变而致。

（2）泌尿外科病患。

泌尿系统结石、结核、肿瘤均可出现血尿，应依靠超声、CT及MR1以明确诊断。

（3）出血性疾病。

血液系统疾病因凝血机制降低，临床可因积血尿就诊。骨髓穿刺有助于鉴别诊断。

（4）继发于结缔组织病、糖尿病的血尿、蛋白尿。

结缔组织病多有免疫学异常，糠尿病史有助于糠尿病的诊断。

5 病因病机

隐匿性肾炎的病因病机，可以从蛋白尿和血尿两方面来认识。

现代医学所说的尿蛋白，与中医学所谓的“精气”、“清气”、“精微”的概念类似，都是维持人身生命活动的基本物质。

精气宜藏不宜泄，肾为封藏之本，脾主统摄升清。从正虚而言，不论是气血虚弱，还是阴阳不足，均可影响脾肾藏精、摄精的功能。由于脏腑相关，其他脏腑的病变可影脾肾，致脾不摄精，肾不藏精。若肝失疏泄，中则侮土，脾不升清，精微下陷；下则致肾不藏精，精气外泄，说明肝之疏泄能影响脾肾，而形成蛋白尿。又如肺气闭郁，宣降不利，脾气上输之清气不得归于肺而布散全身，径走膀胱，亦可形成蛋白尿。

就邪实而言，最主要的有湿热、风邪、瘀血等，这些因素均能导致脾肾藏精、摄精功能的失常，使精气下泄，精微随尿而出，而形成蛋白尿。

血尿的病因病机有以下几个方面：其一，风热袭肺，肺失治节，热迫及肾而出现血尿；其二，热伤血络，下注膀胱而出现血尿，如《内经》所说的移热于膀胱；《金匮要略》所说的“热在下焦则尿血”。但是热伤血络可以有虚有实。心经热盛，肝胆湿热，肝火内炽，膀胱湿热属实火；思虑劳心、肝伤血枯、肾阴骨耗等属虚火。此皆可导致血热妄行而引起血尿。其三，阳虚火衰，气不摄血。血尿，有因脾虚不能统血摄血引起者，有因命门火衰，失其封藏之职而致者，亦当加以分辨。

此外，血尿不论实证还是虚证，既有离经之血，则必有瘀，故唐客川云："离经之血，虽清血鲜血，亦是瘀血"。在分析病因机时须将"瘀血"问题考虑进去。

6 辨证论治

隐匿性肾炎的中医辨证论治，根据其病机可分为两类，即以蛋白尿为主者与以血尿为主者。以蛋白尿为主者。主要包括脾气虚损、脾肾气虚、肾阴不足及气阴两虚四型；以血尿为主者主要包括外感风热和肾阴不足两类。外感风热者多在上呼吸道感染后出现肉眼血尿；肾阴不足者，多因外感风热出现肉眼血尿后，未能进行有效治疗，以致长期存在镜下血尿，迁延日久，使肾阴内耗，阴虚内热，可迫使镜下血尿加重，每遇到感冒或劳累，又可见肉眼血尿，但 2 ~ 3 天即可消失，仍为镜下血尿。

〔辨证求因〕

一、以蛋白尿为主者

(1) 脾气虚损

主证：蛋白尿，面色萎黄，纳差乏力，腹胀痞满，大便稀薄，舌淡苔薄，脉象缓弱。

辨证：脾气虚而不摄精，精气下泄则出现蛋白尿；精微丢失则面色萎黄；脾胃气机升降失常，精气下泄，故纳差乏力，腹胀痞满；脾气虚健运失司，故大便稀薄；舌淡苔薄，脉象缓弱，乃为气虚脾不摄精之征象，

求因：脾气不足，虚不摄精。

(2) 脾肾气虚。

主证：蛋白尿。

偏于脾虚者，纳呆腹胀，气短乏力，大便稀薄，舌淡边有齿痕，脉沉缓无力。

偏于肾气虚者，腰酸腿软乏力，夜尿频多，小便色清。

脾肾气虚累及阳气不足，四肢欠温，腹胀便溏，阳痿早泄，妇女经色淡，白带清稀，脉象沉迟而缓。

辨证：脾虚不能统摄，肾虚不能封藏，脾气虚及阳，则四肢不温，大便稀薄，腰酸腿软，纳呆腹胀，夜尿频多，小便清长；舌淡有齿痕，脉象沉缓或沉迟，均脾肾气虚之征象。

求因：脾肾气虚，精气下泄。

（3）肾阴不足

主证：蛋白尿，手足心热，口干咽燥，腰酸腿软，大便干结，舌红少苔，脉象沉细而数。症兼眼目干涩，脉沉弦而细数者，为肝肾阴虚；兼咽干咽红，脉浮而细数者，为肺肾阴虚。

辨证：肾阴不足不能封藏精微，则出现蛋白尿；阴虚内热则手足心热；津不上承则口干咽燥；腰与下肢失养，则腰腿酸软；肠道津枯则大便干结。

肝开窍于目，故眼目干涩脉象沉弦而细数，证为肝肾阴虚。咽喉为肺之门户，故咽干咽红，证为肺肾阴虚；肺脉浮为其常脉，故脉浮而细数，咽干红为肺肾阴虚之征。

求因：肾阴不足，精气失藏。

（4）气阴两虚

主证：蛋白尿，面色淡黄，手足必热，下半身凉，上半身热，大便或干稀。舌淡红，有齿痕，脉象沉细。

辨证：既有脾气虚损的表现，又有肾阴不足的症状者则为气阴两虚，或称脾肾气阴两虚。脾肾气阴两虚，既不能摄精，亦不能藏精。精气下泄则为蛋白尿。

蛋白丢失，身失所养，故面色淡黄；阴虚则手足心热；气阴两虚，或下半身凉，上半身热，大便或干或稀。舌淡红，有齿痕，脉象沉缓，为气阴两虚之征。

求因：气阴两虚，摄藏不固。

二、以血尿为主者

（1）外感风热

主证：肉眼血尿、咽干咽痛，口干喜饮，或发热但无畏寒，舌质红，苔薄黄，脉浮数。

辨证：外感风热，热扰血络，血热妄行，故有肉眼血尿；风热袭肺，咽为肺之门户，故肺热咽干咽痛；舌红苔黄脉浮数，均为风热犯肺的征象。

求因：外感风热，迫血妄行。

（2）肾阴不足

主证：肉眼血尿与镜下血尿反复发作，腰部酸痛，手足心热，口干喜饮，大便干结，小便黄赤，舌红少苔，脉细数。或兼有头晕头痛，耳鸣耳聋。

辨证：肾阴不足多为风热外袭肉眼血尿出现后，未能进行有效治疗，使肾阴内耗，阴虚内热，迫血妄行，使血尿反复发作；阴虚内热，则手足烦热，口干喜饮，腰部酸痛；内热津亏，肠道热盛则大便干结，膀胱热盛则小便黄赤；肾阴不足则舌红少苔，脉细数。

求因：肾阴不足，血热妄行。

〔**审因论治**〕

一、以蛋白尿为主者

（1）气虚，脾不摄精

治法：益气健脾。

代表方剂：补中益气汤加减。

原方药味：

补中益气汤（《脾胃论》）：黄芪、甘草、人参、当归、陈皮、升麻、柴胡、白术。

临床处方：黄芪 30g、太子参 20g、甘草 10g、当归 10g、陈皮 15g、升麻 3g、柴胡 5g、白术 20g、苍术 10g、黄精 30g。

如感冒汗出不止，可合用玉屏风散。

水煎服，每日 1 剂。

参考意见：脾气虚损而出现的蛋白尿，主要是脾气下陷，脾不升清，脾不摄精所致，临床补中益气汤、香砂六君子汤可辨证选取应用，以升清降浊补益脾气。

（2）脾肾气虚，摄藏不固。

治法：补脾益肾。

代表方剂：芡实合剂。

原方药味：

芡实合剂（《岳美中医案集》）：芡实 30g、白术 12g、茯苓 12g、山药 12g、菟丝子 24g、金樱子 24g、黄精 24g、百合 18g、党参 9g。

尿中蛋白多者，加山楂肉 10g；尿中红细胞多者，加旱莲草 18g。

水煎服，每日 1 剂。

参考意见：偏于脾气虚者，可用加减参苓白术散（邓铁涛《名医妙方精华千首》），再加补骨脂、覆盆子、金樱子等；偏于肾气虚者，可用五子衍宗丸（《丹溪心法》）加党参、生黄芪。

大凡临床上无症状或轻者，根据蛋白尿形成的中医病机原理，亦按脾气虚进行辨治。有人用玉屏风散加淫羊藿并用维生素 E 为基本方，治疗隐匿性肾炎 36 例，气虚较甚或偏阳虚者，防风加桂枝、党参、仙茅、肉苁蓉、菟丝子等；偏阴虚者，加白花蛇舌草、桑椹、知母、黄柏等，每日 1 剂，分 2 次服，同时口服维生素 E，每日 60 ~ 90mg（最高 120mg），分 3 次服。结果对尿红细胞及尿蛋白有效率为 99.9% 及 83.3%。可见对于本证应动态观察气虚、阳虚、瘀血、湿浊之变，且宜随机应变，灵活处之。

（3）肾阴不足，精气下泄。

治法：滋养肾阴，活血清利。

代表方剂：六味地黄汤加味。

原方药味：

六味地黄汤（《小儿药证直诀》）：熟地黄、山茱萸、山药、丹皮、茯苓、泽泻。

临床处方：熟地24g、山萸肉12g、山药12g、丹皮9g、茯苓9g、泽泻12g、益母草30g、白茅根30g。

兼有眼目干涩者，可用归芍地黄汤、知柏地黄汤加益母草、白茅根。

兼有咽干咽红者，可用麦味地黄汤加益母草、白茅根。

水煎服，每日1剂。

参考意见：一般成年人多为肝肾阴虚，儿童多为肺肾阴虚。阴虚病人以女性较多见。

治疗宜补养肾阴，佐以化瘀清利，可选用滋肾化瘀清利汤（时振声《名医名方录》第一辑）：女贞子10g、旱莲草10g、白花蛇舌草15g、生侧柏15g、大小蓟各30g、益母草30g、白茅根30g、石韦30g。

（4）气阴两虚，摄藏不固。

治法：益气滋阴

代表方剂：参芪地黄汤加减。

原方药味：

参芪地黄汤（《沈氏尊生书》）：人参、黄芪、熟地、山茱萸、山药、丹皮、茯苓、泽泻。

临床处方：太子参15g、黄芪30g、熟地24g、山萸肉12g、山药12g、丹皮9g、茯苓9g、泽泻9g、当归10g、芡实10g、金樱子10g、益母草30g、白茅根30g。

口渴者加花粉18g、以生津润燥。

水煎服，每日1剂。

二、以血尿为主者

（1）外感风热，迫血妄行。

治法：疏风散热，清上治下。

代表方剂：加味银翘汤（时振声）

原方药味：

加味银翘汤（《中医世家经验辑要》）：银花30g、连翘10g、淡竹叶10g、生甘草6g、桔梗6g、生地15g、天冬10g、麦冬10g、丹皮10g、薄荷6g、益母草30g、白茅根30g，水煎服，每日1剂。

参考意见：已故肾病专家时振声教授用自拟经验方银蒲玄麦甘桔汤或加味银翘汤治疗外感风热，迫血妄行，除肉眼血尿迅速消失外，镜下血尿亦能很快恢复正常。

（2）肾阴不足，血热妄行。

治疗：滋肾清利

代表方剂：滋肾化瘀清利汤（时振声）

原方药味：

滋肾化瘀清利汤（《名医名方录》第一辑）：

女贞子、旱莲草、白花蛇舌草、生侧柏、马鞭草、大小蓟、益母草、白茅根、石韦。

临床处方：

女贞子10g、旱莲草10g、白花蛇舌草15g、生侧柏15g、马鞭草15g、大小蓟各30g、益母草30g、白茅根30g、石韦30g、山萸肉10g、山药30g。

阴虚较重者，加生地、丹皮；日久出现气虚者，加太子参；瘀血较重者，加丹参、赤芍；下焦湿热者，加知母、滑石、生甘草；如兼风热袭肺，可合用银蒲玄麦甘桔汤。

水煎服，每日1剂。

参考意见：临床上凉血化瘀，不止血而血自止，如连续应用炭药汤固涩止血，反而留瘀为患，不仅无效，有时也是造成病情迁延不愈的药物性原因之一。时氏方中用二至丸为主滋阴益肾；益母草化瘀；白花蛇舌草、生侧柏、马鞭草、石韦清利；大小蓟、白茅根凉血止血，共同起效。

7 其他疗法

方1 生山药30g、粳米适量。

功能：健脾补肾。

主治：尿蛋白持续不消者。

用法：取生山药、粳米，加水煮成粥，放入白糖适量服之。

方2 黄芪粥

组成：黄芪30g 粳米54g。

功能：健脾益气固表。

主治：易感冒及持续不消的蛋白尿。

用法：将黄芪煎取400毫升，去药渣，用药汁水，加入粳米煮粥，粥成后加入适量红糖或白糖，即可食用。

方3 茅根粥

组成：新鲜白茅根60g 粳米50g。

功能：凉血止血。

主治：以血尿为主者。

用法：先煮茅根半小时，取茅根水煮粥，口服，每日1次。

按语：凉血止血，白茅根为治血尿的要药。

〔民间验方〕

方1 健脾补肾汤

组成：党参25g、黄芪20g、白术15g、淮山药20g、芡实15g、枸杞15g、金樱子20g、莲须15g、鹿含草15g。

功能：益气健脾补肾。

主治：尿蛋白持续不消。

用法：水煎服，每日1剂，分3次服，3个月为一疗程。

方2 芝麻核桃散

组成：黑芝麻500g 核桃仁500g。

功能：补肾固涩。

主治：蛋白尿为主者。

用法：共研细末，每次20g，以温开水送下，服后咀服大枣7枚，每日3次。

方3 马鞭止血汤

组成：马鞭草30~60g 生地榆30g 红枣5枚。

功能；清热利湿，凉血止血。

主治：以血尿为主者。

方4 益母草汁

功能：活血祛瘀

主治：以血尿为主者。

用法：益母草捣汁服。

〔中成药〕

方1 补中益气丸

功效：益气健脾，升阳举陷。

主治：无症状性蛋白尿。

用法：每次9g，日服2~3次。

方2 滋肾丸

功效：滋阴清热，化气通关。

主治：肾阴不足。

用法：每次1丸（9g），每日2次，口服。

8 当代名家经验

〔名家论萃〕

时振声论蛋白的治疗：

现代医学所说的蛋白质是构成人体和维持生命活动的基本物质，与祖国医学所谓的“精气”、“清气”、“精微”的概念类似。祖国医学认为，“精气”宜藏不宜泄，肾为“封藏之本”，“受五脏六腑之精而藏之”；脾主统摄升清。若肾不藏精，或脾不摄精，或脾不升清，便可致“精气下泄”而出现蛋白尿，所以蛋白尿可归于“精气下泄”范畴。其病因病机和治法可以此为基础，结合慢性肾炎的其他表现展开。纵观慢性肾炎的基本病机，亦以脾肾虚损贯穿始终，故脾不摄精，清气下陷和肾不藏精，精气下泄，是慢性肾炎蛋白尿的主要机理。

在临床上，有些患者蛋白尿长期不消，采用调理脏腑功能、健脾固肾的方法难以取效，而加用清利湿热之品后，蛋白尿能很快消失；还有一些患者，由于体内感染灶的存在，致使蛋白尿顽固难愈，或有的患者蛋白尿一度转阴，又因感染而再度复发。西医所谓的感染，其临床表现也是不难辨认的。肾炎蛋白尿，总是尿中的有形成分增多，尿液趋于混浊，而混浊正是湿热的明证。慢性肾炎常因湿热而起，既成之后，又因肺、脾、肾等脏腑功能失调，水液代谢障碍，混浊内留，郁而化热之邪既可困于中焦，导致封藏失职，终致蛋白尿形成，所以许多学者认为湿热贯穿于慢性肾炎病程的始终，甚至有人谓，没有湿热就没有慢性肾炎，不无道理。

还有一种临床常见的现象，许多病人因感冒不愈而蛋白不消，或蛋白尿转阴常因感冒而复发。可见外感风邪对蛋白尿的形成具有的重要性。说明风邪与蛋白尿关系，另一个证据就是大量蛋白尿患者尿多泡沫，尿中泡沫多辨证属风，“风性开泄”为其重要特性。既然外感风邪可致腠理开泄而汗出，那么感受风邪致精气不固形成蛋白尿的机理也就不难理解了，所以《内经·水热穴论》有：“勇而劳甚则肾汗出，肾汗出……名曰风水”其临床表现与肾炎相似。虽然古人当时不可能发现蛋白尿，但从现在的角度进行推测，肾炎水肿出现蛋白尿就是理所当然的了，风邪导致蛋白尿的机理自在不言之中。

瘀血对慢性肾炎的影响早已引起广大学者的重视，由于慢性肾炎病程冗长，所以符合“久病入络”、“久病必瘀”的中医理论。而瘀既成之后，又常使蛋白尿顽固难消，非活血化瘀不可以取效。瘀阻肾络，精气不能畅流，壅而外溢，故精微下泄而成蛋白尿。关于慢性肾炎血瘀的实验指标已有较多的揭示，如血液流变学改变、血小板功能改变、血尿纤维蛋白降解产物（FDP）增高，肾静脉血栓形成等。北京医科大学第一附属医院肾病内科对一些难治性肾病，经肾静脉造影发现有血栓者，试用蛇毒进行溶栓治疗，可使部分患者水肿迅速消退，尿蛋白减少或转阴，可供借鉴。当然，我们使用活血化瘀法并非一定要在发现肾静脉积血栓而后才用，只要辨证有瘀血之征者，即可投以活血化瘀药物。

此外，临床上发现还有一些因素，如劳累、精神刺激等也可致蛋白尿难消或复发。这些因素对脾肾的影响是很明显的，所以在此不需赘述。

下面对临床常用的治疗法列举数种予以说明。

1. 健脾法：本法主要用于慢性肾炎蛋白尿属于脾气弱者，临床表现有面色淡黄，纳差乏力，腹胀痞满，大便稀薄，脉象较弱，可用健脾益气法，方如香砂六君子汤、参苓白术散、黄芪大枣汤等；若中气下陷之证明显，见头晕乏力，腹胀下坠，便意频频等，可用健脾升提法，方如补中益气汤。

2. 补肾法：补肾法用于慢性肾炎蛋白尿属肾虚者，肾阴虚者见腰膝酸软或痛，五心烦热，咽干口燥，小便黄少，遗精，舌红少苔，脉细或细数等，宜滋补肾阴，方如六味地黄丸、左归丸之类加减；肾阳虚者见腰膝冷痛，畏寒肢冷，小便清长，夜尿增多，舌体胖嫩，脉弱等，治宜温补肾阳，方如肾气丸、右归丸之类加减；肾气不固或兼肾精亏损者，表现为肾虚而无明显寒热之象，如腰膝酸软，尿后余沥，小便清长等，治之当益气固肾，方如五子衍宗丸合水陆二仙丹、桑螵蛸散、金锁固精丸等；肾阴阳两虚者既有阴虚见证，又有阳虚见证等可随证加减使用；气阴两虚者即倦怠乏力等气虚之证与阴虚同见，当以益气养阴为法，方如参芪地黄汤、大补元煎等可供选用。

3. 治肺法：治肺法用于慢性肾炎蛋白尿而有肺病变者，若肺气虚弱，卫表不固，见有自汗恶风易感冒者，宜益气祛风固表，方如玉屏风散加味；若肺阴不足，而见干咳少痰，音哑，咽干而痛，或痰中带血，潮热盗汗者，当益肺养阴，方如麦味地黄汤、竹叶石膏汤等。此外还有宣肺法，用于风邪袭肺而致肺气闭郁者。

4. 治肝法：在慢性肾炎蛋白尿中常用的有疏肝法、养肝法、平肝法。若蛋白尿而见情志抑郁、胸胁胀痛、善叹息，或月经不调，脉弦等肝郁之证，治用疏肝法，方如柴胡疏肝散、逍遥散等；若见胁痛，眼干涩，视物不清，月经量少，或烦躁潮热等肝血或肝阴不足者，又当养肝血或滋肝阴，方如四物汤加枸杞、牛膝等，或用杞菊地黄汤加减；若见头晕失眠，腰痛膝软，多梦易怒，颜面潮红，舌红少苔，脉细数，血压升高等阴虚阳亢之证，则平肝潜阳，方如羚羊钩藤汤等加减治疗。我们在临床中曾有用四逆散合小陷胸汤治愈肾炎蛋白尿见肝郁兼痰热的病例，也有用逍遥散治愈兼见肝郁气滞者，均可供借鉴。

5. 祛风法：祛风法主要用于慢性肾炎蛋白尿，由于风邪侵袭而长期不愈，或由于风邪外袭而加重、复发者。祛风法当辨明兼挟而使用，风寒者当祛风散寒，方如麻黄汤、麻黄附子细辛汤、荆防败毒散之类；风热者应当散风热，方如银翘散、桑菊饮、银蒲玄麦甘桔汤（经验方）等；风湿者用祛风胜湿升阳益胃法，常用药物有羌活、独活、防风、豨莶草、川芎、苍术、升麻、柴胡以及昆明山棠、雷公藤等。

6. 清利法：即清利湿热法，用于慢性肾炎蛋白尿有湿热见证者，如胸脘痞闷，口苦口粘，口干不欲多饮，纳呆，大便溏泄不爽，小便黄赤混浊或有尿频急而痛，舌红苔黄而腻，脉滑等，方如三仁汤、黄芩滑石汤、八正散等可供选用。

7. 活血法：瘀血是慢性肾炎最常见的兼挟证，如果瘀血症状比较明显，可扶正祛瘀，方如补中益气汤合桂枝茯苓丸或血府逐瘀汤等；如果瘀血与水湿相合，湿瘀互结，则更使病情缠绵难已。症见水肿尿少，腰痛固定，舌质暗紫或有瘀斑、瘀点等，可用当归芍药散、桂枝茯苓丸、合五苓、五皮治之。

以上是治疗蛋白尿常用的的七种治法。

〔**名医验方**〕

方1　益气固肾汤（《肾病效方265首》）

组成：益母草、生黄芪各30g，党参、赤芍、白茅根各15g，丹参20g，山萸肉、丹皮各12g，旱莲草各10g。

功效：益气活血固肾。

主治：主治隐匿性肾炎。

用法：水煎服，每日1剂，分2次温服。

方2　养血渗湿汤（《肾病效方265首》）

组成：黄芪30～60g、当归15～25g、益母草、白茅根各30g、土茯苓100～120g、益智仁10g。

功效：益气养血，清热利湿。

主治：主治无症状性慢性肾炎蛋白尿。

用法：水煎服，每日1剂，分2次服。

方3　滋肾化瘀清利汤（《当代名医临床秘诀·时振声》）

组成：女贞子10g、旱莲草10g、白花蛇舌草15g、大小蓟各30g、生侧柏叶15g、马鞭草15g、石韦30g、益母草30g、白茅根30g。

功效：滋阴益肾，活血化瘀，清利湿热解毒。

主治：隐匿性肾炎血尿。

用法：每日1剂，水煎分2次服。

方4　栀豉荠菜汤（俞长荣，《当代名医临床秘诀》）

组成：豆豉15g、生栀子10g、荠菜30g。

功效：清热解毒，凉血利尿。

主治：血尿。

用法：将上药先用水浸泡30分钟，再煎30分钟，每剂煎2次，将所煎药混合。每日1剂，分2次服。

9　医案举例

时振声医案　体检发现尿蛋白

熊某，女，11岁，1983年10月18日初诊，门诊病历号071。1982年7月16日体检时发现尿蛋白（++），无浮肿，活动及感冒明显。现尿蛋白（++），镜检（-），易疲乏，常感冒，咽痛，纳差，大便偏稀，每日1~2次，小便调，舌胖大，质稍红，苔薄白。辨证为脾气虚弱，拟益气健脾法，方用参苓白术散加减：党参12g、茯苓15g、白术10g、扁豆10g、陈皮10g、山药10g、苡米10g、莲肉10g、莲须10g、金樱子10g、芡实15g。服上药12剂，查尿蛋白为（±）。后曾因感冒或换方尿蛋白出现（+），续予参苓白术散加减，尿蛋白复转阴。至1985年5月复诊时，尿蛋白仍为阴性。

又治周某，男，33岁，1985年11月5日就诊，病历号349。1984年体检时发现小便异常，曾在外院经肾穿诊为系膜增殖性肾炎。目前咽干，口渴不多饮，腰酸疲乏，纳可，小便短黄，大便调，舌红苔微黄腻，脉弦细，血压140/90mmHg，化验检查示：内生肌酐清除率（CCY）试验77ml/min，尿蛋白（++），高倍视野红细胞0~1个、白细胞0~1个。辨证属气阴两虚挟湿热，治宜益气养阴佐以清利，方用参芪知柏地黄汤加减：党参

15g、黄芪 15、知母 10g、云苓 15g、丹皮 10g、泽泻 10g、砂仁 6g。服药月余，诸症改善，尿蛋白转阴。后以此方加减调理一年，痊愈出国。

10 文献选录

1992 年《肾病学术会议论文集》载王刚等《隐匿性肾炎的辨证论治》认为，本病临床常无症状可辨，但常有潜在肾虚存在，故临床总以补肾为大法以治，疗效甚好。并附益肾系列方：①党参、白术、茯苓、赭实子、黄芪、丹参、熟地、山药各 9g，鹿含草、金雀根各 12g；②知母、黄柏、生地、丹皮、茯苓、鹿含草各 9g，白茅根、丹参各 15g，毛冬青 12g。①方功能健脾补肾，主治隐匿性肾炎气虚型；②方功能滋肾清热，主治隐匿性肾炎阴虚湿热型。临床运用，本组 64 例用上方治疗，结果治愈 10 例，缓解 38 例，好转 14 例，无效 2 例。

王刚等益肾系列方编入《肾病效方 265 首》之中。

第五章 lgA 肾病

1 概　念

lgA 肾病，亦称免疫球蛋白 A（lgA）肾病，是以血尿为特征的肾小球疾病。本病起病前多有感染，几乎所有患者均有血尿，但须经肾活检证实方可诊断。本病多见于男性青壮年，约占我国原发性肾小球肾炎的 30%。

免疫球蛋白 A 肾病，其发病率有地区性，似以西太平洋地区为最高，日本占活检证实的肾小球疾病的 50%，欧洲约为 10%～30%，美国则不到 2%，我国约占 20%～30%。

本病不仅有地区性，而且有种族性或似有家族性，近来不少学者开始了遗传方面的研究。

根据本病血尿的临床表现，可归属于中医“血尿”范畴。

2 临床表现

本病的临床表现就是血尿。其血尿有如下类型。

（1）一过性反复发作的肉眼血尿，每次持续数小时至数日。这一类型占本病的 20%。且多见于小儿。

（2）无症状性镜下血尿。呈持续性或间歇性。常常伴有轻度蛋白尿，偶有管型。此类型最常见，约占 60%。

（3）少数病人可发生自限性可递性的急性肾功能衰竭，或发生恶性高血压。

（4）腰痛，或单侧性，或双侧性，但体检没有明显的叩击痛。

3 实验室检查

（1）尿沉渣检查 红细胞增多，以畸形红细胞为主。有时可见到混合性血尿。尿蛋白可阴性。少数病人呈大量蛋白尿（>3.5g/d）。

（2）血清免疫学检查 30%～50%病人血lgA水平升高。

（3）肾功能检查 主要表现为肌酐清除率减低。

（4）肾活检 免疫荧光检查，可见肾小球系膜区有以lgA为主的沉积物。这是明确诊断的标志。

4 诊断与鉴别诊断

〔诊断依据〕

诊断的确应依靠活检免疫病理检查，即肾小球系膜区或伴毛细血管壁lgA为主的免疫球蛋白呈颗粒样沉积。

〔鉴别诊断〕

lgA肾病只是一个病理类型，要排除继发性系膜lgA沉积的情况，才能诊断为原发性。

继发性的情况主要见于：

①系统性疾病：过敏性紫癜、系统性红细胞疮、类风湿关节炎、干燥综合征等；

②肿瘤：肺癌、鼻咽癌等；

③感染性疾病：麻风、弓形虫病；

④其他：慢性肝炎，慢性阻塞性支气管炎等。

5 病因病机

血尿是本病特征性临床表现。古人曰尿血“未有不本于热者”，“热在下焦者，则尿血”，“风邪入于少阴则尿血”，“尺脉微而芤，亦尿血”。

临床可见邪气上受，热毒蕴结咽喉，或风热郁阻肺气，或湿热入肾，热蕴膀胱，或酒肉过度，热蕴脾胃，或心火独亢，移热于小肠等，诸热入则变为肉眼血尿，或为镜下血尿。“邪之所凑，其气必虚”。脾气虚弱，则气不摄血；瘀血阻络，则血不循经；阴虚阳亢，肝不藏血。

在病情发展过程中，虚者自虚，实者自实，瘀热难去，从而不断加重病情，最终导致脾肾衰败，湿毒内郁的肾衰重病。

6 辨证论治

lgA 肾病，总属本虚标实。本虚指气、血、阳之不足；标实指风热，火热，湿热，血瘀之偏盛。一般急性发作阶段血尿明显，以邪实为主；慢性持续仅见镜下血尿，则以正虚为主。本病的治疗，当遵循实则泻之，虚则补之的原则，或泻其实，或补其虚，或先攻后补，或先补后攻，或攻补兼施，当灵活掌握。

〔辨证求因〕

（1）风热犯肺

主证：血尿始于恶风发热之后，咽燥疼痛，咳嗽，尿赤，腰酸，舌质淡红，苔薄微黄，脉象浮数。

辨证：风热袭肺，肺气失宣，营卫不调，则恶风发热，咽痛，咳嗽；热入膀胱则尿赤；热伤血络则血热妄行，排泄血尿；腰为肾之府，肾虚则腰酸；舌淡红，苔薄黄，脉浮数，均为风热犯肺，血热妄行之征象。

求因：风热犯肺，血热妄行。

（2）湿热蕴结

主证：小便短赤，尿中血色鲜红，尿道灼热，脘闷纳呆，舌质红，苔黄腻，脉滑数。

辨证：膀胱湿热，血络灼伤，故小便短赤，尿中血色鲜红，而尿道灼热，湿热影响脾胃，气机升降不畅，出入之机紊乱，故脘闷纳呆；舌红苔黄腻，脉滑数均为湿热蕴结，血热妄行之征。

求因：湿热蕴结，血热妄行。

(3) 气滞血瘀

主证：尿中血色暗红或夹有血块，反复发作，腰部酸困，少腹刺痛，时有低热，面色黧黑，舌紫暗，有瘀点瘀斑，苔薄白，脉沉涩。

辨证：气为血帅，气滞血瘀，瘀则尿色暗红或夹血块；血之与水互为因果，血瘀则水阻，水不行则血更瘀，故反复发作，伴腰部酸困；血瘀于少腹，则见少腹刺痛；血瘀则热蕴，热蕴不散故时有低热；面色黧黑，舌象脉象均为气滞血瘀之征。

求因：气滞血瘀，血不循经。

(4) 阴虚火旺

主证：小便频频色赤，眩晕耳鸣，腰膝酸软，潮热颧红，手足心热，心烦口干，舌红少苔，脉细数。

辨证：阴虚火旺，热灼膀胱，故小便频数色赤，阴虚火旺肝阳之亢，故眩晕耳鸣，腰膝酸软，潮热颧红，手足心热；水不济火故心烦，阴虚火旺则手足心热，津不上承则口干；舌红少苔，脉细数均为阴虚火旺之象。

求因：阴虚火旺，血热妄行。

(5) 气阴两虚

主证：小便频数，尿急，尿血鲜红，神疲乏力，或潮热盗汗，手足心热，口燥咽干，面色潮红或萎黄，舌淡红，苔薄白，脉细缓或虚弱。

辨证：脾气虚不能制水，故尿频尿急；阴虚内热，脉络灼伤则尿血鲜红，阴虚津不上承，则口干咽燥；阴虚内热则手心足心皆热，热则腠理开泄，故潮热盗汗；阴虚内热则面色潮红，气虚日久则面色萎黄；舌淡红，苔薄白，脉细缓或虚弱，均为气阴两虚之征象。

求因：气阴两虚，摄藏不固。

〔审因论治〕

(1) 风热犯肺，血热妄行。

治法：宣肺清热，凉血止血。

代表方剂：银蒲玄麦甘桔汤合银翘散加减。

原方药味：

银蒲玄麦甘桔汤（时振声）：金银花、蒲公英、玄参、麦冬、甘草、桔梗。

银翘散（《温病条辨》）：银花、连翘、牛蒡子、淡豆豉、荆芥、竹叶、桔梗、薄荷、甘草、芦根。

临床处方：金银花 15g、连翘 15g、蒲公英 30g、白茅根 30g、小蓟 30g、玄参 12g、麦冬 12g、黄芪 10g、桔梗 6g、牛蒡子 10g、芦根 30g、竹叶 10g。

咳甚加桑叶、杏仁、川贝；咽痛者加射干、山豆根。

水煎服，每日 1 剂。

参考意见：临证有用大剂量白花蛇舌草 50g，或配紫花地丁，治因风热、热毒而致尿血者，疗效显著，白花蛇舌草甘淡凉，不仅有清热解毒作用，且可利尿消肿，利湿祛浊。

(2) 湿热蕴结，血热妄行。

治法：清热利尿，凉血止血。

代表方剂：小蓟饮子加减。

原方药味：

小蓟饮子（《济生方》）：生地黄、小蓟、滑石、通草、蒲黄、淡竹叶、藕节、当归、栀子、甘草。

临床处方：生地黄 24g、小蓟 30g、蒲黄 9g、藕节 9g、栀子 9g、木通 6g、滑石 30g、竹叶 10g、甘草 6g、白茅根 30g、白花蛇舌草 30g。

血尿甚者加仙鹤草、旱莲草；下焦热盛者加知母、黄柏；湿热中阻者加薏苡仁；便秘者加大黄。

水煎服、每日1剂。

(3) 气滞血瘀，血不循经。

治法：行气活血，导血归经。

代表方剂：血府逐瘀汤合蒲黄散加减。

原方药味：

血府逐瘀汤（《医林改错》）：柴胡、枳壳、赤芍、牛膝、桃仁、红花、当归、川芎、生地、桔梗、甘草。

蒲黄散（《澹察》）：蒲黄、海螵蛸。

临床处方：柴胡10g、枳壳10g、赤芍30g、桃仁15g、当归10g、生地9g、川芎6g、牛膝10g、蒲黄30g、海螵蛸30g、甘草3g。

血尿量多者，加茜草根、侧柏叶、三七粉、琥珀粉（冲服）。

水煎服，每日1剂。

(4) 阴虚火旺，血热妄行。

治法：滋阴降火，凉血止血。

代表方剂：知柏地黄汤合二至丸加减。

原方药味：

知柏地黄汤（《证因脉治》）：知母、黄柏、生地、山药、山茱萸、茯苓、泽泻、丹皮。

二至丸（《证治准绳》）：女贞子、旱莲草。

临床处方：

知母10g、黄柏10g、生地25g、山萸肉10g、山药10g、丹皮10g、泽泻10g、茯苓10g、白茅根30g、旱莲草15g、女贞子15g。

有低热者，加银柴胡、地骨皮、鳖甲，或重用山药30～40g；心烦失眠者，加夜交藤、酸枣仁；头晕目眩者，加钩藤、菊花。

水煎服，每日1剂。

（5）气阴两虚，血热妄行。

治法：益气养阴止血。

代表方剂：参芪地黄汤加减。

参芪地黄汤（《沈氏尊生书》）：人参、黄芪、熟地黄、山茱萸、山药、丹皮、茯苓、泽泻。

临床处方：熟地24g、山茱萸12g、山药15g、丹皮10g、女贞子15g、旱莲草15g、茜根草15g、太子参15g、黄芪15g。

盗汗明显者加浮小麦、煅牡蛎、糯稻根；肾精亏虚者，加龟板、鳖甲、冬虫夏草、杜仲；津伤口渴者，加玄参、天花粉、川石斛；低热不退者，加山药30～50g，或加青蒿、鳖甲、天花粉、川石斛、银柴胡、百部。

水煎服，每日1剂。

7 其他疗法

方1 荠菜粥

组成：新鲜荠菜250g（或干品90g）、粳米100g。

主治：血尿明显者。

用法：将荠菜洗净切碎，同粳米煮粥服食。

方2 茅根粥

组成：新鲜白茅根60g、粳米50g。

主治：血尿为主要表现者。

用法：将茅根洗净加适量水，煮半小时后，取茅根水煮粳米粥，每日1次。

按：荠菜、白茅根为治尿血的要药。

方3 花生赤豆茅根汤

组成：连衣花生60g、新鲜白茅根60g、赤小豆60g、白糖适量。

主治：以血尿为主者。

用法：将花生、赤小豆先用温水泡15分钟，捞出晾干。白茅根洗净切段，同花生、赤小豆同入锅内，加水适量，煮炖1小时后，再加入白糖，稍炖即成。

方4　茅根竹蔗水

组成：新鲜白茅根250g、竹蔗水250g。

主治：以血尿主要表现者。

用法：将新鲜白茅根、竹蔗煎水，可放红糖适量，当饮料饮用。

〔民间验方〕

方1　马鞭止血汤

组成：马鞭草30~60g，生地榆30g、红枣5枚。

主治：湿热壅盛以血尿为主者。

用法：水煎服。

方2　二草丹

组成：旱莲草250g、车前草250g。

主治：以血尿为主者。

用法：水煎法。

方3　琥珀止血汤

组成：琥珀末30g、灯心草30g、薄荷30g。

主治：尿血不愈者。

用法：琥珀末，每服6g，灯心、薄荷煎汤调下。

〔中成药〕

知柏地黄丸

功能：滋阴降火。主治肾阴虚火旺。

用法：蜜丸9g，口服，每次1丸，每日2次。

金匮肾气丸

功能：益肾气，补命门。

用法：小蜜丸120g/瓶，每次6g，每日2次。

黄芪精口服液

功能主治：补血养气，固本止汗。

主治：气虚患者，补气养血。

8　当代名家经验

叶任高经验

若以血尿为主者，以阴虚内热型最为常见，阴虚内热的原因有：①素体阴虚；②邪热伤阴，包括风热、湿热、热毒等；③情志过极，郁而化热伤阴；④误服或过服温补之品，阴虚生内热，迫血妄行故尿血，辨证要点是尿血鲜红，治疗时以女贞子、旱莲草为必用之品，所配小蓟、茅根（以鲜为佳）用量宜大，常用30~60g。

气阴两虚型血尿略低于阴虚内热型，但也常见，造成气阴两虚的原因有：①邪热耗伤气阴；②素体气阴两虚；③脾气虚弱，运化失司，阴血乏源，导致脾肾阴两虚，辨证要点是血尿时轻时重，遇劳则加重，既有气短乏力、纳少等气虚表现，又有手足心热、口干咽燥之阴虚症状。对此，叶氏喜重用太子参15~30g，因其性平味甘，具有益气之功，兼有生津之效，而无刚燥伤阴之弊，常与党参、沙参同用，一般不用黄芪，避其温燥，免致血尿加重，若用人参则常用生晒参或西洋参，忌用红参温燥而动血。在血尿止后，则仍以气阴双补善后，长期服用以防复发。

若以蛋白尿为主者，则以脾肾气虚证最为常见，引起脾气虚之原因有劳倦过度，七情内伤，饮食失节，酒色房欲等，脾气虚弱，运化失司，气血乏源，肾不藏精，精微下注，故见蛋白尿为主。其辨证要点为病程缠绵，蛋白尿持续难消，既有脾虚，又有肾亏。对此叶教授特别重视培补脾肾，喜用黄芪、党参、熟地、杜仲，尤其是黄芪一味，既能增强免疫功能，又能消除蛋白尿，故为必用之品，运用得当，常有桴鼓之效。

关于兼证处理，叶氏认为，血尿、蛋白尿虽与阴虚内热或脾肾气虚、精微下泄有关，但其影响因素甚多，本病虽以正虚为本，但常有邪实兼夹，尤其是温热、风热、瘀血是蛋白尿、血尿产生和反复加剧、持续难消之原因，故临床强调活血化瘀、祛风、清热利湿。特别是病程较长，正如叶天士所谓“久病入络”，故瘀血内停为常见之兼证，因此常配伍活血化瘀止血之品，如丹参、赤芍、川芎、红花、益母草、泽兰叶、马鞭草、三七粉等，临床凡见下述指征即可应用：①长期慢性镜下血尿，使用常规辨证论治效果不佳者；②确有瘀血征象者，如唇舌紫黯，舌有瘀斑或瘀点，肌肤甲错等症状；③尿中有血凝块者，或尿FDP升高者；④病史中有过早用止血固涩之品而尿改变长久不愈者。对于兼夹热内扰者，则在辨证基础上加祛风药如蝉衣、钩藤、防风、地龙、全蝎、僵蚕等。至于湿热不除，尿蛋白难消者则选用藿香、佩兰、川朴、薏仁、黄连以化湿和中，车前子、茅根、石韦以利尿，则可达到畅流水道，分清泌浊之功效。

邹燕勤经验

邹氏辨证论治lgA肾病10法：①疏风清热：适用于风热犯肺证，表证为主者，方选麻黄连翘赤小豆汤加白茅根；尿血为主者用银翘散加生榆、小蓟、茅根；②清心导赤：适用于心火下移证。方选导赤散，血尿多者加琥珀末、小蓟、血余炭。肾功不全去木通；③清泄肝火：适用于肝火内炽证。方选加味逍遥散；④清热凉血：适用于血热妄行证。方选小蓟饮子或南京中医学院拟订的清热凉血方。药用小蓟15g、炒蒲黄10g、藕节30g、淡竹叶10g、当归10g、生地10g、六月雪30g；⑤健脾清利：适用于脾虚湿热证。方选参苓白术散、自订健脾清利方。药用太子参

30g、茯苓30g、薏仁20g、白术10g、生甘草3g、赤小豆30g、石韦30g；⑥补气养血：适用于气阴两虚证。方选自拟补气养阴汤，药用太子参30g、黄精30g、麦冬12g、甘草10g、生地10g、山药15g、玄参30g、茯苓12g、丹皮10g、泽泻15g、百合20g；⑦补气活血：适用于气血瘀证。方选补阳还五汤或桃红四物汤加参芪；⑧养阴活血：适用于阴虚血瘀证。方选六味地黄丸合四物汤加减或自拟扶正通络方，药用当归20g、赤白芍各12g、熟地黄15g、太子参30g、益母草30g、琥珀粉1.5g、或参三七粉1g冲入；⑨补肾解毒：适用于肾虚夹毒证。方选知柏在黄丸合二至丸；⑩补肾益精；适用于肾虚精亏证。方选无比山药丸鹿茸散加减。

时振声经验

血尿消失后多以滋肾清利善后，方如六味地黄汤加益母草、白茅根等、滋肾化瘀清利汤等，可使病情早日恢复，千万不可用金匮肾气丸善后，否则尿中红细胞长久不消。

〔名医验方〕

滋肾化瘀清利汤（时振声）

组成：女贞子10g、旱莲草10g、白花蛇舌草15g、大小蓟各15g、生侧柏15g、马鞭草15g、石韦30g、益母草30g、白茅根30g。

功效：滋阴益肾，活血化瘀，清热利湿解毒。

主治：lgA肾病血尿。

组方原理：lgA肾病，物别是以血尿为主者目前尚无特殊疗法，中医认为lgA肾病属本虚标实，虚实错杂之证，本虚多肾阴虚，标实主要是瘀血、湿热、热毒等，滋阴化瘀清利汤融滋阴益肾、活血化瘀、清热利湿解毒诸法为一体，切合lgA肾病的病机，故而取得了较好的疗效。

加重运用：阴虚较重者，加生地10～15g、丹皮10g；阴虚日久出现气虚者，加太子参15g；瘀血较重者，加丹参30g、赤芍15g；下焦湿热明显者，加知母10g、滑石15g、黄柏10g、生甘草6g；如每因外感风热后，咽红咽痛，血尿加重者，可加疏风散热之剂，如银蒲玄麦甘桔汤（银花15g、蒲黄15g、玄参10g、麦冬15g、生甘草6g、桔梗6g）再加薄荷6g（后下）。

栀豉荠菜汤（俞长荣）

组成：豆豉15g、生栀子10g、荠菜30g。

用法：将上药用水浸泡30分钟，再煎30分钟，每剂煎2次，将所煎液混合。每日1剂，分2次服。

功效：清热解毒，凉血利尿。

主治：血尿。

组方原理：方中豆豉轻宣郁火，栀子清三焦火，引热下行，二药降中有宣，宣中有降，用于泌尿系统、消化系统的气血紊乱、郁火内生有较好的疗效。荠菜清热解火、凉血利尿，现代药理还证明该药有降压作用。本方为苦寒之品，只适用于热结三焦迫血妄行的尿血，素体虚寒者不宜，对泌尿系统肿瘤、结核所致的血尿效果不佳。

柴苓汤（山内康平）

组成：柴胡12、茯苓9g、黄芪9g、人参9g、半夏9g、白术9g、猪苓9g、泽泻15g、厚朴12g、甘草2g、大枣5枚。

用法：日1剂，水煎服。

主治：lgA肾病。

组方原理：有不少报道用柴苓汤治疗肾炎和肾病综合征有效。亦有实验报道，用嘌呤毒氨基核甙造成鼠的实验性肾病综合征，给其服用柴苓汤，可减少尿蛋白排泄量，抑制血清总胆固醇上升及抑制血清总蛋白下降，说明柴苓汤的作用机理，在柴胡剂和免疫系统修饰作用和增强类固醇作用之外，对肾小球体还有直接作用。因此柴苓汤是适用于治疗lgA肾病的有效方剂。

9 医案举例

戴希文医案

案1 证属肺气虚，热结咽喉。

马某，男，24岁，北京市劳动局干部。1999年7月6日初诊。

主诉：持续镜下血尿4个月。

病史：今年3月17日体检发现患者尿常规隐血（++），无任何自觉症状，住某医院查尿蛋白（±），尿红细胞计数38000/毫升，形态多形，肾功能正常，B超双肾大小、形态正常，肾穿病理报告轻度系膜增生性免疫球蛋白A，肾穿可见38个肾小球，肾小球系膜细胞和基质轻度弥漫性增生。肾小管灶状萎缩，肾间质灶状纤维化，小动脉无明显病变。给予保肾康、潘生丁、小剂量阿司匹林，因服潘生丁胃部不适自行停用。现尿镜检红细胞满视野，尿蛋白（—）。既往患者经常患扁桃体炎。

现症：无特殊不适，舌苔厚腻，舌体胖质暗，脉弦滑，血压14.7/9.3千帕（110/70毫米汞柱），尿检尿蛋白（—），白细胞（—），红细胞20~30个/高倍镜视野。

中医诊断：血证（尿血），证候属肺气虚热结咽喉。

西医诊断：慢性肾炎，免疫球蛋白A（lgA）肾病，慢性咽炎。

治法：益气养血，清热凉血止血。

处方：生黄芪12g、白术9g、浮萍9g、银花12g、连翘12g、地丁15g、大青叶30g、生侧柏叶12g、仙鹤草20g、当归9g、赤芍12g、白芍12g、大蓟30g、小蓟30g、白花蛇舌草30g、白茅根30g。以此为基本方，7剂，水煎服，每日1剂。

二诊：7月13日，患者服上方后大便日1次，偏稀，时有腰酸，余无特殊，咽充血，舌暗苔厚腻，脉细弦。尿检尿蛋白

(-)，白细胞（-），红细胞20~25个/高倍镜视野。上方加太子参20g、煅龙骨30g，以益气健脾止泻。7剂，水煎服，每日1剂。

三诊：7月20日，患者近日感冒后咽痛，眼睑轻度水肿，不咳，小便畅，大便干，日1次，舌苔黄腻，舌质暗红体胖，脉细滑，咽充血，双侧扁桃体Ⅱ~Ⅲ度肿大。尿检红细胞满视野/高倍镜视野，余阴性。证属外感风热，热结咽喉，迫血妄行。基本方加射干9g、桑白皮9g、元参12g、胖大海6g、7剂，水煎服，每日1剂。

四诊：7月27日，服上方后患者仍咽痛，牙龈红肿，大便干，眼发胀，已无水肿，咽充血，舌苔根黄腻，舌体胖，脉细滑。血常规红细胞 90×10^{12}/升，血压14.0/10.0千帕（105/75毫米汞柱）。外证未解，重用清热解毒，兼养阴利咽。处方：生黄芪12g、白术9g、浮萍9g、银花12g、连翘12g、地丁15g、生侧柏叶12g、仙鹤草20g、当归9g、赤芍12g、白芍12g、白花蛇舌草30g、白茅根30g、蒲公英30g、元参12g、射干9g、南沙参15g、北沙参15g。14剂，水煎服，每日1剂。

五诊：8月2日，服上方后，患者牙肿消失，咽痛明显减轻，仍有咽痛咽干，大便日2次，质软，舌淡苔厚腻，脉细滑，咽充血，双侧扁桃体Ⅰ度肿大，尿红细胞计数14000个/毫升，继用基本方加黑芥穗6g、射干9g、南沙参15g、北沙参15g。14剂。水煎服，每日1剂，同时加双料喉风散，外用喷喉。

六诊：8月17日，服上方后患者感冒基本痊愈，但咽仍痛，大便日2次，舌质红体胖，苔白腻，脉细滑。尿检红细胞计数60000/毫升，多形。基本方加太子参20g、黑芥穗6g、射干9g。14剂，水煎服，每日1剂。此后，患者反复感冒咽痛，基本方去浮萍，加防风6g、黑芥穗6g、鱼腥草30g，或大青叶改为炒栀子12g；鼻塞加辛夷6g，鼻塞、鼻干、流鼻血加琥珀粉（冲服）

3～6g，丹皮 15g。如此共守方治疗 3 个月。

七诊：11 月 2 日，患者仍易感冒，但咽痛基本不明显，鼻塞重，头痛，腰酸，余无特殊。耳鼻喉科诊断为上额窦炎，舌质红，边有齿痕，苔薄白，脉细滑。复查尿常规蛋白（－），隐血（＋＋＋），红细胞 0～1 个/高倍镜视野。现血转移酶 45 单位/升，血脂已正常。患者血尿基本消失，且病情相对稳定，热毒之势已去大半，久用恐寒凉伤胃气，故前方去大青叶、大小蓟、虎杖，加太子参 20g 等健脾益气。处方：生黄芪 12g、白术 9g、浮萍 9g、银花 12g、连翘 12g、地丁 15g、生侧白叶 12g、仙鹤 20g、当归 9g、赤芍 12g、白芍 12g、白花蛇舌草 30g、白茅根 30g、辛夷 6g、鱼腥草 30g、黑芥穗 6g、太子参 20g。10 剂，水煎服，每日 1 剂。此后患者仅感冒鼻干咽痒，余无明显不适，每周复查尿常规红细胞 0～2 个/高倍镜视野。守基本方去大蓟、小蓟、仙鹤草，加用鱼腥草 30g、辛夷 6g，继服 3 个月巩固。随访 2000 年 9 月 15 日停药。迄今多次在我院复查，尿检均正常。2003 年 9 月 1 日，患者尿蛋白（－），红细胞（－），白细胞（－）。尿虽基本已愈，但内蕴湿热未清，继以清热利湿，凉血止血，并加强宣肺通鼻窍之法。处方：生黄芪 12g、白术 9g、浮萍 9g、银花 12g、连翘 12g、地丁 15g、大青叶 30g、生侧柏叶 12g、仙鹤草 30g、当归 9g、赤芍 12g、白芍 12g、白花蛇舌草 30g、白茅根 30g、黑芥穗 6g、鱼腥草 30g、辛夷 6g、地榆炭 12g、琥珀粉（冲服）3g。7 剂，水煎服，每日 1 剂。此后，患者多次复查常规蛋白（－）～（±），红细胞波动在 0～15 个/高倍镜视野，计数 26000 个/毫升。

八诊：6 月 8 日，患者鼻塞鼻干，无鼻血，无咽痛，下肢无力，睡眠差，小便烧灼感，无尿频尿急，舌苔根薄黄，舌体胖，质暗，脉细滑。尿常规尿蛋白（－）红细胞 0～2 个/高倍镜视野，白细胞 0～2 个/高倍镜视野。

点评：此例为单纯镜下血尿，患者素体肺卫不固，反复感冒，久郁不解，热结于内，上壅咽喉，咽痛咽肿，脉开窍于鼻，鼻塞鼻出血，下则迫血妄行。治疗以玉屏风散合银翘等益气固卫，清热解毒利湿，凉血止血为原则。患者每因肺卫不固，免疫功能失调，反复外感，致病情反复，此时治疗上应加强疏风清热之品，或以利咽，或以宣肺通鼻窍，或伍以养阴利咽之品。待表证解后，仍应谨守病机，益气养血活血，扶正的同时，坚持清热解毒为本，终可收效。

案2　证系气虚血瘀，风热挟湿。

张某，女，22岁，学生，1998年9月26日初诊。

主诉：发现水肿、血尿、蛋白尿3个月。

病史：患者于1998年6月中旬发现眼睑及下肢水肿，在某医院查尿常规：尿蛋白（+++），隐血（+++），镜检红细胞5~8个/高倍镜视野，白细胞1~2个/高倍镜视野。于1998年7月14日住某医院，查24小时尿蛋白定量2.68克，血浆白蛋白30克/升，肾功能正常，肾穿病理为轻度系膜增生性lgA肾病。给予西药治疗已达8周，病情无明显改善。于初诊前一周出现咽痛，咳嗽，肉眼血尿。1998年9月17日查24小时尿蛋白定量7.0克，血浆总蛋白52克/升，而来请中医诊治。

现症：患者乏力，自汗，咽痒，有异物感，口干不欲多饮，下肢轻变可凹性水肿，大便干，尿频尿热，排尿不畅感，小便如茶色。患者自诉月经推迟，痛经，易感冒，血压13.3/8.0千帕（100/60毫米汞柱），咽部充血，扁桃体不大，舌体胖，质暗，苔黄白腻，脉细滑，当日尿常规蛋白（+++），隐血（+++）镜检红细胞满视野，白细胞15~20个/高倍镜视野。

中医诊断：水肿。证候属气虚血瘀，风热挟湿。

西医诊断：轻度系膜增生性免疫球蛋白A（lgA）肾病。

处方：玉屏风散、银翘散合当归芍药散化裁。生黄芪12g、炒白术9g、浮萍9g、银花15g、连翘12g、紫花地丁15g、蒲公英30g、当归12g、赤芍12g、白芍12g、川芎8g、茯苓12g、生侧柏叶12g、仙鹤草20g、白茅根30g、地榆12g、大蓟30g、小蓟30g、白花蛇草30g。14剂，水煎服，每日1剂，同时加强的松50毫克，每日1次，继续用至12周。

二诊：11月7日，连续服上药20余剂，患者咽痒口干、水肿、尿频尿热等症减轻，10月19日至10月26日无明显诱因患者两次出现肉眼血尿，坚持服用上药，小便现已转清，10月29日患者已将强的松减为45毫克，每日1次，大便调，每日1行，月经未至以错后一周。11月6日查尿蛋白（+）隐血（++），镜检红细胞5~10个/高倍镜视野。24小时尿蛋白定量2.5克，血浆总蛋白52克/升，舌质暗红，苔薄白腻，脉滑数。处方：生黄芪12g、炒白术9g、浮萍9g、银花15g、连翘12g、蒲公英30g、当归12g、益母草20g、赤芍12g、白芍12g、茯苓15g、生榆15g、仙鹤草20g、白茅根30g、穿山龙12g、白花蛇舌草30g、太子参20g。14剂，水煎服，每日1剂，同时加强的松45毫克，每日1次，按2周5毫克递减。

三诊：12月5日，月经来潮第二天，患者小腹胀痛，月经量多，有血块，二便能畅，舌质暗，边有齿痕，苔白腻，脉细滑。处方；生黄芪15g、太子参20g、生地黄20g、熟地黄20g、川芎8g、白芍12g、当归12g、益母草12g、炒黄芩12g、制香附12g、牛膝15g、生地榆15g、仙鹤草20g、川续断12g、阿胶12g、车前草30g。7剂，水煎服，每日1剂。月经过后，仍守二诊方。

四诊：1999年10月30日，强的松已减为25毫克，每日1次，患者时感咽部不适，食纳、睡眠、二便均正常，无水肿。1999年1月20日查24小时尿蛋白定量0.84克，1月30日查尿蛋白（-），隐血（+++），镜检红细胞50~60个/高倍镜视野。处方：生黄芪12g、炒白术12g、浮萍9g、银花15g、连翘12g、大青叶30g、当归12g、赤芍12g、白芍12g、生侧柏叶12g、茯苓15g、地丁12g、仙鹤草20g、白茅根30g、知母12g、黄柏12g、白花蛇舌草30g、大蓟30g、小蓟30g。14剂，水煎服，每日1剂。强的松按每2周2.5毫克递减。

五诊：3月6日，无不适，大便正常，稍有尿频，无水肿，白带量多，舌质暗红，苔薄白，脉细滑，咽微充血。1999年3月2日查24小时查24小时尿蛋白定量0.46克，3月6日查尿蛋白（-），隐血（+），镜检红细胞1~3个高倍镜视野，白细胞10~15个/高倍镜视野。处方：生黄芪15g、炒白术12g、防风9g、银花15g、连翘12g、地榆15g、当归12g、赤芍12g、白芍12g、马齿苋30g、茯苓15g、乌药12g、太子参20g、车前草30g、知母12g、黄柏12g、败酱草20g。14剂，水煎服，每日1剂。后患者一直以此方为基本方，随证加减，继续服药1年，尿常规各项检查均（-），24小时尿蛋白定量<0.15克。随访至今，已工作三年，未反复。

点评：免疫球蛋白A肾病初期肺气虚最为多见，或有脾虚，或兼有阴虚，在治疗免疫球蛋白A肾病的时候，多采用益气固表，清热解毒祛湿之法，方用玉屏风散、银翘散合五味消毒饮化裁。如患者有大量蛋白，多数为脾肾气虚，湿热夹瘀。治疗宜益气活血，清热解毒祛湿。解毒祛湿，活血化瘀对于减少蛋白尿十分重要，可选用白花蛇舌草、蛇莓、穿山龙等。（《专家医案精选》）

10 文献选录

《素问·六元正纪大论》：

不远热则热至，血溢血泄之病生矣。

《证治准绳·溲血》：

痛者为血淋，不痛者为尿血。

是尿血未有不本于热者。

《丹溪心法·尿血》：

尿血属热，用炒山栀子，水煎服，或用小蓟、琥珀。有血虚四物汤加牛膝膏。实者，用当归承气汤下之，后以四物汤加山栀。

《诸病源候论·小便血候》：心主于血。下部脉急而弦者，风邪入于少阴，则尿血，尺脉微而芤亦尿血。

《血证论·尿血》：

膀胱与血室并域而居，热入血室则蓄血，热结膀胱则尿血。尿乃水分之病，而亦干动血分者，以与血室并居，故相连累也。其致病之由，则有内外二因。

一外因，乃太阳、阳明传经之热结于下焦。……一内因，乃心经遗热于小肠，肝经遗热于血室。……

尿血治心与肝而不愈者，当兼治其肺。肺为水之上源，金清则水清，水宁则血宁。盖此证原是水病累血，故治水即是治血，人参泻肺汤去大黄加苦参治之，清燥救肺汤加藕节、蒲黄亦治之。

《杂病源流犀烛·诸血源流》：

尿血者，一因膀胱火，即血淋之属，尿出必痛；一因下元虚冷，即尿血，尿出不痛。而其条分缕判，则有央劳伤者，有由阴虚者，有卒然尿血不止者，有不问男妇患者血者，皆当治。

《景岳全书》：

血本阴精不宜动也，而动则为病。血主萤气不宜损也，而损为病。盖动者多于火，火盛则逼血妄行。损者多由于气，气伤则血无以存。……故凡治血者，当察虚实。

第六章 肾病综合征

1 概 念

肾病综合征是许多疾病过程中损伤了肾小球毛细血管滤过膜的通透性而出现的一个症候群。它不是一个独立的疾病。临床上以大量蛋白尿、低蛋白血症、水肿和高脂血症为特征。

在美国有学者将大量蛋白尿作为肾病综合征诊断的必须条件。而我国学者认为大量蛋白尿和低蛋白血症为肾病综合征诊断的必须条件，水肿和高脂血症为诊断的参考。

本病多见于青少年，男性多于女性。

根据肾病综合征的临床特征，可归属于中医“水肿”、“虚劳”、“尿浊”范畴。

2 临床表现

（1）大量蛋白尿　临床上由于蛋白是大量的所以大量蛋白尿是肾病综合征的标志。

（2）低蛋白血症　低蛋白血症是肾病综合征在临床上必备的第二特征。

（3）水肿　肾病综合征的病人存在水肿，严重的可出现胸水、腹水或心包积液等。

（4）高脂血症　本病病人，其血浆胆固醇、甘油三酯和磷脂均明显增高。长期的高脂血症容易加速冠状动脉粥样硬化的发生，增加发生急性心肌梗死的危险性。

3 实验室检查

（1）尿液检查　大量蛋白尿伴管型。尿蛋白≥3.5g/24h。

纤维蛋白降解产物（FDP）阴性，尿 C_3 阳性，尿 γ 巨球蛋白及 lgM 测是阳性。

（2）生化检查　血浆总蛋白（主要是血清蛋白）明显下降，a_1 球蛋白正常或降低，a_2 球蛋白 β 球蛋白相对增高，总胆固醇、三醋甘油、VDL 和 LDL 水平升高，有些病人表现尿素氮（BUN）、肌酐（Scr）升高，血容量明显减少时，则可有肾小球滤过率明显下降，偶会发生可递性少尿性肾衰。

（3）病理检查　肾活检病理分型不助于本病的诊断及预后。

（4）其他检查　肾图、B 超、CT、磁共振等均有助于本病的诊断。

4 诊断与鉴别诊断

〔诊断依据〕

（1）大量蛋白尿，且尿蛋白≥3.5/24h。

（2）低蛋白血症，且血浆血清蛋白≤30g/L。

（3）明显水肿。

（4）高脂血症。

以上 4 条中，前 2 条为必备条件；水肿和高脂血症为诊断的参考。

〔鉴别诊断〕

肾病综合征应与以下疾病相鉴别：

（1）系统性红斑狼疮。

（2）糖尿病肾病。

（3）乙肝相关肾炎。

（4）过敏性紫癜性肾炎。

5 病因病机

本病的病因病机可如此归纳：

（1）风邪袭肺、冒雨涉水、久居湿地导致外湿内侵。

（2）饮食不节，过食生冷、劳倦忧忿，湿从中生。

（3）疮疡内归，湿毒浸淫，使脾肺受邪。

（4）房劳过度，生育不节，肾气受损。

（5）情志郁结、肝气不舒，气机不畅，以致气滞血瘀。或久病入络，瘀血内停等。

如是，则肺脾肾三脏功能失调，精微之“转输”与精气之“封藏”不能作为，导致水湿内停，蛋白外溢，出现大量蛋白尿、低蛋白血症、水肿和高脂血症。从而形成风热犯肺、湿热壅盛、脾肾阳虚、阳虚湿热和瘀水互结等证型。

肾病综合征整个病变过程中，脾肾俱虚。

病变早期，一身悉肿，其证候多表现为脾肾阳虚，水湿泛滥；阴虚阳亢，湿热内蕴。病变后期水肿消退，其证候多为脾肾气阴两虚，肝肾阴虚，瘀血内停。如果使用激素治疗的病人，可出现气机逆乱，痰瘀互结，阴虚阳亢，湿热内生诸证。

6 辨证论治

〔**辨证求因**〕

（1）风热犯肺

主证：一身悉肿，面目尤甚，恶寒发热，咽喉肿痛，小便短少，头痛，身疼，舌红，苔薄，脉浮数。

辨证：风热入侵，肺失宣降，不能通调水道，下输膀胱，水湿泛滥，一身悉肿，面目尤甚；风热犯肺，正邪相争，则恶寒发热，肢体酸楚，头痛，身疼；热入膀胱，气化受阻，故小便短少；舌红苔薄，脉浮数，均为风热入侵之征象。

求因：风热犯肺，肺失宣降。

（2）湿热壅盛

主治：一身悉肿，皮肤绷紧光亮，胸脘痞闷，烦热口渴，小便短赤，大便粘腻不爽，苔黄腻，脉滑数。

辨证：湿热壅盛，下注膀胱，气化不宣，水道不通，水泛肌肤，则一身悉肿；水液充斥皮下，故皮肤绷紧发亮；脾胃湿热，气机升降失常，故胸脘痞闷；津不上承则烦热口渴；湿热充斥下焦，则小便短赤，大便粘腻不爽；舌苔黄腻，脉滑数，均为湿热壅盛之征象。

求因：湿热壅盛，气化不利。

（3）脾肾阳虚

主证：一身悉肿，腰以下肿甚，按之没指，或伴有胸腹腔积液，小便不利，大便溏薄，四肢不温，食欲不佳，面色萎黄，舌淡胖，苔白滑，脉沉迟。

辨证：脾肾阳虚，阴寒内生，三焦气化不行，水道不通，阳虚水泛，外溢肌肤，故一身悉肿，腰以下肿甚，按之没指；上焦阳虚，则伴胸水，中焦阳虚，则伴腹水，下焦阳虚则小便不利；阳虚脾失健运，清阳不升，则大便溏薄，四肢不温，食欲不佳；脾虚水泛生化乏源，精微不足，则面色萎黄；舌淡胖，苔白滑，脉沉滑，均为脾肾阳虚之征象。

求因：脾肾阳虚，气化不利。

（4）阴虚湿热

主证：久服激素，面如满月，肌肤疮疖，手足心热，口苦口腻，小便短涩，或大便干结，舌红、苔黄腻，脉滑数或沉细而数。

辨证：久服激素故脸如满月；激素久服则伤阴，阴虚则手足心热；湿热久蕴则热毒入血，故肌肤长满疮疖，此亦激素之毒所致；阴虚水不涵木，肝阳上亢故口苦；伴有湿热则口中粘腻；湿热下注，膀胱气化不行，水道不通，则小便短涩；阴虚内热，津液枯涸，故大便干结；舌红苔黄腻，脉滑数或细数，均为阴虚湿热内蕴之象。

求因：阴虚湿热，气化不利。

(5) 瘀血水湿互结

主证：水肿日久，唇色肤色晦滞黧黑，腹部青筋暴露，妇女经暗有血块，量少或经闭，舌紫暗有瘀点瘀斑，脉沉涩。

辨证：久病入络，脉道受阻，水肿则水道不通，水瘀互结，故唇色肤色晦滞黧黑，水瘀互结，则腹部青筋暴露；水瘀互结，冲任二脉受阻，故月经紫暗有血块，经少甚则经闭；舌紫暗有瘀点瘀斑，脉沉涩，均为水瘀互结之征象。

求因：水瘀互结，气化不利。

〔**审因论治**〕

(1) 风热犯肺，肺失宣降。

治法：疏风清热，宣肺利水。

代表方剂：麻黄连翘赤小豆汤加减。

原方药味：

麻黄连翘赤小豆汤（《伤寒论》）：麻黄、连翘、杏仁、赤小豆、桑白皮、甘草、生姜、大枣。

临床处方：麻黄 5g、连翘 15g、桑白皮 15g、生石膏 30g、赤小豆 30g、白术 20g、白茅根 30g、益母草 30g、茯苓 30g、甘草 3g。

风热表邪重者，加桑叶、苏叶；湿热毒邪重者，加金银花、蒲公英、紫花地丁；尿少者加猪苓、土茯苓；白细胞多者，加白花蛇舌草；尿蛋白多者，加芡实、金樱子、石韦、柴胡、水蛭；偏阴虚者，加女贞子、旱莲草。

水煎服，每日 1 剂。

参考意见：本证须疏风、宣肺、利水于一炉冶。疏风切忌大汗亡阳，利水切忌过耗阴液。患者如汗出恶风，一身悉肿，卫阳已虚者，选用防己黄芪汤合银蒲玄麦甘桔汤加减。

（2）湿热壅盛，三焦不畅。

治法：清热利湿解毒。

代表方剂：萆薢分清饮加减。

原方药味：萆薢分清饮（《医学心悟》）：萆薢、黄柏、石菖蒲、茯苓、白术、莲子心、丹参、车前子。

临床处方：萆薢30g、黄柏10g、石菖蒲10g、茯苓30g、白术15g、莲子心10g、丹参30g、车前子15g、益母草30g、白茅根30g、紫背天葵10g、野菊花15g、金银花30g。

热毒过盛者，加板蓝根、大青叶；皮肤瘙痒者，加地肤子、土茯苓；大便不畅者，加大黄、白芍（重用）；湿盛口苦粘者，加藿香、佩兰、薏苡仁、白蔻仁；小便短涩不利者，加冬瓜皮、石韦、玉米须。

水煎服，每日1剂。

参考意见：本证水肿严重，清热利水解毒为正法。临证如掌握时机，短暂采用攻逐之法，多可转机取效，可选用疏凿饮子加减，以分利湿热。

（3）脾肾阳虚，水湿泛滥。

治法：温补脾肾，通利水湿。

代表方剂：真武汤合五皮饮加减。

原方药味：

真武汤（《伤寒论》）：茯苓、白术、白芍、生姜、附子。

五皮饮（《中藏经》）：大腹皮、桑白皮、茯苓皮、生姜皮、陈皮。

临床处方：制附子15g、茯苓30g、白术20g、白芍30g、桑白皮20g、生姜皮10g、大腹皮30g、陈皮10g。

气虚明显者，加太子参、黄芪；阳虚重者，加仙茅、仙灵脾、巴戟天；尿蛋白不消者，加芡实合剂（岳美中）；小便短少者，加桂枝、泽泻、猪苓；肾不纳气，而见喘促者，加人参、蛤蚧、五味子、山萸肉，以防喘脱之变。

水煎服，每日1剂。

参考意见：真武汤主药是附子，剂量宜重，可用30~60g，但须久煎，去其毒性以存温阳之功，见效即可减量，且需与补肾之药同用，同时还须适当配伍补阴之品，可阴中求阳，并可防阳盛之偏。假若复感外邪，急则治标，先治表邪，后治本证，或标本兼顾。

（4）阴虚湿热，气化不利。

治法：滋阴清热，化湿解毒。

代表方剂：大补阴丸合三仁汤加减。

原方药味：

大补阴丸（《丹溪心法》）：知母、黄柏、熟地黄、龟板。

三仁汤（《温病条辨》）：杏仁、苡仁、白蔻仁、竹叶、木通、滑石、半夏。

临床处方：知母15g、黄柏15g、熟地15g、龟板30g、苡仁30g、白蔻仁30g、杏仁10g、竹叶10g、木通6g、滑石30g、半夏10g。

热毒浸淫，疮疖较甚者，加蒲公英、连翘；大便秘结者，加大黄、川朴。

水煎服，每日1剂。

（5）水瘀互结，气化不利。

治法：活血化瘀，利水消肿。

代表方剂：当归芍药散加味。

原方药味：

当归芍药散（《金匮要略》）：当归、赤芍、川芎、白术、茯苓、泽泻。

临床处方：当归15g、赤芍30g、川芎10g、白术30g、茯苓30g、泽泻15g、益母草30g、水蛭10g、䗪虫10g、大黄5g。

伴有气虚者，加黄芪、太子参；阳虚者，加仙茅、仙灵脾；阴虚者，加龟板、鳖甲；伴有血尿者，加大蓟、小蓟、白茅根；水肿甚者，加车前子、猪苓、桂枝；有尿蛋白者，加柴胡、地龙，重用水蛭。

水煎服，每日1剂。

参考意见：水病及血，血病及水；气病及血，血病及气。水之与血可以互结，气之与血亦可以互结。瘀血不行，水肿不消；气滞不行，瘀血难祛；瘀血不去，新血不生。本证所用“当归芍药散”的组方原理，就体现了“水与血”、“气与血”相互作用的原则，而这两个问题常常贯穿于疾病的始终。

7 其他疗法

〔**食疗良方**〕

方1 栗子1000g、白糖500g。

用法：水煮栗子，熟后去皮，加白糖捣烂如泥，用酒瓶盖为模型制成糕点。酌量食用。

主治：肾病综合征腰膝酸软，食少腹泻等病。

方2 茅根豆粥

组成：鲜白茅根、粳米、赤小豆各200g。

主治：肾病综合征引起的水肿、尿血、小便短赤等症。

用法：鲜茅根加水适量，煎汁去渣，加入粳米、赤小豆煮成粥，每日分3~4次食用。

方3 枸杞子松子炒鲜虾

组成：枸杞子、白糖、松子仁各30g，鲜虾100g。

主治：肾病综合征引起的全身水肿、腰痛等症。

用法：将鲜虾洗净，枸杞子、松子仁去杂质，将炒锅加素油，烧六成热时，加入葱、虾仁、松子仁、枸杞子、饴酒、白糖、炒熟即成。每日1次，佐餐食用。

方4　黑豆炖田鸡

组成：黑豆50g、田鸡500g。

主治：肾病综合征下肢水肿明显，尿有蛋白，低蛋白血症，食少，乏力等症。

用法：将田鸡清水洗净后放入锅中，加水适量，并放入洗净的黑豆，放入少许盐，炖至豆烂肉熟为止，吃肉、豆、喝汤，分次食用。

方5　橘皮醋煮花生

组成：带皮花生仁100g、橘子皮50g、米醋150g。

主治：肾病综合征水肿、血压高、纳呆等症。

用法：将橘子皮、花生放入大沙锅内，加水煮沸15分钟后，加米醋、细盐、茴香，改小火煮约1小时，至花生仁熟烂，然后弃橘皮渣，将花生经过几次烘、晒后，至花生干透备用，每日2~3次，每次20~30粒，作零食用。

方6　马蹄荠菜汤

组成：肾病综合征引起和高血压、水肿、小便不利等症。

用法：荠菜洗净切末，马蹄去皮和香菇切丁，锅内放油烧热，倒入双丁，翻炒后加水煮沸，再入荠菜末，调味，勾薄芡即可。单食或作餐用，每日1次。

方7　冬瓜三豆汤

组成：冬瓜250g，蚕豆、绿豆各60g，扁豆15g。

主治：肾病综合征水肿、下焦湿热、小便短黄等症。

用法：冬瓜洗净，去皮切块，同蚕豆、绿豆、扁豆共入砂锅中，加水适量煮汤。每日1剂，连服7~10天。

〔**民间验方**〕

方1　地肤子汤

组成：地肤子30g、红枣4枚。

主治：肾病综合征引起的皮肤瘙痒。

用法：常规水煎服。清热利湿，除瘙痒。

方2　黑大豆丸

组成：黑大豆120g、山药60g、黄芪60g、炒白术60g。

主治：蛋白尿。

用法：共研细末，炼蜜为丸，配入辨证用药中。

方3　菊花茶

组成：杭菊50g、枸杞子（适量）。

主治：肾性高血压证属肝阳上亢者。

用法：用开水泡成茶，每日饮用。

方4　绿豆附子汤

组成：绿豆30g、制附子30g。

主治：肾病综合征阳虚水泛一身悉肿。

用法：水煎，煮熟吃豆，次日仍可再加绿豆30g、煮热吃豆，第3天则另用制附子与绿豆煎煮如前。忌生冷、盐酒60日。

方5　石榴根

组成：石榴树根适量。

主治：全身水肿。

用法：水煎服。

〔**中成药**〕

方1　知柏地黄丸

功能主治：滋阴降火。主治肾病综合征阴虚火旺者。

用法：大蜜丸，每丸9g，口服，每次1丸，每日2次，空腹服，温开水送下。

方2　金匮肾气丸
功能：益肾气，补命门。
主治：肾阳不足，小便不利，四肢逆冷者。
方3　雷公藤片
功能：祛风解毒。
主治：肾病综合征蛋白尿。
用法：每次1～2片，每日3次，口服。小儿量减半。
方4　保肾康片
功能：抗血小板聚集、解血管痉挛等。
主汉：肾病综合征。
用法：每次2～4片，每日3次，口服。
方5　肾宁散
功能：清利湿热，化浊止血。
主治：肾病综合征。
用法：每次6～10g，小儿酌减，每日早晚各服1次。
方6　喜络明
功能：祛风除湿，活血通络，利尿消肿。
主治：肾病综合征引起的蛋白尿。
用法：每次3片，每日3次，饭前口服。
小儿剂量每日按千克体重2.5～3mg/kg，饭前口服。
方7　济生肾气丸
功能：温补肾阳，行气化水。
主治：肾病综合征属肾阳虚衰而伴有水肿者。
用法：蜜丸，每次1丸，口服。温开水送下。
方8　桂枝茯苓丸
功能：活血化瘀，消癥祛积。
主治：肾病综合征瘀水互结者。
用法：每次1丸，每日3次，口服，温开水送下。

8　当代名家经验

〔名家论萃〕

刘弼臣认为：

刘氏治疗小儿肾炎肾病“从肺论治”。认为肺在肾炎肾病的发生发展中起着至关重要的作用，并且是矛盾的主要方面。

临证常用五法：

①发病初期用宣肺法，方如玄参升麻汤或苍耳子散，以散邪利咽；

②痰热互结时用清肺法，方如麻杏石甘汤加山豆根、重楼等；

③肺虚易感者用益肺法，方如玉屏风散；

④肺阴虚者用润肺法，方如补肺阿胶汤或麦冬汤；

⑤病情稳定后用健脾益肺法，调理脾肺，以防复发，药用党参、黄芪、五味子、紫菀、白术、茯苓、陈皮。

认为在发病过程中有两种病理产物：水湿内停和瘀血内阻。这两种病理产物又可为新的致病因素，使肺、脾、肾、三脏功能难以恢复。因此，刘氏又倡导“清理病理产物应贯穿始终”。

即治以清热解毒、利湿化瘀，自拟鱼腥草汤：鱼腥草、半枝莲、益母草、车前草各15g，倒扣草、白茅根各30g、灯心草1g。临证时，再根据辨证配伍其他治法，疗效甚佳。

刘氏运用本方曾治疗门诊和住院患儿约有1500余例，对各种不同类型和各个阶段的肾病，均获得满意疗效。方中鱼腥草、半枝莲，性味辛寒，功能清热解毒，活血渗湿；倒扣草、灯心草，清心解毒，利水消肿；益母草活血通络，祛瘀生新；车前草甘寒滑利，可以清热渗湿，利水消肿；白茅根功能清热凉血止血。诸药配伍，有很强的清热利水，活血解毒作用。对湿毒、风邪阻遏导致的水肿，疗效显著。根据临床观察，一般1周左右的时间，水肿即明显消失。

临床时有应用本方的基础上，还可分别选用发汗、利水、逐水、清热、理气、健脾、燥湿、温化、补肾等传统治疗水肿病的方药以增强疗效。如发热恶风寒，加麻黄、浮萍各3g，开提肺气，发汗消肿；身痛倦怠，加秦艽10g、羌活5g，散风通络，以胜湿邪；发热心烦口干，加生石膏25g，黄连1.5g、栀子2g、辛苦寒凉，解热除烦；小便不利，加猪苓、茯苓、泽泻、姜皮各10g，渗湿利水；水肿甚者加椒目3g，防己10g、陈葫芦瓢30g，利水消肿；两便不利者加商陆15g、葶苈子3g、大黄5g、二丑粉3g，逐水消肿；面黄食欲缺乏者加党参、黄芪、白扁豆各10g，山药15g，健脾益气，扶正祛邪，尤其尿蛋白丢失者，黄芪可加大用量为15～20g；胸闷面黄，腹胀便溏，可加苍术、厚朴各5g、藿香10g、木香3g，燥湿去胀，理气宽胸；便稀脉细者加肉桂、附子各10g，干姜1g，温中扶阳，祛寒除湿；血尿腰酸者加女贞子、旱莲草各15g，益肾止血，常可收到预期的效果。

本病治疗关键是消除水肿和尿蛋白。利尿消肿是治标，水肿消退后要治本。由于肾病有其特殊性，治标必须顾本，以防正气衰微，治本必须顾标本同治，才能减少水肿复发。

陈梅芳治肾病综合征有七法：

1. 补益正气：以增强抵抗力，预防感冒，减少复发。肾病综合征病人常因低蛋白血症抑制了细胞免疫功能，致病的抵抗感染的能力减弱，易导致反复感染，使肾炎复发迁延，此称为“卫外之气不固，外邪得而凑之”，陈氏常用益气固表卫外的玉屏风散（防风、黄芪、白术）加减治疗，尤以对气虚型病人疗较好，对湿热型则较差。

2. 调理脾胃之气：以增进食欲，改善营养，提高抗病能力。“五脏不足调于胃”，调理脾胃法在肾病综合征治疗中的作用，主要有两方面。一是采用益气健脾药如党参、白术、茯苓、山药、薏苡仁等使脾能健运、便溏，腹泻等症控制，蛋白质肠道丢失减少，同时使病人保持一定食欲，提高蛋白摄入、吸收、合成，使血浆蛋白水平保持正常。二是病人在应用克伐脾胃的大剂量免疫抑制剂后，以致胃气不和，纳食减少，甚至呕恶，方宗二陈、香砂六君之类药物，如姜半夏、陈皮、茯苓、甘草、黄连、砂仁、豆蔻、砂谷芽、木香等，可以减少应用环磷酰胺、氮芥、氯喹、消炎痛、皮质激素等西药对胃肠道的不良反应。

3. 填督充精补肾法：对久治不愈、下元虚亏、水肿退而不尽，按之如泥，血清白蛋白很低等难治性肾病综合征病人，宜在健脾开胃的基础上给予阴阳平调与血肉有情之品，方剂根据六味地黄丸、右归丸、六君子汤加减而成，常用药物有仙茅、仙灵脾、巴戟天、锁阳、黄精、玉竹、山茱萸、熟地黄、党参、黄芪、白术、山药、茯苓、薏苡仁、泽泻、甘草、陈皮、木香、砂仁、紫河车、阿胶、鹿角胶（或鹿角霜）、龟甲、核桃仁、冰糖等，熬成膏滋药，早、晚各服1~2匙，一般用1~2料，严重者需4~6料才能巩固。若膏滋药滋腻呆胃，服后食欲减少时，则可白天加服香砂六君子汤，早、晚仍坚持用膏滋药各1匙。若非冬季服用，要注量冷藏，或加防腐剂，以免霉坏变质。另外还可配合食疗，如甲鱼、鲫鱼、牛奶、羊奶、豆浆等，均为易吸收利用的高蛋食物。高蛋白饮食开始时量宜少，或仅服其汤汁，必要时还可加入商陆、大蒜或赤小豆等利水药同煮。食欲好转后逐渐加量，以增加至不倒胃口为度。一旦血浆清蛋白恢复正常后或身体出现肥胖时，即改为普食。长期过度的高蛋白摄入，会增加肾脏的负担，应权衡利弊，灵活掌握。

4. 清理湿热与清热解毒法：凡有皮肤疮疖、咽喉肿痛、五心烦热、夜不成寐、舌质红、脉滑数的热象重时，有水肿者宜清利湿热，如金钱草、萹蓄、车前子、薏苡仁、半枝莲、田字草等；水肿已退者宜清热解毒，如白花蛇舌草、蒲公英、紫花地丁、重楼、金银花、连翘、甘草、鹿衔草、薏苡仁等。每次选择交替应用其中4～5味，再配合养阴固涩、活血化瘀，或健脾化湿药同用。

5. 活血化瘀法：凡病人面色黧黑、舌有瘀点、皮肤色素有瘀斑瘀点，或血液呈高凝状态者，在辨证运用上述诸法时，要加活血化瘀药，常用的如益母草、泽兰、丹参、川芎等，能改善微循环，增加肾血流量。

6. 温肾利水法：凡尿量少，高度水肿的病人，首先应予真武汤加减利水，常用药有熟附子、陈葫芦、猪苓、茯苓、泽泻、车前子。若有腹水者，应加黑白丑、带皮槟榔。至尿量增加，先减附子、黑白丑。其他药继续巩固。

7. 消食祛脂法：对用激素后肥胖、心悸，且血脂很高或有明显的脂质尿的病人，宜在上述辨证方药中用山楂、炒麦芽各30g。或玉竹、山楂30g。此类药物均有降脂作用。成药如脉安冲剂、玉楂冲剂也可应用。

杜雨茂认为：

本病之病机以脾肾（阴阳）两虚为本，精微不固、水湿泛滥、肝阳升动为标，恰当并治。脾肾阳虚的病人用肾病1号方：附片、党参、黄芪、白术、芡实、丹参、红花、益母草、猪苓、石韦、萹蓄、鱼腥草、知母、鹿衔草。阴虚水停型用肾病Ⅱ号方：生地黄、女贞子、山茱萸、丹皮、红花、益母草、萹蓄、知母、石韦、鱼腥草、黄芪、猪苓、泽泻、丹参。杜氏常在辨证分型论治的基础上要结合临床生化检查进行药物加减：尿查有蛋白者加党参、黄芪、薏苡仁、金樱子、芡实、苍术、山茱萸、益母草、蝉蜕；血尿者加大蓟、小蓟、当归、蒲黄、槐花、三七、阿胶、白茅根、牡丹皮、旱莲草、生地黄；尿中有脓细胞者加萹蓄、金钱草、蒲公英、紫花地丁、鱼腥草、黄柏、连翘、金银花；病人合并血压高者加钩藤、桑寄生、牛膝、杜仲、草决明、龙胆草、泽泻；肾功能不全者加大黄附子汤灌肠；水肿严重者用五苓散、五皮饮加大剂量葶苈子、防已（30～60）。

房定亚研究发现：

用过激素治疗后的病人一般可分为四种证候：其一阴虚阳亢候，以红脸谱为特点，年轻人更为典型，常用生地苋、知母、甘草、黄柏治疗可获效。其二阴虚毒热候，以生疮疡伴憎寒发热为特点，常用五味消毒饮加生地黄、玄参取效。其三阳虚候，以白脸谱为特点，年岁高的病人更为典型，常用右归饮、二仙汤奏效。其四阴阳两虚候，以阴虚，阳虚证并见为特点，常用济生肾气汤收效。若从停减激素的过程分析，大抵各种证候也有时间性规律。正在服大量激素时，多表现阴虚阳元候或阴虚毒热候；在撤减激素过程中，可多见由阴虚逐渐变为阳虚候；当激素减至维持量，或完全撤减后，多变成单纯阳虚候，这是服激素或停减激素过程中疾病演变规律。

莫穗林经验：

激素疗程中具体的中药使用方法：

①大剂量激素冲击阶段，由于服用大剂量激素引起医源性肾上腺皮质功能亢进症，病人出现不同程度口干咽燥，五心烦热等阴虚火旺的表现，本阶段属中医肝肾不足，阴虚火旺的证型，治宜滋补肝肾、清热泻火为主。药用：生地黄 30g，知母、牡丹皮、女贞子、旱莲草各 12g，兼挟湿热内蕴者，宜配合芳香化湿、利水祛湿等方法，选用厚朴、豆蔻各 9g，茵陈、木棉花各 18g，苍术 12g 等。

②激素减量的起始阶段，由于激素的撤减，肝肾不足、阴虚火旺之证有所缓解，但激素不良反应的影响开始明显，表现为倦怠、口干苦、痤疮、舌红苔黄厚腻，本阶段多属于中医肝肾阴虚、湿热内蕴的证候，治宜在上述治法的基础上加用清热祛湿之品：厚朴、豆蔻各 9g，茵陈、木棉花各 18g，苍术 12g 等。

③激素减量的最后阶段，由于激素的剂量已大为减少，加上长期配合使用拮抗性的中药，激素的不良反应已有明显，目前的治疗焦点是防止“反跳”现象，因此，当病人有“反跳”倾向时，应在辨证论治的基础上，宜用温肾壮阳的中药，如杜仲、巴戟天、仙茅各18g、肉苁蓉6g等。

〔**名医验方**〕

新加春泽汤（高辉远）

组成：太子参10g、黄芪15g、茯苓10g、猪苓10g、泽泻10g、白术10g、桂枝8g、川附子8g、熟地黄15g

用法：水煎服，每日1剂，早晚各服1次。

功效：益气温阳，补肾健脾，化气行水。

主治：肾病综合征。

组方原理：肾病综合征，属于中医“水肿”、“肾虚”等范畴。高氏认为本病的病机要点是本虚标实，对此虚实夹杂之病，主张以肾之阴阳为本，益肾健脾则开阖有度，水邪有制而肿可自消的学术观点，并创制了“新加春泽汤”临床应用多年，治疗肾病综合征，疗效确切。春泽汤出自明代王肯堂《证治准绳》，是根据张仲景《伤寒论》五苓散加人参而成。高氏在继承前人的经验基础上再加川附子、熟地、黄芪组成。方中附子以温肾阳，熟地以滋补肾阴，参、芪、术健脾益气，二苓、泽泻淡渗利湿，桂枝化气行水。全方共达扶正固本，益肾健脾，化气行水之功效。

健脾固肾宣肺方（邹云翔）

组成：枸杞子12g、菟丝子15g、潞党参15g、绵黄芪12g、净芡实9g、怀山药12g、云茯苓9g、全当归9g、青防风3g、玉桔梗3g、炙甘草3g。

用法：水煎服，每日1次，早晚各服1次。

功效：益肾固摄，健脾补气，宣肺化痰。

主治：肾病综合征水肿。

组方原理：水肿病与肺脾肾三脏有关，调整和恢复其功能，是治疗水肿病之关键，治疗须有悟心，有效方药可常服缓图，水到渠自成，欲速反不达。邹氏这健脾固肾宣肺方，紧扣水肿病机，着重调理肺脾肾三脏之功能，三脏功能健，水肿自消，临床应用，效果颇佳。

三焦并调方（赵绍琴）

组成：荆芥6g、防风6g、白芷6g、槟榔3g、大黄6g、独活9g、生地榆9g、炒槐花6g、丹参6g、茜草6g、焦三仙各9g、水红花子6g、大腹皮12g。

用法：水煎服，每日1剂，早晚各服1次。

功效：凉血化瘀，清利湿热，疏调三焦。

主治：肾病综合征。

组方原理：凉血化瘀，清化三焦，疏化湿热，配合禁食蛋白食物及运动疗法治疗肾炎蛋白尿的成功经验，经赵氏多年临床验证确为治疗肾炎蛋白尿的有效治法。

补泄理肾汤（裘沛然）

组成：黄芪30～50g、巴戟肉15g、牡蛎30～50g、黑大豆15～30g、大枣5～10g、黄柏15g、土茯苓20～30g、泽泻15～20g

用法：水煎服，每日1剂，分两次服。

功效：益气补肾，行水泄浊。

主治：慢性肾炎、肾病综合征，或伴有肾功能不全，肾阴阳两虚，浊邪留滞者。

组方原理：慢性肾炎的基本病机可概括为脾肾气血亏虚与风邪、水湿、热毒等相夹杂，故治疗应标本兼顾，补泻并施。方中黄芪为君，有补气、固表、摄精、升阳、祛毒、和营、利尿之功，且无留滞之弊。大剂量黄芪，功盖人参，此即仲景所谓

"大气一转，其气乃散"。巴戟肉与黄柏相伍，一阳一阴，皆为补肾要药。前者温而不热，益元阳，补肾气；后者苦寒而滋肾益阴。元代名医以一味黄柏制剂，称大补丸，别有深意。黑大豆入脾、肾二经，《本草纲目》载其"治肾病，利水下气，制诸风热，活血解毒。"明代张介宾有"玄武豆之法。现用于消除蛋白及纠正低蛋白血症有一定功效。牡蛎有涩精气而利水作用，土茯苓利湿清热，解毒泄浊；泽泻具渗湿泄热、健脾、益肾、利水、泄浊、解毒之功，对改善肾功能及临床症状均有良好功效。

加味当归芍药散（时振声）

组成：白术 10g、茯苓 15g、泽泻 15g、牛膝 10g、桑寄生 15g、当归 10g、川芎 10g、赤芍 15g、车前子 15g（包煎）、萆薢 30g。

用法：水前服，每日 1 剂，分两次服。

功效：健脾利湿，活血化瘀。

主治：肾病综合征水肿消退后蛋白尿不消，同时有纳差乏力，腰膝酸软，下肢发沉，脉象沉弱，舌体胖大，质暗，舌苔薄白等，中医辨证属脾虚挟瘀者。

组方原理：方中白术健脾，茯苓、泽泻、车前、萆薢渗湿；当归、川芎、赤芍活血化瘀，使脾气虚损得复，水湿瘀血得化，尿蛋白减轻或消失。

加减：气虚明显者，加党参 15g、生黄芪 15g；阴虚明显者，加生地 10g、丹皮 10g、兼见血尿者，加生侧柏 15g、旱莲草 10g；瘀血明显者，加丹参 30g、泽兰 10g；湿热明显者，加石韦 30g、白花蛇舌草 30g；纳差腹胀者，加砂仁 6g、白豆蔻 6g；水肿明显者，加生黄芪 15g、防己 30g、赤小豆 15g、冬瓜皮 30g；肾气虚者，加菟丝子 15g、沙苑蒺藜 10g。

9 医案举例

戴希文医案 肺脾气虚者，水湿郁热

杨某，男，27岁，工人，1996年4月10日初诊。

主诉：颜面及双下肢水肿，当时未重视。1996年3月底因水肿加重，在某医院诊治，查蛋白（＋＋＋＋），隐血（＋＋＋＋），给予悉复欢0.5克静点，每日2次，安体舒通20毫克，每日2次，治疗1周余病情无明显改善。患者因不愿肾穿及使用激素，要求中医诊治，而来我院治疗。

现症：患者颜面及双下肢水肿，乏力，四肢沉重，汗出，恶风，口干口苦，脘腹痞闷，尿少色黄，大便溏薄，舌质暗红，苔黄，脉沉细。血压13.3/8.0千帕（100/100毫米汞柱），咽部充血，扁桃体不大，心、肺、腹未见异常，双下肢可凹陷性水肿。尿蛋白（＋＋＋＋）隐血（＋），血生化总蛋白61克/升，白蛋白25克/升。24小时尿蛋白定量7.5克。

中医诊断：水肿。证候属肺脾气虚，水湿郁热。

西医诊断：肾病综合征。

治法：益肺健脾，清热利水。

处方：黄芪防己汤加减。生黄芪15g、汉防己15g、白术12g、茯苓20g、泽泻20g、金银花15g、连翘15g、黄芩12g、川牛膝15g、益母草20g、制商陆9g、桑白皮20g、生地榆20g、白茅根30g、穿山龙9g、车前草30g。14剂，水煎服，每日1剂。

二诊：4月30日，服上药配合静点低分子右旋糖酐，速尿扩容剂利尿。患者水肿明显减轻，小便通畅，惟觉腰困，口干，舌质暗红，苔薄白，脉细弦。活血利尿。处方：生黄芪15g、生地黄15g、知母12g、黄柏12g、川牛膝15g、女贞子15g、旱莲草15g、茯苓20g、泽泻20g、益母草20g、当归15g、川芎9g、丹皮20g、侧柏叶15g、赤芍15g、白芍15g、穿山龙9g、芦根

30g、茅根30g。14剂，水煎服，每日1剂。

三诊：5月16日，服上药配合静点川芎嗪，患者水肿已基本消除，惟近来尿频、尿急，小便黄赤，腰酸，舌质红，苔薄黄根腻，脉细滑。5月14日患者24小时尿蛋白定量0.7克，血浆总蛋白64克/升，白蛋白38克/升，查尿沉渣白细胞3~5个/高倍镜视野。患者经过治疗后，尿量增多，水肿渐退，然而利水伤阴，阴伤已现，兼有下焦温热。治疗在益气养阴，活血的基础上，佐以清利下焦湿热。处方：生黄芪15g、生地黄15g、知母12g、黄柏12g、川牛膝15g、女贞子15g、旱莲草15g、茯苓20g、泽泻20g、益母草20g、当归15g、川芎9g、蒲公英20g、败酱草20g、赤芍15g、白芍15g、芦根30g、茅根30g、车前草30g。14剂，水煎服，每日1剂。

四诊：6月16日服上药20余剂，患者尿频、尿急仍存在，后经泌尿外科会诊，诊为龟头炎，给予法尔阴外洗症状有所减轻，舌质红，边有齿痕，苔薄黄腻，脉细滑，24小时尿蛋白定量0.38克。仍以益气活血，清热利湿为法。处方：生黄芪15g、生地黄15g、知母12g、黄柏12g、川牛膝15g、茯苓20g、泽泻20g、当归15g、川芎9g、赤芍15g、白芍15g、蒲公英20g、败酱草20g、白花蛇舌草20g、芦根30g、茅根30g、车前草30g、金钱草30g、穿山龙9g。14剂，水煎服，每日1剂。

五诊：7月4日，患者尿频尿急、腰困等症已除，无水肿，食纳、二便正常，舌淡红，脉细滑。复查24小时尿白定量0.3克，尿常规尿蛋白（±），隐血、白细胞等均（－），血浆总蛋白74克/升，白蛋白45克/升。患者肾病综合征已缓解，中药以益气固表，活血利湿收功。处方：生黄芪15g、白术9g、浮萍9g、银花15g、连翘12g、茯苓20g、泽泻15g、当归15g、赤芍15g、白芍15g、川芎10g、车前草30g、白花蛇舌草20g、白茅根30g、穿山龙9g。14剂，水煎服，每日1剂。后又继服上方20

余剂，无不适，复查尿常规（-）。

点评：肾病综合征多采用激素、免疫抑制剂治疗，单纯中药治疗临床甚少。患者初病即及时治疗，病势尚轻，病邪单纯，故能治愈。一些患者经早接受单纯中医药治疗，肾病综合征可表现出缓解迹象。对这些患者，应该审时度势，如1周内尿量能明显增加，水肿减轻，尿蛋白排泄减少，即可考虑继续单纯中药治疗。疗程与用激素治疗相似，且无激素的副作用。本例随访至今，肾病综合征未复发，肾功能正常。临床实践显示，凡单纯采用中药治疗肾病综合征而获得完全缓解的患者，没有1例复发，肾功能保持稳定（《专家医案精选》）。

祝谌予医案　脾肾病亏，水湿内停

杨某，男性，18岁，华侨，病历号C155129

1978年4月5日初诊。主诉：全身水肿2年余。患者2年前因水肿伴大量蛋白尿在国外确诊为肾病综合征，间断服用激素治疗效果不理想，故来诊。刻时口服泼尼松400mg/d，检查尿蛋白（3+～4+），24小时尿蛋白定量>3g。

现症：双下肢明显浮肿，按之凹陷不起，尿量不少。形体虽丰但弱不禁风，极易感冒后咽痛。疲乏无力，腰酸膝软。舌淡胖，舌尖红，有齿痕，脉沉细。

辨证：脾肾两亏，水湿内停。

治法：培补脾肾，利水消肿。

方药；六味地黄汤、防己黄芪汤加减。生、熟地黄各10g、五味子10g、山药10g、丹皮10g、茯苓25g、泽泻10g、黄芪30g、防己10g、白术10g、炙甘草5g、石莲子15g、车前草30g、旱莲草15g、白花蛇舌草30g。每日1剂，水煎服。

前方加减服用30余剂，患者自觉体力增加，感冒次数减少，水肿减轻，化验24小时尿蛋白定量2.3～3.2g。守方再加菟丝子15g，续服45剂，患者水肿大减，体力基本恢复，经常去院内花园锻炼，查尿蛋白（-）。口服泼尼松减至30mg/d，前后服药共计90余剂，经治3个月，患者水肿消退，化验24小时尿蛋白微量，口服泼尼松减至20mg/d维持，乃将原方稍事加减，改配丸药，缓图收功。

按：前贤论治水肿，总不离乎肺、脾、肾三脏。如张景岳云："凡水肿等证，乃肺脾肾三脏相干之病。盖水为至阴，故其制在脾；水化于气，故其标在肺；水惟畏土，故其制在脾"。可知攻水与补虚乃治疗水肿两大法规。本案病程两年。肿势严重且正气已虚，治之较难。若径用攻逐利水之法，虽可取快一时，但复伤正气，终非良策。(《祝谌予临床验案精选》)。

10 文献选录

《诸病源候论·二十四水候》：

立名不同，亦有二十四水，或十八水，或十二水，或五水……寻其病根，皆由荣卫不调，经脉痞涩，脾胃虚弱，使水气流溢，盈散皮肤，故令遍体肿满，喘息上气，目裹浮肿。

《诸病源候论·水通身肿候》：

水病者，由肾脾俱虚故也，肾虚不能宣通水气，脾虚又不能制水，故水气盈溢，渗液皮肤，流遍四肢，所以通身肿也。

《血证论》：

积血化水，亦为水肿。

第七章 狼疮性肾炎

1 概 念

狼疮性肾炎是由系统性红斑狼疮引发的肾小球疾病。据国内大多数医家的经验，在确诊为系统性红斑狼疮中，约70%有明显的肾损害。如果作肾穿刺活组织检查、用光镜检查，有肾损害达90%，如果加上免疫荧光及电镜检查，差不多全部都有肾小球损害。随着病程的进展，逐渐出现水肿、高血压、蛋白尿、血尿及肾功能减退。有一半以上的患者表现为肾病综合征，有的仅表现为蛋白尿及血尿，有的也可出现高血压，最终可以出现肾功能衰竭。

根据狼疮性肾炎的临床表现，可归属于中医学“温病发斑”、“水肿”、“阴阳毒”等范畴。

2 临床表现

〔肾外表现〕

(1) 发热 系统性红斑狼疮的发热，常常提示疾病处于活动期，高热则往往是疾病急进期的表现，尤其是在免疫抑制治疗中出现的发热，更应警惕感染。

(2) 疲乏 疲乏现象常见，但临床上易被忽视。疲乏之症常常早于其他症状。病的主诉疲乏时，往往是狼疮活动先兆。

(3) 皮肤损害 可出现多种多样的皮肤损害，如约半数病人可出现面部蝶形红斑，病变局限于面颊和鼻梁，呈轻度水肿性红斑，可见毛细血管扩张和鳞屑，重度炎症性渗出时可有水泡和痂皮，红斑消退后一般不留瘢痕和色素沉着。网状青斑、荨麻疹、盘状红斑、紫癜等亦可见于系统性红斑狼疮病人。约一半病人发生脱发，头发硬而脆，易于折断，常是狼疮活动的表现。

（4）口腔溃疡　口腔溃疡或粘膜糜烂也是常见的临床表现。口腔和口唇粘膜糜烂伴有明显水肿者，往往是红斑狼疮进行性加重的预兆。在免疫抑制和抗生素治疗的口腔糜烂，应注意口腔真菌感染。

另外，若出现不明原因的局部皮肤灼痛，应警惕是带状疱疹的前兆。

（5）关节和肌肉痛　关节痛常见，可见于90%的病人。多呈对称性，可为游走性，有的晨僵，多不引起坏死。

（6）常出现贫血，白细胞减少或血小板减少。

（7）浆膜炎。

（8）约10%病人发生狼疮性肺炎。

（9）可见心脏增大、心肌炎、心律失常、少数出现二尖瓣脱垂、心绞痛或心肌梗死。

（10）恶心、呕吐、腹痛、腹泻或便秘。

（11）神经系统损害。

虽然表现为癫痫和精神症状，但实际上可损害神经系统的任何部分，引起各种神经精神损害的表现。

（12）眼睛　可发生结膜炎等。

视神经病变可以一夜间突然致盲。

（13）继发性干燥综合征

临床上表现为口干、眼干、阴道干。

〔**肾脏病变表现**〕

根据其临床表现，可分为如下几种类型。

（1）肾脏综合征型　约40%～60%患者肾损害表现为此型。

（2）无症状蛋白尿或血尿型。

（3）急进性肾炎综合征型。

（4）慢性肾炎综合征型　表现为不同程度的高血压、蛋白尿、血尿、管型尿、贫血及肾功能不全。

（5）肾小管综合征型。

（6）抗磷脂抗体型。

3　实验室检查

〔**血液检查**〕

约80%的患者有中等度贫血，为正细胞正色素性贫血。

约50%的患者白细胞下降，约20%的患者血小板减少。还有少数患者可出现溶血性贫血。

〔**尿液检查**〕

可表现为单纯性蛋白尿，亦可为血尿、白细胞、红细胞、管型等。

〔**血沉与肾功能**〕

90%患者血沉增快。血浆白蛋白降低，尤其是C_3在狼疮活动时，大多下降。当一个病人血清dsDNA抗体阳性及补体C_3水平下降时本病的诊断可100%建立。可有冷球蛋白血症，是免疫球蛋白增高的表现。

〔**自身抗体检测**〕

（1）血浆抗核抗体　抗核抗体检查敏感滴度≥1/10即为阳性，≥1/40对诊断狼疮性肾炎有一定特异性；≥1/160则颇有特异性。ANA阳性时，敏感性>90%，特异性为70%。

（2）抗sm抗体阳性　敏感性约20%～30%，对诊断系统性红斑狼疮特异性极高，可高达99%。

（3）抗天然（双链ds）DNA抗体　原血清阳性即为阳性。于未治疗患者本抗体阳性率50%～80%。本试验特异性高达96%，仅偶见于干燥综合征、类风湿性关节炎及活动性肝炎等患者。

(4) 抗RNP抗体　抗RNP抗体见于26%～45%的本病患者。

(5) 抗组蛋白抗体　见于25%～60%的本病患者，特异性亦较好，偶可见于类风湿性关节炎及干燥综合征等。

(6) 抗RO/SS－A及抗Lα/ss－B抗体　两者的敏感性特异性均较差。前者见于30%～40%的本病患者，后者仅0%～15%。这两种抗体阳性主要见于干燥综合征，两种抗体均阳性者，其肾脏受累率（9%）及严重程度均轻于单独抗体阳性者。

(7) 其他抗体　系统性红斑狼疮还有多种其他自身抗体，如溶血性贫血时抗红细胞抗体及坏死性血管炎时中性粒细胞胞浆抗体（ANCA）等。

〔狼疮细胞阳性〕

系因血白细胞受抗核抗体等致敏、破坏、释放出细胞核，而细胞核又被多核白细胞吞噬所致。

〔FDP增高〕

血及尿纤维蛋白降解产物增高。

〔循环免疫物〕

本病时循环免疫物（CIC）异常增多，一些报告认为CIC与疾病的活动性密切有关。近年有报告循环中抗DNA免疫复合物只出现于狼疮性肾炎时（肾脏不受累者阴性）。

〔皮肤狼疮带试验〕

于暴露部位非皮损皮肤的表皮与真皮连结处，应用直接免疫荧光法可查得一条1δG和（或）C_3，呈颗粒状沉着的黄绿色荧光带。见于本病70%以上患者。

〔其他〕

类风湿因子（RF）及冷球蛋白试验可于病变活动者呈阳性，但与肾脏受累呈反相关。1L－2受体水平下降可能与病情活动一致，也与病理改变的活动性一致。

4　诊断与鉴别诊断

〔**诊断依据**〕

（1）1982 年美国风湿病学会修订的系统性红斑狼疮诊断标准

①蝶形皮疹：即固定性颧部红斑；

②盘状红斑：红色隆起斑片，表面附有角化性鳞屑及角质栓，陈旧损害可见萎缩性瘢痕；

③光过敏红斑；

④口腔溃疡；

⑤关节炎：非糜烂性关节炎，特征为关节触痛、肿胀或积液；

⑥浆膜炎：胸膜炎、心包炎；

⑦肾损害：蛋白尿 >0.5g/d，或细胞管型；

⑧神经系统病变：癫痫、精神病；

⑨血液学异常：溶血性贫血；或白细胞减少；或淋巴细胞减少；或血小板减少。

⑩免疫学异常：狼疮细胞阳性，或抗 dsDNA 抗体滴定度升高，或抗 sm 抗体阳性，或梅毒血清试验假阳性。

⑪抗核抗体阳性。

患者具备上述 11 项中任何 4 项或 4 项以上，即可诊断为系统性红斑狼疮。其诊断的敏感性及特异性均为 96% 左右。

国内系统性红斑狼疮诊断标准是在美国修订的 11 项标准的基础上，加入狼疮带试验阳性和补体 C_3 低于正常两个条件，13 项中符合 4 项者即可确诊。其敏感性为 97.5%，特异性为 93.6%。

（2）狼疮性肾炎的诊断条件

在符合系统性红斑狼疮诊断标准的基础上，符合下列条件之一者：

①肾活检示世界卫生组织（WHO）Ⅱb、局部增生成弥漫增生性肾炎、膜性肾病；

②1 年后肌酐清除率下降 30%；

③24 小时尿蛋白定量 >1g；

④持续性血尿，且尿红细胞 >5 个/HP。

〔鉴别诊断〕

由于本病临床表现复杂，不典型的病例误诊率较高，国内报道约 30%。临床上必须与原发性肾小球疾病、慢性活动性肝炎、痛风、感染性心内膜炎、特发性血小板减少性紫癜、混合性结缔组织病等相鉴别。

狼疮性肾炎临床表现

（1）轻型：仅轻度下肢浮肿，尿蛋白 <（+ +），可伴镜下血尿，肾衰竭；

（2）肾病综合征型：高度水肿，大量蛋白尿，低蛋白血症。血胆固醇不升高，可与原发性肾病区别。可有高血压，镜下血尿，肾衰竭；

（3）慢性肾炎型：水肿、高血压、蛋白尿、尿常规见红、白细胞及管型，肾功能损害；

（4）慢性肾衰竭型：高血压、贫血、氮质血症、肾功能持续性逐渐减退直至尿毒症；

（5）急性肾衰竭型：肾功能快速减退，肌酐、尿素氮短期内升高明显；

（6）急性肾炎型：蛋白尿、血尿、少尿、水肿、高血压及一过性氮质血症；

（7）小管间质损伤型：以近端小管损伤多见，完全或不完全性肾小管性酸中毒，尿浓缩功能不全，常与其他类型合并存在。

狼疮性肾炎活动期的指标：

（1）明显血尿；

（2）肾功能急性进行性减退；

（3）抗 dsDNA 滴度进行性升高或 C_3 进行性降低，通常我们检测 1gG 抗 dsDNA 抗体，近年来发现 1gM 抗体 dsDNA 抗体，此类抗体阳性多伴有肾脏损害；

（4）坏死性血管炎表现；

（5）活检见肾脏活动性病理表现。

5 病因病机

狼疮性肾炎的发生，多由于先天禀赋不足，或因七情内伤，劳累过度，或因房事失节，以致阴阳气血失于平衡，气血运行不畅，气滞血瘀，经络阻隔为本病的内因。另外多数患者与曝晒强烈日光有关，而且病后若日光照射则症状加重，所以外受热毒是本病的条件；热毒入里燔灼阴血，瘀阻经脉，伤于脏腑，蚀于筋骨则可以发病。

热伤血络，血热外溢，凝于肌肤则见皮肤红斑；毒热凝滞，阻隔经络则关节疼痛；毒热内攻脏腑则五脏六腑均可以受累。毒邪攻心则见心悸、烦躁，甚或神智恍惚；毒热伤肝灼阴耗血，肝脾失和则见纳呆、少食、胸闷、胁痛、腹胀、乏力等症；热耗肾阴，真阴亏损，则见低烧、颧红、五心烦热、盗汗、腰酸腿痛、发脱齿摇、耳目失聪，严重时肾阳式微以致阳虚水泛，则见周身水肿，尿少等症；毒红炽盛则见高烧，烦渴，甚则神昏谵语；热伤阴血则阴血虚亏。总之阴阳失衡，气血失和，经络受阻，再加上热泪盈眶为患，症情交错，所以有时可出现上实下虚，上热下寒，水火不济，阴阳失调的复杂症象。

狼疮性肾炎的病因病机，总的来说，机体机能失调的基本状态主要是阴阳、气血失和，气滞血瘀，经络阻隔是为本；临床症象以体质极度衰弱，精神萎靡，食少纳呆，失眠、健忘、脱发、皮肤发生红斑（或无），月经失调，关节痛，有时伴有低烧，血沉快，白细胞计数减低，脉沉细数为主，但由于外邪毒热的影响，在整个病程中又会相继或反复出现，整个或某脏腑的毒热现象是为标；临床症象以持续性高热，肝、肾功能障碍，心电图异常等。

6　辨证论治

在治疗法则上，以益气阴，调气血，活血化瘀通络治其本，清热解毒，补肝肾，养心安神，治其标，根据病人不同阶段和不同特点，标本兼治，扶正与祛邪兼顾。

〔辨证求因〕

(1) 毒热炽盛

主证：高热或高烧持续不退，面部或其他部位皮肤出现红斑或出血斑，口渴思凉饮，烦躁不眠，全身无力，关节疼痛，吐血，衄血，便血，神昏，谵语，抽搐，口舌生疮，小便短赤，大便干结，舌质红或紫暗，苔黄干或黄腻，脉洪数或弦数。

辨证：热毒炽盛，阳明腑实，则高热或高烧持续不退；热毒壅滞，经络阻隔则面部及其他部位皮肤出现红斑，热盛动血则出现血斑；热毒入血，血见热则妄行，故吐血、衄血、便血、热盛耗津，则口渴思凉饮，小便黄赤短少，大便干结；热伤神明，则烦躁不眠，甚则神昏谵语；热毒上壅则口舌生疮；热伤筋脉则抽搐，经脉郁滞则关节疼痛；舌质红或紫暗，苔黄，脉洪数均为热毒炽盛而有所瘀滞的征象。

求因：热毒炽盛，血热妄行。

(2) 肝肾阴虚

主证：两目干涩，五心烦热，长期低烧，咽干口燥，发脱齿摇，颧红盗汗，头晕耳鸣，尿赤便结，关节痛，足跟疼，腰痛，舌红少苔或无苔光剥，脉细数，或见芤脉。

辨证：肝为血脏，肾为水脏，肝肾津血不足，目不得养，则两目干涩；阴虚内热，则五心烦热或低烧长期不退；津血暗耗，则发脱齿摇、咽干口燥、颧红盗汗、尿赤便结；肝肾阴虚，虚热上升，则头晕耳鸣，下焦津亏，筋骨腰膝失养，经脉阻隔，则关节痛、足跟痛、腰痛；舌光红无苔，脉细数，均为肝肾阴虚、津血耗损之征象。

求因：肝肾阴虚，津血耗损。

（3）气阴两虚

主证：倦怠乏力，低热盗汗，少气懒言，大便先干后稀，五心烦热，口燥咽干而饮水不多，手足心热，恶风易感冒，舌红少津，脉细或结代。

辨证：脾气虚而肾阴亦虚，气虚乏力，阴虚少津，故倦怠乏力，低热盗汗，少气懒言；脾气不足健运失司，肾阴不足热则耗津，故大便先干后稀，口燥咽干而不多饮，五心烦热，虚则易招外邪，故恶风易感冒；气阴两虚，水火不济，则舌红少津，脉细而结，出现心律不齐。

求因：脾肾同病，气阴两虚。

（4）脾肾阳虚

主证：面色苍白，面目四肢浮肿，畏寒肢冷，胸腹胀满，神疲乏力，胸满气促，腰膝酸软，纳少便溏，小便不利或清长，舌淡胖有齿痕，苔白，脉沉细弱。

辨证：阳虚脾失健运，精微不得转输，则面色苍白；阳虚水泛，水溢面目四肢，故面浮肢肿；阳虚生内寒，寒则胀满，气机不利，畏寒四肢不温；阳虚膀胱气化不利，故小便不利或清长；阳虚脾寒，运化不利故纳少便糖；脾主四肢，腰为肾之府，故阳虚腰膝酸软；胸阳不振，大气不充，气机升降失调，故胸满气促，动则喘甚。舌淡胖苔白脉沉细弱，均为脾肾阳虚之征象。

求因：脾肾阳虚，气化失常。

〔**审因论治**〕

(1) 热毒炽盛，血热妄行

治法：清热解毒，凉血化瘀。

代表方剂：清瘟败毒饮合五味消毒饮加减。

原方药味：

清瘟败毒饮（《疫疹一得》）：生石膏、生地、水牛角、川黄连、栀子、桔梗、黄芩、知母、赤芍、玄参、连翘、甘草、丹皮、鲜竹叶。

五味消毒饮（《医宗金鉴》）：金银花、野菊花、蒲公英、紫花地丁、紫背天葵。

临床处方：知母 15g、生石膏 30g、生地黄 30g、丹皮 10g、赤芍 15g、玄参 15g、水牛角 180g、栀子 10g、金银花 30g、连翘 15g、蒲公英 15g、紫花地丁 10g、紫背天葵 10g、白茅根 30g、益母草 30g、半枝莲 15g、黄柏 15g、石斛 30g、生玳瑁 15g。若高热不退，加羚羊粉 6g 或犀角粉 6g 冲服；低烧持续不退者，可加地骨皮 30g、银柴胡 30g；邪热盛者加秦艽 15g、乌梢蛇 10g；毒热下注小便淋漓者可加海金砂 15g、车前子 15g；血尿明显者加大小蓟各 30g 等。

水煎服，每日 1 剂，早晚各服 1 次。

参考意见：本证多见于系统性红斑狼疮活动期，此类病人死亡率较高，法宜清热解毒，凉血护阴，可选用赵炳南经验方：生玳瑁 6 ~ 12g、生地 30 ~ 60g、金银花炭 15 ~ 30g、白茅根 30g、丹皮 9g、花粉 15g、元参 15 ~ 30g、黄柏 15g、知母 9g、石斛 15 ~ 30g。若毒热盛者加大黄、黄连、漏芦；高热不退时可用羚羊粉 6g 或犀角粉 6g 冲服；低热不退时可用地骨皮、银柴胡；邪热盛者加秦艽、乌梢蛇；毒热下注小便淋漓者可加海金沙、车前子（《赵炳南临床经验集·经验方及常用方》）。

（2）肝肾阴虚，津血耗损。

治法：滋补肝肾。

代表方剂：六味地黄汤合二至丸加减。

原方药味：

六味地黄汤（《小儿药证直诀》）：熟地黄、山萸肉、山药、泽泻、丹皮、茯苓。

二至丸（《扶寿精方》）：女贞子、墨旱莲。

临床处方：生地黄 15g、山萸肉 12g、山药 15g、泽泻 10g、丹皮 10g、茯苓 10g、知母 15g、黄柏 12g、女贞子 15g、墨旱莲 15g、益母草 15g。若阴虚火旺者加龟板、鳖甲、麦冬；兼高血压者，多为肝肾阴虚，肝阳上亢者，加夏枯草、白蒺藜、石决明、生龙骨、生牡蛎、川牛膝以滋阴平肝潜阳；关节疼痛者，加独活、桑寄生、杜仲、牛膝、忍冬藤等，或加用乌梢蛇、白花蛇、蜈蚣等虫类药以搜剔通络；如有少气懒言，神疲体倦者，可加用黄芪、太子参以补气。

水煎服，每日 1 剂，早晚各服 1 次。

参考意见：系统性红斑狼疮的中医辨证，大部分属肝肾阴虚，热毒亢盛，而阴虚与热毒又互为因果。而狼疮性肾炎的临床表现亦与之相关。滋补肝肾之方药亦可选用左归丸加减，时振声教授临证则用归芍地黄汤加益母草、白茅根。

（4）脾肾阳虚，水液泛滥

治法：温补脾肾，淡渗利水解毒。

代表方剂：真武汤合实脾饮加减。

原方药味：

真武汤（《万病回春》）：苍术、白术、厚朴、茯苓、猪苓、泽泻、香附、砂仁、枳壳、陈皮、木香、大腹皮。

临床处方：炮附子 10g、茯苓 6g、白术 6g、苍术 6g、白芍 6g、猪苓 6g、泽泻 6g、香附 9g、砂仁 6g、大腹皮 6g、生姜 10g。

若水肿明显者加车前子、益母草、通草，以利水消肿活血解毒。

水煎服，每日1剂，早晚各服1次。

参考意见：本证是系统性红斑狼疮侵及肾脏发生狼疮性肾炎或狼疮性肾病综合征的常见类型。若临床表现脾气虚损明显者，可选用补中益气汤或异功散加菟丝子、金樱子、补骨脂等；肾气虚损明显者，可用五子衍宗丸加太子参、黄芪；如脾虚水肿者，宜健脾利水，可选用防己茯苓汤，或用春泽汤；如挟有瘀血，可佐以活血化瘀，用当归芍药散加牛膝、车前子。若脾肾阳虚，畏寒肢冷，水肿严重，偏于脾阳虚者可以着重温脾，温脾宜用实脾饮；偏于肾阳虚者可以着重温肾，温肾宜选真武汤加牛膝、车前子。如阳虚水肿挟有瘀血者，宜温阳利水，佐以活血化瘀，方用当归芍药散加附子、肉桂、牛膝、车前子。

7　其他疗法

〔**食疗良方**〕

方1　赤小豆冬瓜炖乌鱼

组成：鲜乌鱼1条（重约500g）、冬瓜连皮500g、赤小豆60g、大蒜头3枚。

功能：健脾利水消肿。

主治：水肿消退后调养。

用法：清水适量，小火慢煨至酥烂。每日服食2次，不加盐。

方2　太子羊肉羹

组成：太子参30g、何首乌15g、龙眼肉20g、羊肉500g。

功能：补气养血。

主治：肾炎贫血患者。

用法：羊肉切成丁。将太子参、何首乌、龙眼肉洗净，放入洁净纱布袋内，扎好。放入葱白、姜、绍酒、盐等调料适理，置砂锅内，先用大火烧沸后，撇去浮沫，再以小火煨 2～3 小时，将羊肉煮至熟烂，捞去药包及葱姜，加入味精少许，即可食用。

〔**民间验方**〕

方 1　黄芪三皮汤

组成：黄芪 30g、冬瓜皮 30g、茯苓皮 30g、生姜皮 10g、大枣 5 枚。

功能：益气健脾，利水消肿。

主治：证属脾肾阳虚，水湿泛滥者。

用法：水煎服，每日 2 次，早晚各 1 次，每日 1 剂。

方 2　帕腊饮（傣族方）

组成：帕腊（臭菜）30g。

功能：清热解毒。

主治：湿热壅盛，尿蛋白不消者。

用法：取臭菜 30g 切碎，开水泡服。每日 1 剂。

方 3　菊花茶

组成：杭菊 50g，枸杞子（适量）。

功能：平肝清热。

主治：高血压属肝阳上亢者。

方 4　马鞭止血汤

组成：马鞭草 30～60g、生地榆 30g、红枣 5 枚。

功能：清热利湿，凉血止血。

主治：以血尿为主者。

用法：水煎服。

〔**中成药**〕

方 1　百令胶囊

适应症：狼疮性肾炎有正虚征象者。

用法：每次 5 粒，每日 3 次，饭后服。

方2　六味地黄丸

用法：蜜丸，每服1丸，日2次；小丸，每次6~9g，每日2次。

8　当代名家经验

〔名家论萃〕

陈以平说：

陈教授认为本病的辨证特点是本虚标实，因而治疗本病须注意扶正与祛邪兼顾。

狼疮性肾炎急性发作期应以西药治疗为主，可配合清热解毒、活血化瘀之中药。

缓解期以中药治疗为主。

本病辨证特点是本虚标实。病因主要是阳邪、热邪、火毒之邪的侵袭，导致体内阴阳平衡失调，气血运行不畅，瘀凝脉络，热毒燔灼，从而耗血动血，迫血外溢。若热邪、火毒之邪久留不去，进一步损伤阴液，累及脏腑筋骨，逐渐出现本虚标实之象。因而治疗本病必须注意扶正与祛邪兼顾，在热毒炽盛时期，固然以祛邪为要，但亦需顾及正气，可酌加益气护阴之品。在病情缓解后，大多出现气阴两虚之证候，宜调整阴阳，补益气血，但亦不应忽视祛邪。

护阴为要。热邪最易伤阴，故本病治疗中须处处以护阴为要。热邪不燥胃阴，必耗肾液。故在发病初期或疾病过程中常有高热或低热，颇与温病辨证相符。本病在出现肾脏损害时，辨证属肾阴亏损者居多，即使有阳虚症状，亦是阴阳寒热夹杂，宜选用淫羊藿、菟丝子等温阳之品，非必要时不应运用辛燥之品。

章永红认为：

章氏认为狼疮性肾炎病程长，变化多，难以根治，故应标本兼顾，长期图治。扶正应以护阴为要，因热毒之邪，最易耗伤津液，阴虚体质易感热毒之邪。阴虚是本病正气不足的主要表现方面。祛邪以“毒”“瘀”二字为要，热毒是诱发狼疮活动，加剧病情发展的因素，瘀滞常是本病顽固不愈的内在原因之一。故临床拟养阴解毒及养阴通络二法，以阻断狼疮肾炎的主要病理机转。使正气复、邪气尽，阴阳调和而病愈。

吴圣农认为狼疮性肾炎以肾阴亏虚为病之本，邪毒亢盛为病之标。

〔**名医验方**〕

赵炳南经验方

方1　清热解毒，凉血护阴

生玳瑁6~12g、干生地30~60g、金银花炭15~30g、白茅根30g、丹皮9g、花粉15g、元参15~30g、黄柏15g、知母9g、石斛15~30g。

加减：毒热盛者加大黄、黄连、漏芦；高烧不退时可用羚羊粉6g或犀角粉6g服；低烧持续不退时可加地骨皮、银柴胡；邪热盛者加秦艽、乌梢蛇；毒热下注小便淋漓者可加海金砂、车前子。

方2　养阴补血，凉血解毒

南北沙参15~30g、石斛15~30g、元参15~30g、丹参6~15g、玉竹9~15g、党参9~15g、生黄芪9~30g、当归9~15g、乌梢蛇9g、赤白芍9~15g、秦艽9g。

加减：脾虚明显时加白术、茯苓、陈皮；热毒盛者加漏芦、金银花炭；胸闷气憋者加石莲子、荷梗；心慌失眠者加紫石英、石莲子、茯神；头晕明显者加茺蔚子、钩藤、川芎、菊花。

方3　养阴清热解毒，益气安神

紫石英30g、石莲子9g、白人参9g、南北沙参30g、黄芪15~30g、当归9g、秦艽15g、乌蛇9g、川连6g、远志9g、丹参15g、合欢花9g。

加减：脾虚明显者加党参、白术；胸闷气郁者加厚朴、苏梗；阴虚明显者加玉竹、黄精、冬虫夏草。

方4　滋阴补肾，活血解毒

枸杞子9g、女贞子15g、川连9g、生黄芪15～30g、黄柏9g、白芍15g、党参9g、山萸肉9g、乌梢蛇9g、秦艽9g、丹参9g、南北沙参30g。

加减：下焦湿热明显者加车前子、萆薢、瞿麦；腰脊疼痛者加菟丝子、川断；关节肿痛者加徐长卿、刘寄奴、伸筋草、松节、鸡血藤。

方5　滋阴凉血解毒，活血化瘀通络

女贞子30g、玉竹9g、黄芪15g、丹参15g、丹皮9g、党参15g、秦艽15g、乌梢蛇9g、漏芦9g、赤白芍各15g、川连6g、元胡9g。

加减：血瘀明显者加鬼箭羽、三棱、莪术、川军；腹胀胁痛明显者加厚朴、陈皮、香附；气虚毒热未清者重用黄芪、乌蛇、秦艽；血热红斑明显者加凌霄花、鸡冠花、玫瑰花。

名医赵炳南通过多年来的摸索和临床筛选，他认为用《证治准绳》中的秦艽丸方加减进行治疗，还是比较有效的，是治疗本病的基本方。常用的药物如生芪、党参、秦艽、黄连、漏芦、乌梢蛇、鸡血藤、丹参等、也是用以巩固疗效的常用药。但是还要根据不同阶段的具体情况，辨证施治。

赵绍琴经验方：荆防苏丹汤

荆芥10g、防风6g、白术6g、苏叶10g、丹参10g、茜草10g、茅芦根各10g、小蓟10g、焦三仙各10g、大黄15g。

用法：水煎服。

功效：凉血清热，活血通络。

主治：狼疮性肾炎。

章永红经验方：治狼疮性肾炎方

（1）养阴解毒方

组成：生黄芪 20g、桑寄生 20g、怀牛膝 15g、女贞子 15g、墨旱莲 15g、何首乌 15g、车前子 20g、全蝎 3g、雷公藤 15g（先煎 5 分钟）、土茯苓 30g、益母草 15g、鸡血藤 15g、生甘草 5g。

功效：养阴解毒。

（2）养阴通络方

组成：何首乌 15g、生熟地各 12g、玄参 20g、丹皮 10g、丹参 15g、女贞子 15g、墨旱莲 15g、红花 3g、赤芍 10g、荠菜花 30g、秦艽 15g、虎杖 10g。

功效：养阴通络。

用法：（1）、（2）两方均水煎服。

主治：狼疮性肾炎。

9 医案举例

赵炳南医案：

案 1　狼疮肾炎肾变期脾肾两虚

宋某，女，32 岁，病历号：877808，1972 年 9 月 7 日外院会诊。

患者于 1965 年 2 月顺产一男婴，产后七天自觉手指关节痛，以后周身关节痛。5 月份开始腹泻，伴有肝区痛，当时检查肝功：转氨酶 200 单位，麝香草酚浊度试验 20 单位，经保肝等治疗无效，1966 年开始经常低烧。于 1967 年面部出现蝴蝶斑，曾诊断“盘状红斑性狼疮”经激素治疗后缓解。1968 年 3 月开始发烧不退，持续 38℃左右，手指末梢关节痛，血中查出“红斑狼疮细胞”经大量“激素”治疗后缓解。1971 年 2 月因再次妊娠，病情加重，人工流产后，经治疗缓解。于 1972 年 1 月开始腰疼，全身浮肿，诊断“系统性红斑狼疮合并尿毒症”。后住某医院治疗，当时检查血沉 70 毫米/1 小时，尿蛋白（+ + +），红细胞 20 ~ 25 个/高倍镜，白细胞 0 ~ 3 个/高倍镜，二氧化碳结合力 34.4 容积，血中非蛋白氨 59 毫克%，胆固醇 490 毫克%。周身水肿，腹围 98 厘米，血压 200/150 毫米汞柱，血中红斑狼疮细胞大量，诊断为“系统性红斑狼疮”、“肾炎”、“肾变期”，经大量“激素”、“消炎痛”、“环磷酰胺”等药治疗。

西医诊断：系统性红斑狼疮，狼疮肾炎肾变期。

脉象：沉弦细稍数。

舌象：苔薄白，舌质稍红。

中医辨证：肾阴亏损，脾肾两虚。

立法：滋阴益肾，健脾利水，解毒。

方药：

白人参 6g、茯苓 12g、枸杞子 12g、生苡米 30g、生黄芪 30g、车前子（包）15g、白术 12g、抽葫芦 9g、乌梢蛇 6g、秦艽 9g、漏芦 12g、仙人头 9g、防己 12g。

9 月 20 日上方服 10 剂后，病情有所好转，按前法加减：秦艽 15g、乌梢蛇 6g、漏芦 9g、川黄连 6g、鸡血藤 30g、首乌藤 30g、红人参 6g、黄芪 30g、赭实子 9g、枸杞子 9g、车前子 30g、泽泻 30g。

10 月 3 日，上方又服 10 剂，水肿大消，病情有所好转，再按前方加减：乌梢蛇 6g、秦艽 15g、漏芦 9g、黄连 9g、黄芪 30g、白人参 6g、佛手参 9g、党参 15g、黄精 15g、冬虫夏草 9g、鹿含草 6g、厚朴 6g、苡米 3g。

10 月 15 日，上方又服 10 剂。以后，按前几方加减使用过沙苑子、菟丝子、山萸肉、补骨脂、党参、紫河车、芍药总共服中药 112 剂，病情缓解。血压 140/90 毫米汞柱，化验检查：尿蛋白（+）、二氧碳结合力 40.5 容积%、胆固醇 225 毫克%，血中红斑狼疮细胞仍有少量，血沉 20 毫米/1 小时，1973 年 1 月 10 日出院。出院时血沉 35 毫米/1 小时，血红蛋白 10.5 克，血小板 15 万，白细胞计数 7，500/立方毫米，激素仅用维持量，门诊观察。1974 年 3 月继续通信治疗，病情稳定。

案 2　狼疮性肝炎狼疮肾炎

证系邪热犯肝肾，气滞血瘀

肖某，女，29 岁，病历号：877703，初诊日期 1972 年 5 月 10 日。

患者于 1968 年开始面部发现红斑，手足发凉，肝大三阳，曾在某医院检查，血查到红斑狼疮细胞，诊断为“狼疮性肝炎”，先后住过 4 次院，于 1972 年 5 月来我院门诊治疗。当时主要表现为疲倦乏力，头晕，关节疼，肝区疼，低烧，月经不调，经化验查血沉 84 毫米/1 小时，白细胞计数 4，600/立方毫米，麝香草酚浊度试验 19 单位，转氨酶 200 单位。尿蛋白（++），有管型，红细胞 30~40/高倍镜。

西医诊断：系统性红斑狼疮、狼疮性肝炎、狼疮性肾炎。

脉象：沉细缓。

舌象：无苔，舌质正常。

中医诊断：邪热犯肝肾，气滞血瘀。

立法：活血化瘀，舒肝益肾。

方药：

秦艽 15g、乌梢蛇 6g、生黄芪 30g、黄精 15g、玉竹 15g、大黄 6g、党参 30g、女贞子 30g、漏芦 9g、黄连 6g、白蔻 6g、丹参 15g。

同时服强的松 20 毫克/日。

5 月 29 日上方连服 7 剂，复诊时肝区疼好转，自汗，心烦，关节疼，脉沉细缓，舌苔白腻。再以上法加减。

乌梢蛇 6g、漏芦 6g、黄连 6g、丹参 15g、丹皮 9g、香附 6g、元胡 9g、黄精 9g、玉竹 9g、沉香 3g、荷梗 9g、厚朴 6g。

再服 7 剂，服药后肝区不疼，关节仍疼，脉急细软，舌质微红，苔白腻，再以上方加减：

乌蛇 9g、秦艽 30g、漏芦 9g、黄连 6g、丹参 15g、徐长卿 9g、刘寄奴 9g、生黄芪 30g、黄精 15g、玉竹 12g、元胡 9g、川续断 15g。

至 11 月 1 日共连服药 42 剂后，情况稳定，精神好转，食纳差，复查麝香草酚浊度试验 9 单位，血沉毫米/1 小时。给以秦艽丸、黄精丸、地黄丸、人参鹿茸丸等交替服用，总共治六个半月，全身情况明显好转，每日仅服强的松 5 毫克，已恢复全日工作一个多月。1973 年 1 月 4 日自觉无不适，饮食睡眠均好，月经已正常，肝区不痛，化验检查：麝香草酚浊度试验 8 单位，血沉毫米/1 小时，转氨酶 100 单位，尿中蛋白（+），门诊继续观察。目前仍全日工作。

10 文献选录

《金匮要略》：

"阳毒之为病，面赤，斑如锦纹，咽喉痛，唾脓血"；"阴毒之为病，面目青，身痛如被杖，咽喉痛"。

《诸病源候论·热病斑疮候》：

夫病在表，或未发汗，或已发汗，吐下后表证未解，毒气不散，烦热而渴，渴而不能饮，表虚里实，故身体发斑如锦纹。

第八章　紫癜性肾炎

1　概　念

紫癜性肾炎是指由过敏性紫癜引发的肾小球疾病。其病因尚未完全清楚。临床必须有四肢远端、臀部及下腹部，呈对称性分布的出血性紫癜。约半数病例有游走性关节疼痛。部分有腹痛、黑便、恶心、呕吐。肾脏损害的特征为血尿，可伴有不同程度的蛋白尿、水肿和高血压。少数病人呈肾病综合征或急进性肾炎综合征，肾功能急剧减退。

根据紫癜性肾炎的临床表现，可归属于中医学“斑疹”、“瘀斑”等范畴。

2　临床表现

成人患者仅占5%，以6～13岁儿童为多见，男性多于女性，之比约为5∶1。

（1）肾外表现

①皮疹

典型的皮疹初起为散在的小荨麻疹，数小时内变成粉红色斑丘疹，颜色渐深，变为暗红，斑疹逐渐扩大，融合成片，压之不褪色，渐变为紫色、棕色而消退，不痛，偶有痒感。常分批出现，对称分布，好发于臀及四肢，尤以双下肢伸面更多见。一般1～2周内消退，不留痕迹，也可延迟数周至数月。常伴有其他皮肤过敏现象，如荨麻疹、红斑、血管性水肿、表皮坏死，溃疡，皮疹可反复出现。

②胃肠道症状

90% 小儿及 50% 成人有胃肠道表现，多为剧烈的腹部绞痛，以脐周和下腹为主，伴恶心、呕吐、呕血及便血，易误诊为急腹症，但通常无腹膜刺激征。儿童易并发肠套叠，有时可出现肠梗阻和肠穿孔。

③关节表现

50% 左右患者有非游走性多关节痛，以膝、踝、肘、腕、髋及手指关节常见。大多数在皮肤紫癜后发作，数天后消失，不遗留关节畸形。

④其他

不足 10% 的患者可出现头痛、精神症状、感觉异常、颅神经麻痹等。可有咯血、哮喘及呼吸困难。

（2）肾脏损害

可见于 22% ~60% 的患者，一般于紫癜后 4 ~ 8 周出现，少数为数月之后，个别也可在皮疹前或出疹 2 年后。常表现为孤立性血尿，蛋白尿多属轻微，亦可发生大量蛋白尿而表现为肾病综合征，少数病人因发生急进性肾炎综合征而出现肾功能在短期内急剧恶化。相当部分病人有高血压和水肿。

紫癜的肾脏损害常分为以下临床类型：

①无症状血尿和蛋白尿综合征，占 50%；

②急性肾炎综合征，占 30%；

③急进性肾炎综合征，在数周、数月内进展到尿毒症，较少见；

④肾病综合征，成人占 10%，儿童相对多见；

⑤慢性肾炎综合征。

3 实验室检查

（1）血常规、血小板计数，出、凝血时间往往正常；

（2）有血尿、蛋白尿；

（3）2/3 患者血沉增快；

（4）血清冷球蛋白阳性，活动期血中可检出免疫复合物，约 50% 病人在急性期血清 1gA、1gG 升高；少数 1gA 型类风湿因子阳性，补体通常正常，少数可出现抗心磷脂抗体阳性；

（5）皮肤活检或肾活检有助于诊断。

4 诊断与鉴别诊断

〔**诊断依据**〕

诊断的主要依据是典型的出血性皮疹和肾脏病变。典型病例诊断不难，可参照美国 1990 年分类标准：①可触性紫癜；②首次发病年龄 <20 岁；③急性弥漫性腹痛；④组织切片显示小静脉和小动脉周围有中性粒细胞浸润。4 项中符合 2 项或以上，可诊断为过敏性紫癜，敏感性 87. 1%，特异性达 87. 7%。非典型病例，尤其是紫癜尚未出现时，诊断较困难。

肾活检有利于本病的诊断，同时亦可为病情严重程度和预后的评估提供重要依据。

出现下列情况之一者应考虑肾穿刺：大量蛋白尿或肾病综合征、肾功能不全、持续性高血压、反复发作的紫癜伴持续性尿异常、未能确定肾脏是否受累。

〔**鉴别诊断**〕

（1）单纯皮肤紫癜需与其他引起紫癜的原因相鉴别，如原发性血小板减少性紫癜等。

（2）关节痛为主者应与风湿热和类风湿性关节炎鉴别。本病的关节痛为非游走性，无关节发红、发热现象，对水杨酸类药物反应差。

（3）腹痛为主者应与外科急腹症鉴别。本病腹痛虽剧，但位置不固定，压痛轻，无反跳痛及腹肌紧张，外周血白细胞升高不如急腹症明显。但本病并发肠套叠时也应及早识别。

(4) 肾肌损害为主者与原发1gA肾病等肾小球肾炎鉴别。

(5) 血管炎表现明显者，应与结节性多动脉炎、韦格纳肉芽肿、SLE（系统性红斑狼疮）等相鉴别。

5 病因病机

其病因多为感受四时不正之气，六淫之邪侵袭，伤及血络，血不循常道；或为某些药物、食物等过敏，或为植物花粉、虫蛀、寒冷刺激等引起。其病机可以认为病人常有血热内蕴，外感风邪或食物中有动风之品，风与热相互搏结，如灼伤血络，以致迫血妄行，外溢肌肤，内迫胃肠，甚则及肾，故有下肢皮肤紫癜，腹痛频作，甚则便血、尿血；如属虫咬后，局部红肿结疤，为虫毒浸淫所致，湿毒化热，阻于经络，气血循行不畅，迫血妄行，故可出现紫癜，甚则尿血；如寒邪外侵，内滞于血络，亦可发为紫癜，气不摄血而尿血；如蛋白丢失过多，亦可出肾病综合征的表现；如果血尿、蛋白尿长期持续存在，亦可伴有肾功能减退，最后导致慢性肾功能衰竭。

6 辨证论治

中医辨证论治，可按①风热搏结，②热盛迫血，③肝肾阴虚，④湿热内阻，⑤寒凝血滞，⑥脾气虚损等证型予以治疗。

紫癜性肾炎由于尿血较为突出，宜活血不宜止血，虽是镜下血尿亦然。《先醒斋医学广笔记》提出治血大法，第一为“宜行血不宜止血”，“行血则血循经络，不止自止，止之则血凝，血凝则发热恶食，病早痼矣。”唐容川《血证论》提出通治血证之大纲有四，其中以消瘀为第二法，认为“以去瘀为治血之要法”。即使由其他原因引起的出血，在治本的同时，也要注意适当配用化瘀之品，以防止血留瘀，变生他患。因此《中医世家经验辑要》指出，“时振声教授对紫癜性肾炎病人的治疗着重扶正化瘀，或寓止血于化瘀之中，常可收到较好的疗效。”

〔**辨证求因**〕

（1）风热搏结

主证：发热，微恶风寒，咽痛口渴，心烦，下肢紫癜，尿血，舌红，有瘀点，苔薄黄，脉浮数或弦数。

辨证：风邪外袭，热伤营卫，卫气奋起抗邪则发热微恶风寒；咽为肺之门户，热邪伤肺，故咽痛口渴；热邪耗津，心血损伤，故心烦；热伤经络，血热妄行，则皮肤出现紫癜而尿血，离经之血即为瘀血，故舌有瘀点之征象；舌红，苔薄黄，脉浮数或弦数均为风热搏结之征象。

求因：风热搏结，血热妄行。

（2）热盛迫血

主证：下肢可见大片紫癜，肉眼血尿明显，烦躁不安，口干喜凉饮，舌质红绛，苔黄，脉洪数。

辨证：热毒炽盛，灼伤血络，病情较重，故出血倾向亦重，下肢可见大片紫癜，肉眼血尿明显；热邪最易伤津耗液，故烦躁不安，口干喜凉饮；舌质红绛，苔黄，脉洪数，均为热盛迫血之征象。

求因：热盛迫血，瘀血阻络。

（3）肝肾阴虚

主证：下肢紫癜，尿血，手足心热，腰膝酸软，头晕耳鸣，口干喜饮，大便干结，视物昏蒙，咽燥，舌红少苔，脉细数。

辨证：阴虚内热，虚火灼络，血溢肌肤则出现紫癜，血随尿行则尿血；肝肾同源，心肾相济，肝肾阴虚，虚火内焚，故手足心热，头晕耳鸣，腰膝酸软；内热耗津伤液，故口干喜饮，大便干结；肝开窍于目，肾系咽喉，肝肾阴虚，目乏津血，咽干口燥，视物昏花；舌红少苔，脉细数，均为肝肾阴虚之征象。

求因：肝肾阴虚，血热血瘀。

（4）湿热内阻

主证：下肢紫癜，尿血，口苦口粘，口干不欲饮水，胸闷痞满，大便粘腻不爽，舌苔黄腻，脉濡数。

辨证：湿热阻滞络脉，迫血妄行，故见紫癜、尿血；湿为阴邪多粘滞，热为阳邪易伤津，故见口苦口粘，口干不欲饮水；湿热内阻，气机升降出入不畅，故感胸闷不舒，胸脘痞满不通；大便粘腻，舌苔黄腻，脉濡数，均为湿热内阻之征象。

求因：湿热内阻，迫血妄行。

（5）寒凝血滞

主证：可见畏寒肢冷，神疲乏力，语声低怯，口淡不渴，皮肤紫癜，或水肿明显，舌体胖大面润，脉迟涩无力。

辨证：素体阳虚，寒邪外侵，内滞血络而引起紫癜，寒则气化不行，水液外溢故见水肿；阳虚生内寒，肌肤骨骼不得温煦，故畏寒肢冷手足不温，阳虚脾肾不足，阴阳气血失调，则见神疲乏力，语声低怯，口淡不渴；舌体胖大而润，脉迟涩无力，均为寒凝血滞之征象。

求因：阳虚寒凝，血滞阻络。

（6）脾气虚损

主证：可见紫癜血斑或血尿，气短乏力，食少懒言，心悸头晕，面色萎黄，舌淡有齿痕，脉濡缓。

辨证：脾虚失统，气不摄血而血溢，故见紫癜血斑或尿血；脾虚失健，精微失布，则气短乏力，食少懒言，心悸头晕，面色萎黄；舌淡有齿痕脉濡缓，均为脾气虚损的征兆。

求因：脾虚失统，气不摄血。

〔**审因论治**〕

（1）风热搏结，血热妄行

治法：祛风清热，凉血散瘀。

代表方剂：银翘散加减。

原方药味：

银翘散（《温病条辨》）：连翘、银花、苦桔梗、薄荷、苇根、竹叶、甘草、芥穗、豆豉、牛蒡子。

临床处方：银花15g、连翘15g、竹叶9g、生地24g、麦冬10g、丹皮15g、藕9g、白茅根30g、生甘草6g。若腹痛便血加白芍、生地榆；尿血者加大小蓟、马鞭草、生侧柏。

水煎服，每日1剂，早晚各服1次。

参考意见：若皮肤斑疹，色泽鲜红，发热，咽痛，口干，大便出血，肉眼血尿者，临证可选用清营汤加减，以清热解毒，凉血消斑。药用水牛角30g、生地黄15g、玄参9g、竹叶心3g、麦冬15g、丹参6g、黄连6g、银花9g、连翘6g、丹皮15g、赤芍15g、紫草15g。

（2）热盛迫血，瘀血阻络。

治法：清热解毒，凉血散瘀。

代表方剂：犀角地黄汤加味。

原方药味：

犀角地黄汤（《备急千金要方》）：水牛角、生地黄、白芍、牡丹皮。

临床处方：水牛角30g、生地黄25g、白芍10g、丹皮15g、银花30g、连翘15g、玄参10g、茜草25g、白茅根30g、益母草30g。水煎服，每日1剂。

参考意见：热毒炽盛，病情较重，出血倾向亦重，紫癜成片，肉眼血尿亦明显。《血证论》说："凡血证总以去瘀为要"。临证亦可选用小柴胡汤加桃仁、丹皮、牛膝治之，或水牛角、白芍、甘草煎汤，送服水蛭粉4g；或失笑散加大黄、桃仁治之。

（3）肝肾阴虚，血热血瘀。

治法：滋养肝肾，凉血散瘀。

代表方剂：血府逐瘀汤加味。

原方药味：

血府逐瘀汤（《医林改错》）：桃仁、红花、当归、川芎、赤芍、生地黄、牛膝、桔梗、柴胡、枳壳、甘草。

临床处方：柴胡10g、枳壳10g、白芍10g、甘草10g、桃仁10g、红花10g、桔梗10g、牛膝15g、当归10g、川芎10g、生地15g、马鞭草30g、生侧柏15g、益母草30g、白茅根30g。如头痛头晕剧，欲呕，手足麻木者，加天麻15g、钩藤15g、龙骨30g、牡蛎30g，以平肝熄风；血尿明显者加旱莲草15g、茜草根15g，以清热止血。

水煎服，每日1剂，早晚各服1次。

参考意见：紫癜性肾炎之肝肾阴虚，虚火灼络亦可出现下肢紫癜及尿血，临证亦可选用知柏地黄汤加马鞭草、生侧柏、益母草、白茅根以凉血活血，滋补肝肾。

（4）湿热内阻，迫血妄行。

治法：清热利湿，活血化瘀。

代表方剂：三仁汤合二妙散加减。

原方药味：

三仁汤（《温病条辨》）：杏仁、白蔻仁、生薏苡仁、滑石、通草、厚朴、竹叶、半夏。

二妙散（《丹溪心法》）：黄柏、苍术。

临床处方：杏仁10g、白蔻仁12g、薏苡仁30g、厚朴15g、半夏10g、通草10g、滑石30g、竹叶10g、藿香10g、佩兰10g、苍术6g、黄柏10g、丹参15g、泽兰15g、马鞭草30g、生侧柏15g、赤芍15g、三七6g、牛膝10g。

水煎服，每日1剂，早晚各服1次。

参考意见：如有水肿，宜清热利水，佐以活血，临证宜选用大橘皮汤（《宣明论》）陈皮、木香、槟榔、茯苓、泽泻、白术、桂枝、滑石、甘草，加丹参、泽兰、牛膝、车前子等。

（5）阳虚寒凝，血滞阻络。

治法：温经散寒，活血化瘀。

代表方剂：当归四逆汤合桂枝茯苓丸加减。

原方药味：

当归四逆汤（《伤寒论》）：当归、桂枝、白芍、细辛、通草、甘草、大枣。

桂枝茯苓丸（《金匮要略》）：桂枝、茯苓、丹皮、桃仁、赤芍。

临床处方：当归15g、桂枝15g、白芍10g、细辛3g、通草6g、茯苓30g、丹皮10g、桃仁15g、赤芍30g。水煎服，每日1剂，早晚各服1次。

参考意见：素体阳虚，寒邪外侵，内滞血络，如水肿明显，可温阳利水，佐以活血，方选真武汤（《伤寒论》）合桂枝茯苓丸，或当归芍药散（《金匮要略》）加制附子、肉桂、川牛膝、车前子。

（6）脾虚失统，气不摄血。

治法：益气健脾，活血摄血。

代表方剂：归脾汤合桂枝茯苓丸。

原方药味：

归脾汤（《济生方》）：白术、茯神、黄芪、龙眼肉、酸枣仁、人参、木香、甘草、当归、远志。

临床处方：白术20g、茯苓20g、黄芪30g、太子参20g、当归10g、木香6g、龙眼肉10g、赤芍30g、丹皮6g、桂枝10g、益母草30g、牛膝10g。

水煎服，每日1剂，早晚各服1次。

参考意见：脾虚失统，气不摄血亦能血溢成斑，如兼阳虚，可选用附子理中汤；水肿明显者，可健脾利水，佐以活血，方选防己黄芪汤合防己茯苓汤，再加桂枝茯苓丸。紫癜性肾炎尿血较为突出，宜活血不宜止血，虽是镜下血尿亦然。前人经验："行血则血循经络，不止自止，止之则血凝，血凝则发热恶食，病曰痼矣。"(《先醒斋医学广笔记》)

7 其他疗法

〔食疗良方〕

方1 荠菜白茅根粥

功效：凉血散瘀止血。

主治：血尿明显者。

用法：将白茅根60g洗净水煎半小时后，去渣留汁，用茅根药汁煮鲜荠菜250g（或干品90g）、粳米100g，待米熟成粥食用，每日2次。

〔按语〕

《本草纲目》曰：荠菜与白茅根均有凉血止血的功能。

方2 山药补骨脂粥

组成：山药片60g（或鲜山药120g）、补骨脂9g、吴茱萸3g、粳米60g。

功能：温补脾肾，通阳利水。

主治：脾肾阳虚，水湿泛滥者。

用法：①将山药研细粉，补骨脂以小火炒至有爆裂声并有香味放出，研粗粉。②将补骨脂粉和吴茱萸一起放入锅内，加水500毫升，先以大火煮沸，再转用小火煎煮30分钟，过滤，取药液200毫升。③取以上药液与粳米一起煮成粥。粥将稠时加入山药粉，调匀，必要时可添加适量水，煮沸即可。如系新鲜山药可洗净，切小片，与粳米、药液同煮成粥。

服法：早、晚餐服食，每日服1剂，可常服。

方3　芪归鸡汤

组成：黄芪30g、当归10g、乌骨鸡（或土鸡）1只。

功能：益气补血。

主治：气虚血弱型贫血。

用法：鸡宰杀后，去毛及内脏，将洗净的芪归放入鸡腹内，加水适量，炖熟烂，取出黄芪及当归加入适量调味品，食鸡及鸡汤。

方4　当归生姜羊肉汤

组成：当归30g、生姜15g、羊内250g。

功能：温中补血止腹痛。

主治：贫血，腹寒痛。

用法：羊肉切块，放滚水中先洗一下，取出。当归、生姜用纱布包好，与羊肉一起放入炖锅内，加水适量，炖熟烂，或隔水蒸熟烂，加入适量调味品，即可食用。

〔**民间验方**〕

方1　琥珀止血汤

组成：琥珀末、灯悬草、薄荷各等量。

功能：化瘀止血。

主治：尿血不愈者。

〔**中成药**〕

失血奇效丸

功能：化瘀止血，清热凉血。

主治：紫癜性肾炎湿热内蕴出血明显者。

用法：口服，每次6g，日3次。小儿酌减。

云南白药

功能：活血散瘀止血。

主治：紫癜性肾炎。

用法：口服，胶囊每次0.25～0.5g，每日4次。

8　当代名家经验

〔名家论萃〕

时振声《中医世家经验辑要》论道：

中医文献中对皮肤出现紫色斑点，一般归属于“斑疹”门中，由于过敏性紫癜在病初常可由外感或过敏引起，故其病机可以认为是病人常有血热内蕴，外感风邪或食物中有动风之品，风与热相互搏结，如灼伤血络，以致迫血妄行，外溢肌肤，内迫胃肠，甚则及肾，故有下肢皮肤紫癜，腹痛频作，甚则便血，尿血；如属虫咬后，局部红肿结疤，为虫毒浸淫所致，湿毒化热，阻于经络，气血循环不畅，迫血妄行，故可出现紫癜，甚则尿血；如寒邪外侵，内滞于血络，亦可发为紫癜，气不摄血而尿血。中医辨证论治，可按①风热搏结、②热盛迫血、③肝肾阴虚、④湿热内阻、⑤寒凝血滞、⑥脾气虚损等证型予以治疗。

紫癜性肾炎由于尿血较为突出，宜活血不宜止血，虽是镜下血尿亦然。《先醒斋医学广笔记》提出治血大法，第一即为“宜行血不宜止血”，“行血则血循经络，不止自止；止之则血凝，血凝则发热泪盈眶恶食，病曰痼矣。”唐容川《血证论》提出通治血证之大纲有四，其中以消瘀为第二法，认为“以去瘀为治血之要法”。即使由其它原因引起的出血，在治本的同时，也要注意适当配用化瘀之品，以防止血留瘀，变生它患。因此，时振声教授对紫癜性肾炎病人的治疗着重扶正化瘀，或寓止血于化瘀之中，常可收到较好的疗效。

孔昭遐认为：

本病目前虽然可有“阳斑”、“阴斑”进行辩证，但与温病发斑又不尽相同。因此，单用清化方药治疗疗效欠佳时，孔氏认为须在清热凉血药中加入含有抗过敏作用的祛风药，如蝉蜕、防己、白蒺藜、地肤子等。而活血化瘀亦是重要治法之一。所谓

"瘀血不去，血不循经"，导致反复出血。；因此，选方施药寓止血于行血之中，使止血而不留瘀，祛瘀而不伤正。既有利于止血，又有助于止痛。紫癜经久不退或血尿持续迁延，属久病入络，当祛瘀活血为先，但不宜单用大剂量活血化瘀药，以免加重出血。选药当凉血化瘀与化瘀止血配伍为佳，采用理血与和血相互为用，缩短疗程，提高疗效。

孙郁芝论道：

活血化瘀是治疗紫癜性肾炎的基本治则，并应用于全部病程之中。又由于该病往往由某些感染而诱发，故祛邪中尤应重视清热解毒。清热解毒、活血化瘀药有控制感染、抑制免疫作用，两者伍用尤为适宜。中医认为热毒之邪易耗伤阴，多导致气阴两虚，故在扶正中多用益气健脾补肾之药，而温阳之品宜少用。

〔**名医验方**〕

赵炳南"常用成方"：化斑解毒汤（《医宗金鉴·外科心法要诀》）：黑元参 15g、肥知母 6g、生石膏 15g、青连翘 9g、干生地 12g、凌霄花 9g、生甘草 6g。

功用：清热解毒，活血化斑。

主治：紫癜。

脱敏消癜汤（冉雪峰，《当代名医临床秘诀》）

组成：艾叶 9g、乌梅 9g、阿胶（烊）9g、槐花米 9g、当归 9g、银花 9g、甘草 9g、生大黄 6～9g、猪苓 9g、泽泻 9g、车前子 9g。

用法：水煎服，日 1 剂，早晚分服。

功效：清热解毒，脱敏消癜，补血止血。

主治：紫癜性肾炎。

青紫汤（王鹏飞，《当代名医临床秘诀》）

组成：青黛 3g、紫草 9g、白及 9g、乳香 6g、泽兰 15g、泽泻 30g、益母草 15g、生山楂 15g、生山药 15g、凤尾草 10g、倒扣草 9g、生地 12g。

用法：水煎服，日 1 剂，早晚温服。

功效：清热凉血，滋肾护阴。

主治：紫癜性肾炎。

9 医案举例

时振声医案 紫癜性肾炎

辨证肺肾虚兼瘀热

李某，男，24 岁，未婚。患者于 1986 年 11 月突然发现双下肢有斑点状出血性皮疹，踝关节肿痛，但无腹痛，被北京某医院诊为“紫癜性肾炎”而住院。经治疗，皮肤紫癜消退，踝关节肿痛消失，惟尿蛋白始终波动在（+++~++++）之间。出院后经常感冒、咽痛，尿蛋白不消，用中西医治疗一年效果不显，遂来我院门诊求治。

初诊（1978 年 11 月 10 日）：患者腰酸，咽喉干痛，喜饮凉水，尿黄，大便干结，舌质暗红，苔薄黄，脉象弦细，切其肌肤无水肿，亦无紫癜。辨证为肺肾阴虚挟有瘀热，拟方养肺滋肾，兼以凉血化瘀，以麦味地黄汤加减。处方：麦冬 15g、五味子 10g、生地 15g、茯苓 15g、泽泻 15g、丹皮 10g、山药 12g、益母草 15g、白茅根 30g、桑寄生 15g、金樱子 30g、沙苑子 10g、枸杞 10g，30 剂。

二诊（1978 年 12 月 4 日）：腰酸有减，但感倦怠乏力，纳少，且咽喉干痛，口干喜凉饮，尿黄，大便干依然，舌质转红，苔薄白，脉弦细，复查尿常规：蛋白（+）。瘀热虽有退机，但病久肺肾波及脾土，主证转为脾肾气阴两虚，故改用参芪地黄汤加减以益气滋肾为治，处方：党参 15g、生黄芪 15g、生地 15g、山萸肉 10g、丹皮 10g、茯苓 15g、益母草 15g、泽泻 5g、砂仁 6g（后下）、白茅根 30g、桑寄生 15g，25 剂。

三诊（1987 年 12 月 29 日）：乏力，纳差等脾气虚之症已失，腰亦不痛，唯咽痛，大便干结，舌红，苔薄依然如故，脉细数。查尿蛋白（++）。此乃肺肾余热未清使然，拟方清肺滋肾兼以益气养阴，处方：淡竹叶 10g、生石膏 30g（先煎）、太子参 30g、麦冬 15g、生地 15g、女贞子 10g、旱莲草 10g、桑寄生 15g、益母草 15g、白茅根 30g。

半月后，口干咽痛等明显减轻，后加石斛 10g、天花粉 15g 以养胃生津。如此治疗 3 个月，连续 5 次化验尿常规均为阴性。

紫癜性肾炎的病机很复杂，尤其病程较长者，常呈正虚邪实的局面。本例的正虚为肺肾阴虚，气阳两虚，气阴两虚，标实主要是血瘀和热（毒）。纵览整个病程，肾阴虚与血瘀、热（毒）是本病的基本病理变化，前二诊以正虚为主，故以六味地黄丸滋补肾阴，由于初诊前患者经常咽痛，感冒，累及肺脏，肺阴一亏，必加重咽痛，故加麦冬、五味子以敛肺养阴；病久肺肾及脾，且滋阴之剂有碍脾气运化，出现纳少、乏力，而原来阴虚仍未纠正，便出现脾肾气阴两虚的情况，因而在继续补肾阴的同时，加党参、黄芪补益中气，考虑到炙黄芪有壅中之嫌，所以常用生黄芪。若气虚明显，可将生芪用量加至 30g。随着脾气虚症状的改善，尿蛋白仍未消失，诚与咽痛之宿疾有关，三诊时主要从清解肺肾余热入手，但毕竟气阴已虚，不用苦寒之品，而用甘寒之淡竹叶、生石膏，并辅以太子参、麦冬、生地益气养阴，更合以二至丸，俾有滋养肾阴之功，却无碍胃之弊。原发性紫癜为离经之血，属于瘀血的范畴，且病人有舌质暗红等血瘀证表现，凡是病程较长者，每有“久病入络”的病理改变，故每次处方中均用益母草、白茅根以活血凉血。

案 2　紫癜性肾炎辨证瘀血内阻，血不循经，瘀兼气滞，久而化热。

肖某，女，58 岁，门诊病例，发现糖尿病已 20 余年。近日查尿有蛋白而来诊。目前多饮、多食、多尿等症状不明显，但有疲乏感，腰痛，下肢微有水肿，畏寒而手足心热，口干饮水不多，大便尚调，小便黄，有泡沫，脉象弦细，舌质暗红，有齿痕。化验室检查示：血糖 138mg%，肌酐 1.0mg%，尿素氮 18mg%，尿检示：蛋白（++），尿糖（++），WBC：3~5 个 RBC：0~1 个，颗粒管型 0~1 个。证属气阴两虚兼挟瘀血、水湿，拟益气滋肾，佐以活血利水。处方：党参 15g、生黄芪 15g、生地 15g、山萸肉 10g、山药 10g、云茯苓 15g、丹皮 10g、泽泻 15g、杜仲 10g、桑寄生 15g、牛膝 10g、车前子 15g（包）、防己 15g、益母草 30g、白茅根 30g、石韦 30g。

上方服 2 周后，腰痛及下肢水肿均消失，全身乏力感大减，惟尿检蛋白仍为（++），尿糖（+）。仍有气阴两虚表现，原方去防己、杜仲加萆薢 30g。

上方又服 2 周，无明显症状，腰不痛，下肢亦无水肿，查尿蛋白（+），尿糖（+），镜检（-），仍按原方继服 1 个月。

服药二十余天，突然感冒，恶寒发热，体温 38.6℃，口苦口干，咽稍痛，无咳嗽，脉浮细数，舌质暗红，苔薄腻，本属气阴两虚，今外感风寒，拟扶正祛邪，小柴胡汤加减：柴胡 30g、黄芩 15g、太子参 30g、生甘草 6g、桔梗 6g、法半夏 6g、薄荷 6g、麦冬 15g、苏叶 10g。上方每日服用 2 剂，次日体温正常，感冒平复，为巩固疗效，此方又服 4 剂，每日 1 剂，尿检蛋白（+），尿糖（+），镜检（-）。

患者因感冒后尿蛋白又略增，自觉疲乏无力，腰痛腰酸，口干喜饮，大便偏干，尿黄而少，脉象弦细，舌质暗红，仍属气阴两虚，继服益气滋肾之剂。处方：党参 15g、生黄芪 15g、生地 15g、山药 10g、丹皮 10g、山萸肉 10g、茯苓 15g、泽泻 15g、石韦 30g、桑寄生 15g、丹参 30g、麦冬 15g、萆薢 30g、五味子 10g、金樱子 15g、芡实 10g。上方连服 2 个月，症状基本消失，尿蛋白（±）。仍以此方加减调治，尿蛋白转阴（以上见时振声《中医世家经验辑要》）。

10 文献选录

《内经·灵枢》

卒然多食饮则肠满，起居不节，用力过度，则络脉伤，阳络伤，则血外溢，血外溢则衄血。阴络伤，则血内溢，血内溢则后血。

《诸病源候论·血病诸候》：

心主于血，与小肠合，心火亢盛，热移于小肠，迫血下行而致尿血。

《圣济总录》：

此因风湿挟热邪，客在腠理，营卫壅滞，不得宣泄，蕴瘀皮肤，故令色紫。

《医学入门》：

内伤发斑，轻如蚊迹疹子者，多在手足，初起无头痛身热，乃胃虚火游于外。

《外科正宗》：

葡萄疫其患多生小儿，感受四时不正之气，郁于皮肤不散，结成大小青紫斑点，色若葡萄，发在遍体头面，……邪毒传胃，牙龈出血，久则伤人，斑消方退。

《景岳全书》：

凡治血证须知其要，而血动之由惟火惟气耳。故察火者，但察其有火无火，察气者，但察其气虚气实。知此四者，而得其所以，则治血之法无余义矣。

第九章　糖尿病肾病

1　概　念

糖尿病肾病，又称糖尿病性肾小球硬化症，是糖尿病严重的并发症之一。

糖尿病可由不同途径损害肾脏，这些损害可以累及肾脏所有的结构，从肾小球、肾血管直到肾间质。可以有不同的病理改变和临床意义，包括与糖尿病代谢异常有关的肾小球硬化症、小动脉性肾硬化，以及感染性的肾盂肾炎和肾乳头坏死。但其中只有肾小球硬化症与糖尿病有直接关系，故称“糖尿病肾病”，即糖尿病性肾小球硬化症，是糖尿病全身微血管合并症之一，其余的均非糖尿病所特有。糖尿病肾病也是糖尿病患者的主要死亡原因之一。

本病临床特征为蛋白尿、渐进性肾功能损害、高血压、水肿，晚期出现严重肾功能衰竭。据最新统计，我国目前约有5000万人正面临着糠尿病的威胁。在美国，糖尿病肾病占终末期肾功能衰竭的首位，为35%～38%。在我国糠尿病肾病约占终末期肾功能衰竭患者的5%，但有逐年增长的趋势，且我国人口基数大，糠尿病肾病发病的总人数并不低于其他发达国家。

由于糖尿病肾病最终发展为终末期肾功能衰竭，其患者主要依赖透析治疗，这不仅影响患者生活质量，也给家庭和社会带来沉重的经济负担。因此，加强糖尿病肾病的研究工作，研制一些有效措施尽可能延缓糖尿病肾病的进展已成为当今肾病和糠尿病学术界十分紧迫的课题。

本病可归属于中医学“肾消”、“水肿”、“关格”等范畴。

2 临床表现

本病的临床表现，分为糖尿病的临床表现与糖尿病性肾病临床表现。

糖尿病的典型病例有多饮、多尿、多食、消痕、水肿、皮肤瘙痒和其他器官的糖尿病微血管损害，如眼底病变、周围神经炎、动脉硬化、冠心病、白内障等症状。

糖尿病肾病临床分为5期。

Ⅰ期：这一期的特征是肾小球滤过率增高和肾体积增大。

糖尿病肾病初期，肾体积增大20%～40%，肾小球滤过率高达150%，能持续数年，是可逆的。

Ⅱ期：这一期的特征是肾小球结构损害。

表现为基膜增厚和系膜区基质增加，尿常规检查无蛋白尿，放射免疫技术可测出白蛋白排出率正常，或呈间歇性增高。

Ⅲ期：这一期的特征是糖尿病肾病早期，即糖尿病肾病最早的临床表现，尿白蛋白排出率持续高于20～200μg/min，或相当于30～300mg/24h。

Ⅳ期：即临床期糖尿病肾病。

这一时期的特征是大量白蛋白尿，尿蛋白的排出率 > 200μg/min，或持续尿蛋白每日 > 0.5g，为非选择性蛋白尿。临床糖尿病肾病的特点，不象其他肾脏病的蛋白尿，不因肾小球滤过率下降而减少。随着大量蛋白尿丢失可出现低蛋白血症和水肿，血压升高。这一期病人的肾小球滤过率开始下降，平均每月下降约1ml/min。

Ⅴ期：即肾功能衰竭期。

糖尿病肾病终末期肾功能衰竭可由肾病综合征发展而来，亦可直接由中度蛋白尿逐渐发展而来。糖尿病肾病一旦出现蛋白尿，则以不同的速度发展至氮质血症和尿毒症。肾小球滤过率不断下降，多＜10ml/min，血尿素氮和肌酐增高伴严重高血压、低蛋白血症、水肿及尿毒症症状。

3 实验室检查

首先检查有无糖尿病，而血糖测定是诊断的主要依据，如空腹血糖、餐后血糖测定；

二是微量白蛋白尿测定，而微量白蛋白尿是糖尿病肾病的最早和最敏感的指标。当测得尿白蛋白排泄量为20～200μg/min，其定义为微量白蛋白尿；

三是肾脏影象学可见到只有部分肾影缩小；

四是糖尿病性眼底改变，表明很可能已有肾小球病变。必要时作荧光眼底造影，可见微动脉瘤等糖尿病眼底变化；

五是肾活检，肾活检仅适用于糖尿病合并有肾脏病，但不能明确肾脏病是否由糖尿病引起者，这对于决定治疗有价值。

4 诊断依据

（1）糖尿病病人，如有10年以上的糖尿病史，应考虑糖尿病肾病；

（2）测量尿白蛋白定量20～200μg/min，是诊断早期糖尿病肾病的敏感指标。若出现蛋白尿，则为显性蛋白肾病期；

（3）必须作好本病的肾病综合征和本病并发原发性肾病综合征的鉴别诊断，因为两者在治疗上有根本的不同。

两者的鉴别诊断：

①糖尿病肾病肾病综合征常有10年以上的糖尿病史，而糖尿病并发原发性肾病综合征者则不一定；

②前者每同时有眼底改变，必要时作荧光眼底造影，可见微动脉瘤，后者则不一定有；

③前者每同时有慢性多发性神经炎、心肌炎、动脉硬化和冠

心病等，后者不一定有；

④前者尿检查通常无红细胞，后者可能有；

⑤前者每有水肿、高血压和氮质血症，后者不一定有。

（4）肾活检，对鉴别诊断有困难的肾病综合征，应作肾活检。

5 病因病机

糖尿病肾病的病因病机，古今认识略同。《诸病源候论》说饮食不节，“此人必数食甘美”；过服壮阳之品，“少时服乳石”则燥失办肾之津；房劳过度，“恣意过情”等，“致令肾气耗，下焦生热，热则肾燥，燥则渴”，随饮小便多。“小便利，则津液竭；津液竭，则经络涩；经络涩，则荣卫不行；荣卫不行，则热气留滞，故感痈疽”。《圣济总录》亦说“消渴病久，肾气受伤，肾主水，肾气虚衰，气化失常，开阖不利，水液内聚而肿。”故现代中医认为本病的病因病机，亦由于糖尿病日久，肾气受损固摄无权，气化失司，精微外泄，水湿内停，泛滥肌肤、四肢，甚则气损及阳，脏气渐衰，水湿浊毒内蕴，阻遏脏腑功能，弥漫三焦，导致关格、神昏、厥脱等危候。

本病的脏腑定位，是肺脾肾三脏，而以肾为主，但亦肾病及肝。病程初期以五脏阴虚为主，则出现阴虚内热，肝肾阴虚，气阴两虚等变化。中后期则津伤气耗，阴损及阳，以阴阳两虚或阳虚水泛出现水肿的症状为主，病程中多有瘀血、湿热、浊毒。就整体而言，本病为本虚标实，或虚实兼挟之证。

6 辨证论治

〔辨证求因〕

（1）燥热阴虚

主证：烦渴多饮，多食善饥，形体消瘦，舌边尖红，少苔，脉细数。

辨证：阴虚内热，津液耗竭，故烦渴多饮；内热消食，胃功能亢进，故多食易饥；食虽多，但水谷不能转化精微，脾失健运，不能输布精微，肢体失养，故形体消瘦；舌边尖红少苔，脉细数，均为阴虚燥热之征象。

求因：脾肾阴虚，燥热耗津。

（2）气阴亏损

主证：口干舌燥，烦渴多饮，消瘦乏力，尿频清长，尿浊且甜，腰膝酸软，舌瘦暗红，少苔，脉细数。

辨证：脾气不足的同时，肾阴枯燥，故口干舌燥，烦渴多饮，尿频清长；湿热内蕴，灼津耗液，浊毒内伏，精微不布，故消瘦乏力而尿浊，尿中血中多糖故有甜味；脾肾气阴两亏，腰膝失养故酸软无力；舌瘦暗红，少苔、脉细数，均为气阴亏损之征象。

求因：脾虚肾亏，气阴两虚。

（3）脾肾气（阳）虚

主证：小便频数或清长，浑浊如脂膏，面色苍白，腰膝酸软，或少尿，肢体浮肿，舌淡胖，苔白黄相间，脉细而滑。

辨证：脾肾气或阳虚，气属阳，气虚久则阳虚，气阳虚则下焦不温，脾肾固摄失调，故小便频数或清长，浊毒内蕴，气化失常，故尿浑浊如脂膏；脾不健运，肾失温煦，精微不得充养肌肤，故面色不华而苍白，腰膝亦酸软无力；气不化津，内热耗津故少尿，水液外溢则肢体浮肿；舌淡胖，苔白黄相间，脉细而滑均为脾肾气虚，水湿内停或湿热内蕴的征象。

求因：脾肾气（阳）虚，水湿内停。

（4）阳衰湿浊瘀阻

主证：神疲乏力，胸闷憋气，纳呆呕吐，头晕目眩，面色黧黑或苍白，小便少，浑浊如脂膏，甚至尿闭，腰膝酸软，浮肿，阳痿。舌质淡胖，苔黄腻，脉滑数。

辨证：由于肾元虚衰，浊毒内停，气血阴阳俱虚，痰瘀互结，气机不得升降，故神疲乏力，胸闷憋气；清气不升，浊气不降，故纳呆呕吐，头晕目眩，面色黧黑或苍白；膀胱失于气化，水湿浊毒停滞，氮质潴留，故小便少或尿闭，浑浊如脂膏；肾阳虚衰，肾元疲惫，则腰膝酸软，浮肿，阳痿。舌淡胖，苔黄腻，脉滑数，均为阳衰湿浊瘀阻之征象。

求因：阳衰湿浊瘀阻，气血阴阳俱虚。

〔**审因论治**〕

（1）脾肾阴虚，燥热耗津

治法：养阴清热润燥。

代表方剂：白虎加人参加味。

原方药味：

白虎加人参（《伤寒论》）：石膏、知母、甘草、粳米、人参。

临床处方：石膏30g、知母15g、太子参20g、沙参15g、麦冬12g、生地黄12g、玄参15g、玉竹12g、天花粉15g、桃仁10g、毛冬青15g、大黄6g。若口苦、大便干结者，大黄可用至10g，再加黄芩15g、厚朴12g，以增加清热解毒之力；胃纳差，舌苔厚腻者，加苍术12g、藿香12g、薏苡仁18g，以健脾除湿，芳香化浊。

水煎服，每日1剂，早晚各服1次。

参考意见：此型多见于糖尿病肾脏改变Ⅰ期，即功能亢进期，特征为肾脏增大和肾小球高滤过以及Ⅱ期即肾小球结构改变期，特征为小球基膜增厚和系膜区基质增加。

（2）脾虚肾亏，气阴两虚

治法：益气养阴

代表方剂：生脉散合六味地黄汤。

原方药味：

生脉散（《医学启源》）：人参、麦冬、五味子。

六味地黄汤（《小儿药证直诀》）：熟地黄、山萸肉、山药、泽泻、丹皮、茯苓。

临床处方：太子参18g、生地黄15g、山茱萸12g、山药15g、丹参15g、桃仁10g、黄精15g、金樱子15g、玄参15g、覆盆子15g。若乏力明显者，加黄芪15g，以加强益气之力；腰膝酸痛者，可加杜仲15g、桑寄生15g，以补肾壮腰；尿频表现突出者，加益智仁15g、乌药12g，以暖肾固精缩尿；口干甚者可加天花粉15g、葛根15g，以清热生津止渴。

水煎服，每日1剂。

参考意见：此型相当于早期糖尿病肾病期，即微量蛋白尿期。特征为尿微量白蛋白排泄率在20～200μg/min；也可见部分临床糖尿病肾病期的患者，其特征是持续出现蛋白尿，尿微量白蛋白排泄率>200μg/min。临床处方可选用生脉散合玉女煎加减，或选用生脉散合芡实合剂加减。

（3）脾肾气（阳）虚，水湿内停

治法：健脾肾渗湿。

代表方剂：金匮肾气丸加减。

原方药味：

金匮肾气丸（《金匮要略》）：熟地黄、山茱萸、山药、丹皮、泽泻、茯苓、附子、桂枝。

临床处方：熟附子12g、肉桂2g、山茱萸12g、山药15g、黄芪15g、白术15g、泽泻15g、茯苓15g、石韦15g、桃仁10g、益母草15g。若大便溏泄者，加炒扁豆15g、炒薏苡仁15g，以益气健脾止泻；失眠者，加柏子仁12g、炒枣仁15g，以养心安神；全身窜痛者，加鸡血藤30g、蜈蚣2条，以通络活血；胸痹者，加丹参18g、降香12g，以理气活血，通络止痛。

水煎服，每日1剂。

参考意见：此型多见于临床糖尿病肾病期，即持续蛋白尿期。其特征乃出现进行性的临床蛋白尿，尿白蛋白排泄率 >200μg/min，或尿蛋白 >0.5g/24h，水肿，高血压，肾小球滤过率下降（70～100ml/min），或出现肾病综合征。组织学上为肾小球硬化，甚至部分关闭。本证临床处方亦可选用右归丸（《景岳全书》）加减，或济生肾气丸（《济生方》）加减，以温补肾阳，填精益髓，利水消肿。

（4）阳衰湿浊瘀阻，气血阴阳俱虚

治法：滋肾助阳，降浊化瘀。

代表方剂：真武汤合二陈汤加减。

原方药味：真武汤（《伤寒论》）：炮附子、茯苓、白术、白芍、生姜。

二陈汤（《太平惠民和剂局方》）：橘红、半夏、白茯苓、甘草。

临床处方：熟附子12g、白术12g、茯苓20g、仙灵脾15g、陈皮6g、法半夏12g、大黄6g、桃仁10g、泽泻15g、何首乌15g、益母草15g、肉桂2g。

若肾气虚衰，阳不化气，水湿停聚，四肢肿甚，按之凹陷不起，心悸，眩晕者，加白术15g、生姜15g、以化气利水；若浊阴不降而见神倦神昏，嗜睡，恶心，甚至口中有尿味者，加枳实12g、石菖蒲10g，以理气止呕；若瘀象较甚，肌肤甲错，面色黧黑者，加大黄6g、红花6g、地龙12g、丹参15g，以活血化瘀；若见喘促，汗出，脉虚浮而散，上盛下虚，水邪射肺之证者，可加人参10g（另煎兑入）、蛤蚧1对、五味子15g，以补肾纳气；若少尿，加车前子15g、茯苓15g、益母草15g、大腹皮12g，以活血利尿；若呕吐不能食者，加鲜生姜15g、鸡内金15g、砂仁6g、法半夏10g，以开胃止呕；若皮肤瘙痒，可加地肤子12g、蝉蜕6g，祛风止痒；若肌酐、尿素氮增高者，可用中药灌肠治疗，以促进毒素排出。糖尿病肾病发展到本期，病情严重多变，常须配合西药降压、利尿、抗感染等。

水煎服，每日1剂。

参考意见：此型相当于糖尿病肾病终末期，即尿毒症期。其特征为水肿、高血压均趋恶化，尿蛋白较前减少，氮质潴留，肾小球滤过率呈持续下降趋势（<10ml/min，严重时为0ml/min）。此型最为险恶，由于肾元虚衰，浊毒内停，耗气伤血，使气血阴阳俱虚，痰瘀互结，水湿浊毒停滞，甚至凌心射肺，上犯清阳，蒙闭清窍。临证处方亦可选用大黄䗪虫丸合小半夏加茯苓汤（《金匮要略》）加减，或大黄䗪虫丸合二陈汤加减。必要时须进行血液透析或腹膜透析治疗。灌肠疗法时，可选用大黄灌肠方（《中国中医秘方大全》）：生大黄（后下）10g、煅牡蛎30g、蒲公英20g。煎液加温水600～800ml，行保留灌肠，保留时间10～20分钟，排便。每日1次。以病人每日排便3～4次为宜。

方中大黄等灌肠导泻后，粪氮量排出增加，可使血尿素氮、肌酐、血磷下降，尿浓缩功能改善；蒲公英清热解毒、抗菌消炎，助能促进肠蠕动，增强导泻；牡蛎具有促进凝血和收敛作用，与大黄合用能增助大黄止血和减少大黄副作用。北京协和医院已将此方制成冲剂，供病人长期使用。

7　其他疗法

〔**食疗良方**〕

方1　山药补骨脂粥

组成：山药片60g（或鲜山药120g）、补骨脂9g、吴茱萸3g、粳米60g。

功能：温补脾肾，通阳利水。

用法：①将上药洗净，烘干或晒干后备用。

②将山药研细粉；补骨脂以小火炒至有爆裂声并有香味出，研粗粉。

③将补骨脂和吴茱萸一起放入铝锅内，加水500毫升，先以大火煮沸，再转用小火煎煮30分钟，过滤，取药液200毫升。

④取以上药液与粳米一起共煮成粥。粥将稠时加入山药粉，调匀，必要时可添加适量水，煮沸即可。如系新鲜山药可洗净，切小片，与粳米、药液同煮成粥。

服法：早、晚餐服食，每日服1剂，可常服。

方2　地肤子汤

组成：地肤子30g、红枣6枚。

功能：清热燥湿。

主治：糖尿病肾病皮肤瘙痒患者。

用法：水煎服。

〔民间验方〕

方1　清热利湿绿豆汤

组成：土茯苓30～60g、防己15～30g、绿豆衣30g、甘草10g。

主治：慢性肾功能衰竭湿热之毒偏盛者。

用法：常规水煎服。

方2　大黄粉

组成：大黄粉

主治：尿毒症，血尿素氮增高。

用法：口服，每次1～3g，每日3次。或生大黄水浸剂4ml。

大黄治疗慢性肾衰是比较公认的有效中药。其延缓肾衰的机制包括：便肠道减少吸收会成尿素的原料氨基酸；影响氮代谢；促进尿素、肌酐从肾脏排泄，对残余肾单位其保护作用，从而延缓肾单位的病程进展。

〔中成药〕

金匮肾气丸

每次服6g，每天2～3次。

济生肾气丸

每次6g，每天2～3次。

消渴丸

用于阴虚内热者，每次5～10粒，每天3次。

8　当代名家经验

〔名家论萃〕

章真如论曰：

水肿是糖尿病肾病的主症，发病机制非同于其他肾病。糖尿病为气阴两伤，津液亏耗，脏腑失养所致。五脏主藏精，肾又受五脏六腑之精而藏之，若脏腑虚羸，则精气不足，肾亦无精可藏，以致肾元虚损。肾元为肾阴肾阳之所在，肾阴虚则虚火内生，上燔肺胃，而见烦渴、多饮、善饥。肾阳虚则气化失职，不能主水，泛滥肌肤，而见面浮肢肿，腰膝酸软，尿清长或短少，脉沉细，舌淡苔白等。本病阴虚在先，阳损在后，终以伤肾，肾元虚衰，治疗拟温肾利水，益气养阴，使阳化气，阴开成，水湿除。方如熟附子8g、桂枝8g、生地15g、山茱萸15g、茯苓10g、山药20g、牡丹皮10g、泽泻10g、黄芪20g、苍术15g、牛膝10g、白茅根30g。加减：若伴五更泄泻，或下利清谷，日行数次，加补骨脂、吴茱萸、肉豆蔻、五味子等。由于感染外邪，肺失宣肃，治节无权，而见水肿难退，常以金匮肾气丸合玉屏风散加防己、赤小豆等。消除水肿主要控制蛋白流失，改善肾功能，增强机体免疫力。由于患者常有血糖增高，潜在阴虚之象，故温燥、利水药应中病即止，以免伤耗津液。此后主长用六味地黄汤加黄芪20g、苍术15g、黄精15g、石斛10g、玉竹15g、天花粉

10g、沙参15g等，以补肾润肺养胃，控制血糖、尿糖，改善肾小球滤过功能。

高彦彬等经验体会：

糖尿病肾病是指与糖尿病代谢异常有关的糖尿病性肾小球硬化症。针对本病发展过程中的不同病机特点，高氏分成肝肾气阴两虚型、脾肾气阳两虚型、心肾气阳两虚型等三个基本证型进行施治，临床结果表明，中医药分期辨治本病，不仅能明显改善临床症状，而且能使早期患者肾功能明显改善，部分恢复正常，尿蛋白排泄率减少。对临床期患者也可使肾功能部分改善，尿蛋白有不同程度的减少。高氏认为在辨证施治的同时，不可忽视基础治疗，包括饮食、限钠、控制血糖及控制血压等方面。如控制血糖，Ⅰ、Ⅱ期采用口服降糖药，Ⅲ期采用小剂量胰岛素配合中药控制血糖；当血压≥18.7/12kpa时选用复方降压片，心痛定等控制血压。

〔**名医验方**〕

方1　消渴益肾汤（张琪，《当代名医临床秘诀》）

组成：熟附子6g、淫羊藿30g、山药30g、白术15g、黄芪40g、丹参30g、川芎20g、赤芍15g、益母草30g、生地15g、熟地15g、山茱萸20g、枸杞子20g、芡实30g、大腹皮10g、猪苓10g。

用法：水煎服，日1剂，早晚分服。

功效：益肾化瘀，利水消肿。

主治：糖尿病肾病。

加减：口渴甚加地骨皮30g；胸闷不适加淡豆豉6g、降香10g；血压偏高加珍珠母30g；有瘀血加水蛭粉，每日4g，分2次冲服。

方2　糖尿病肾病系列方（高彦彬等，《肾病效方265首》）

①滋补肝肾方：生地、玄参、丹参、芪粉各30g、枸杞子

20g、山萸肉10g，太子参、葛根各15g。

②补益脾肾方：党参、细生地各20g，黄芪、猪苓、茯苓、木瓜、丹参各30g，仙灵脾、泽泻、泽兰各15g。

③益气养心方：人参、五味子各10g、麦冬20g、桂枝6g，猪苓、茯苓、葶苈子、丹参各30g。

加减变化：兼有肝郁气滞者加柴胡、枳壳、枳实；兼血虚失养者加当归、黄芪；兼肺胃燥热加生石膏、知母；兼下焦湿热者加石韦、生地榆、萆薢等。

治疗方法：肾病系列方，分别水煎服，每日1剂，4周为1疗程。

功效主治：糖 尿病肾病。其中滋补肝肾方适用于肝肾气阴两虚型（表现为神疲乏力，少气懒言，五心烦热，口咽干燥，两目干涩，腰膝酸痛，眩晕耳鸣，唇舌暗红，脉弦细。或兼心悸，便干，面足微肿，尿频量多）；补益脾肾方主治脾肾气阳两虚型（症见神疲乏力，腰膝酸痛，面足水肿，畏寒肢冷，大便溏薄，舌胖暗淡有齿痕，脉细无力。或兼心悸，自汗，纳呆，腹胀，恶心，夜尿多）；兼益气养心方宜用于心肾气阳两虚型神疲乏力，腰膝酸软疼痛，尿少浮肿，心悸气短，喘息不能平卧，畏寒肢冷，舌胖暗淡有齿痕。或兼自汗、纳呆、呕恶。

临床运用：本组100例，诊断为糖尿病肾病。其中男37例，女63例，年龄平均53.6岁，病程6个月~26年。其中Ⅰ期者11例，Ⅱ期者28例，Ⅲ期者61例。经用中西医结合治疗，结果：获显效21例，有效51例，无效28例。其中Ⅰ期（早期）疗效最高，总有效率为90.9%（10/11例）；其次为Ⅱ期（临床期），总有效率为71.4%（20/28例）；Ⅲ期（肾衰期）疗效较差，总有效率为68.9%（42/61例）。经统计学处理，各期间疗效差别无显著性。

9　医案举例

时振声糖尿病肾病案，证属气阴两虚

肖某，女，58岁，门诊病例，发现糖尿病已20余年，近日查尿有蛋白而来诊。目前多饮、多食、多尿等症状不明显，但有疲乏感，腰痛，下肢微有水肿，畏寒而手足热，口干饮水不多，大便尚调，小便黄，有泡沫，脉象弦细，舌质暗红，有齿痕。化验室检查示：血糖为138mg%，肌酐1.0mg%，尿素氮18mg%，尿检示：蛋白（++），尿糖（++），WBC：3~5个，RBC：0~1个，颗粒管型0~1个。证属气阴两虚兼挟瘀血、水湿，拟益气滋肾，佐以活血利水。处方：党参15g、生黄芪15g、生地15g、山萸肉10g、山药10g、云茯苓15g、丹皮10g、泽泻15g、杜仲10g、益母草30g、白茅根30g、石韦30g。

上方服2周后，腰痛及下肢水肿均消失，全身乏力感大减，惟尿检蛋白仍为（++），尿糖（+）。仍有气阴两虚表现，原方去防己、杜仲，加萆薢30g。

上方又服2周，无明显症状，腰不痛，下肢亦无水肿，查尿蛋白（+），尿糖（+），镜检（-），仍按原方继服1个月。

服药20余天，突然感冒，恶寒发热，体温38.6℃，口苦口干，咽稍痛，无咳嗽，脉浮细数，舌质暗红，苔薄腻，本属气阴两虚，今外感风寒，拟扶正祛邪，小柴胡汤加减：柴胡30g、黄芩15g、太子参30g、生甘草6g、桔梗6g、法半夏6g、薄荷6g、麦冬15g、苏叶10g。上方每日服用2剂，次日体温正常，感冒平复，为巩固疗效，此方又服4剂，每日1剂，尿检蛋白（+），尿糖（-），镜检（-）。

患者因感冒后尿蛋白又略增，自觉疲乏无力，腰痛腰酸，口干喜饮，仍属气阴两虚，继服益气滋肾之剂。处方：党参15g、生黄芪15g、生地15g、山药10g、丹皮10g、山萸肉10g、茯苓

15g、泽泻15g、石韦30g、桑寄生15g、丹参30g、麦冬15g、萆薢30g、五味子10g、金樱子15g、芡实10g。上方连服2个月，症状基本消失，尿蛋白（±）。仍以此方加减调治，尿蛋白转阴。

糖尿病肾病是糖尿病的严重并发症，主要是糖尿病性肾小球硬化，开始可以是间歇性蛋白尿，以后逐渐加重变为持续性蛋白尿，由于长期的蛋白丢失，以及糖尿病本身的蛋白质代谢失调，可以出现低蛋白血症，以致产生肾病综合征，肾功能逐渐受损，可以向慢性肾功能衰竭转化，本例发现较早，仅出现蛋白尿，肾功能尚正常，通过益气滋肾，尿蛋白有所减轻，由于病程中感冒发热，尿蛋白又有增多，感冒平复后，仍以益气滋肾法治疗，使尿蛋白转阴，病情向好的方向演变，下一步应继续益气滋肾治本，避免病情反复，以巩固疗效。本例在最后治疗中除用参芪地黄汤益气滋肾外，又加丹参活血，麦味养阴，石韦、萆薢清利，金樱子、芡实固肾，这些均有助于蛋白尿的消失或减轻（时振声，《中医世家经验辑要·医案医话》）。

张云如医案　糖尿病肾病属脾肾气阴两虚，湿热羁留

张某，男，50岁，农民，2002年9月10日初诊。

主拆：患糖尿病11年，下肢水肿1个月余。

病史：患者11年前发现糖尿病，曾用双胍类、磺脲类降糖药，今年五月尿蛋白（+～+++），血糖控制不满意，今年3月起改用胰岛素治疗，空腹血糖6～7毫摩/升，餐后2小时血糖10～14毫摩/升，近1月来下肢水肿，腰膝酸痛，视物模糊，口渴，尿少。B超示双肾结石，左侧直径0.8厘米，右侧直径0.6厘米，肾图有双肾功能轻度受损伴右肾重度排泄功能不良，心脏彩超示左室舒张功能降低。

现症：患者腰膝酸软，神疲乏力，下肢水肿，尿少，视物模糊，口渴，口苦，大便干，夜寐可，头晕，舌质暗红，舌体胖大，苔薄黄腻，脉沉细。血压18.0/13.04千帕（135/98毫米汞柱），下肢水肿（++）。尿常规蛋白质150毫克/24小时，红细胞5个/高倍镜视野，颗粒管型0~1个/高倍镜视野。血清总蛋白48克/升，白蛋白23克/升，白蛋白/球蛋白为0.9，血肌酐78微摩/升，尿素氮9.35毫摩/升。空腹血糖10.1毫摩/升，餐后2小时血糖12毫摩/升。

中医诊断：消渴病，证候属脾肾气阴两虚，湿热羁留。

西基诊断：糖尿病肾病低蛋白血症，高血压病Ⅲ期，肾结石。

治法：清热利湿，益气养阴。

处方：四妙丸加味。生黄芪15g、党参12g、苍术9g、黄柏9g、生薏苡仁15g、牛膝15g、土茯苓12g、穿山龙10g、败酱草15g、白茅根15g、车前子12g、茯苓30g、泽泻12g、女贞子15g、蝉衣9g、石韦15g。14剂，水煎服，每日1剂。

二诊：9月24日，患者口渴、口苦、下肢水肿减轻，仍有视物模糊，头晕，夜寐可，大便调，舌质暗红，苔薄黄微腻，脉沉细。血压16.0/12.0千帕（120/90毫米汞柱），下肢水肿（+）。尿常规蛋白质150毫克/24小时，白细胞2~3个/高倍镜视野，红细胞（-），管型（-）。处方：生黄芪15g、太子参15g、金银花12g、连翘12g、败酱草15g、土茯苓12g、穿山龙10g、蝉衣9g、石韦30g、白茅根15g、茜草10g、丹皮10g、车前子12g、茯苓30g、泽泻12g、牛膝15g。14剂，水煎服，每日1剂。

三诊：10月8日，患者尿量增多，水肿消退，神疲乏力减轻，夜寐可，仍有视物模糊，舌尖边暗红，体胖，苔薄黄，脉沉细。下肢水肿（-），血压18.7/12.0千帕（140/90毫米汞柱）。空腹血糖6.7~8.2毫摩/升，餐后2小时血糖9.3毫摩/升。尿常规蛋白质25毫克/24小时，尿糖16.8毫摩/24小时。治宜益气养阴，补肾活血。处方：生黄芪 15g、太子参 15g、生地黄 15g、熟地黄 15g、黄精 15g、天花粉 10g、蝉衣 9g、石韦 30g、乌梅 10g、生山楂 10g、穿山龙 10g、茜草 15g、白茅根 30g、金银花 10g、连翘 10g、枸杞子 12g、山萸肉 12g、女贞子 15g。14 剂，水煎服，每日 1 剂。

四诊：10 月 22 日，患者无特殊不适，视物模糊改善，下肢无水肿，舌暗红，苔薄白，脉沉细。血压 13.2/9.3 千帕（110/70 毫米汞柱）。尿常规蛋白质（-），尿糖（-）。血肌酐 72 微摩/升，尿素氮 7.3 微摩/升。血糖 10 微摩/升，总蛋白 78 克/升，白蛋白 47 克/升，白蛋白/球蛋白为 1.5，24 小时尿蛋白定量 0.2 克。处方：上方去生山楂、乌梅、蝉衣，加赤芍 15g，丹参 20g，丹皮 10g。28 剂，水煎服，每日 1 剂。

五诊：11 月 19 日，患者无特殊不适，空腹血糖 7.0 微摩/升，餐后 2 小时血糖 10.5 微摩/升，尿常规蛋白质（-），尿糖（-），肾功能正常。继服上方，水煎服，隔日 1 剂。

点评：糖尿病肾病患者出现大量蛋白尿、水肿、低蛋白血症时，为该病发展已至晚期，预后较差。本案属脾肾气阴两虚，湿热羁留，前者为本，后者为标，单一治本或治标疗效皆不佳，既要清热利湿，更要顾及健脾益肾，始能消除水肿，尿蛋白消失，血浆白蛋白恢复正常，较之西医单用利尿剂及静脉输入血浆白蛋白（只能暂时提高血浆白蛋白）的效果既好，又能减轻患者经济负担。

10　文献选录

《内经》：

胃中热则消谷，令人悬心善饥。

《景岳全书》：

下消证，小便淋浊如膏如油，或加烦躁耳焦，此肾水亏竭之证。古法用六味地黄丸之类主之，固其宜矣。然以余观之，则亦当辨其寒热滑涩，分而治之，庶乎尽善。

若淋浊如膏兼热，病而有火者，宜补而兼清，以加减一阴煎，或补阴丸、大补阴丸，或六味地黄丸加黄柏、知母之类主之。

若下消而兼涩者，宜补宜利，以六味地黄丸之类主之。

若下焦淋浊而全无炎者，乃气不摄精而然，但宜壮水养气，以左归饮、大补元煎之类主之。

若火衰不能化气，气虚不能化液者，犹当以右归饮、右归丸、八味地黄丸之类主之。

若下焦无火而兼滑者，当以固肾补阴为主，宜秘元煎、固阴煎及苓术菟丝丸之类主之。

第十章　乙肝相关性肾炎

1　概　念

乙肝相关性肾炎，是乙型肝炎病毒相关性肾炎的简称，乃指由乙肝直接或间接引发的肾小球疾病。其临床表现，有肝脏的症状，如肝区疼痛、胃肠功能紊乱，食欲不振，恶心呕吐等；亦有肾脏的症状，如水肿、血尿、蛋白尿，75%的病例有高血压。临床上肝炎与肾炎的症状可同时出现，也可先后出现。乙肝相关性肾炎，起病缓慢而隐匿，病程迁延，治疗效果较差。

本病多见于儿童及青壮年，男性多于女性，儿童多于成人。据流行病学统计，我国是乙型肝炎病毒感染的高发区域，人群中HBV 携带率一般在 15% 左右，乙肝相关性肾炎占肾小球肾炎16.6% ~32%，为常见病之一。而美国及西欧人群乙肝感染率约0.1% ~1.0%，其肾炎发病率约0.02%。

乙肝相关性肾炎，根据其临床表现，可归属于中医学“水肿”、“血证”、“胁痛”、“黄疸”、“臌胀”范畴。

2　临床表现

乙肝相关性肾炎的临床表现，既有肝病症状也有肾病症状。

（1）肝炎表现　常见纳差，腹胀，肝区胀痛，恶心呕吐等。

（2）肾炎表现　主要表现为水肿、血尿、蛋白尿和高血压，乙肝相关性肾炎晚期肾功能不全时可出现贫血现象。

3　实验室检查

（1）血清乙肝病毒 HBV 阳性；乙肝病毒表面抗原 HBsAg 阳

性。

（2）球蛋白升高。儿童患者胆固醇常降低，白蛋白与球蛋白比例倒置。

（3）部分患者血清补体 C_3、C_{1p}、C_4 水平下降。

（4）血液循环免疫复合物增多，且其中含有 HBsAg 或 HBeAg。

（5）尿常规可见蛋白尿、血尿、管型尿。

（6）少数病例可有内生肌酐清除率下降。

（7）血沉可增快。

（8）肾功能多正常，仅极少数病程迁延至晚期发展为肾衰。

（9）目前 HBeAg、DNA－P、HBV－DNA 是诊断 HBV 感染最敏感的指标。

4 诊断与鉴别诊断

〔**诊断依据**〕

中国试用下列标准诊断：

①血清 HBV 抗原阳性；

②患肾小球肾炎，并可除外狼疮性肾炎等继发性肾小球疾病；

③肾活检切片上找到 HBV 抗原。

以上 3 条中第③点为最基本条件，缺此不能诊断。

若在肾活检切片上 HBV 抗原检查阴性，可补充检查肾组织洗脱液具有抗 HBV 活性这一项，若阳性亦可诊断。

检查肾切片上 HBV 抗原时，所有抗体一定要纯，最好选用单克隆抗体。

〔**鉴别诊断**〕

乙肝相关性肾炎主要与原发性肾小球肾炎及其他继发性肾小球肾炎相鉴别。

鉴别诊断时，下述几点可供参考：

①流行病学资料：有乙肝病史或肝炎密切接触史；

②血清学资料：有无 HBsAg 和（或）HBeAg 及 HBeAb 阳性，以及肝功能异常；

③病理资料：肾切片上是否找到 HBV 抗原或肾组织洗脱液具有抗 HBV 活性。

以上 3 条中第③条最为重要。

5 病因病机

大量研究证实乙型肝炎病毒（HBV）确是本病的致病原因。

西医的发病机制多数倾向下述 3 种观点：

（1）HBV 抗原与抗体复合物致病；

（2）HBV 感染导致自身免疫致病；

（3）HBV 直接感染肾脏致病。这一观点已渐被多数肾脏病及肝脏病学者所公认。

中医认为本病的病因主要有两个方面：外因多为饮食不洁、肝气不舒、感受湿热疫毒之邪；内因多与肝肾不足，禀赋薄弱有关。

饮食不洁，病从口入，病毒伤及肝胆。肝主疏泄，性喜条达，郁怒伤肝，气机不畅则胁肋胀满；肝气横逆犯脾，运化失司，胃失和降，则脘腹胀满，腹胀纳减，胃肠功能紊乱，大便不爽；气滞湿阻，水道不利，则小便短少，肢体水肿。

湿热毒邪由表入里，内阻中焦，脾失健运，胃失和降，湿热熏蒸，肝胆受阻，气滞血瘀，瘀失和降，湿热熏蒸，肝胆受阻，气滞血瘀，瘀热合邪，而致胆汁不循常道，外溢肌肤则形成黄疸。

肝肾精血同源，热则同热，瘀则皆瘀，阴精耗伤而见高热烦渴，烦躁不安，肝阳上亢，血压升高；热毒内盛，气机失调而致胸胁胀满，疼痛拒按；湿热毒邪由肝及肾，肾为水脏，湿热壅滞则三焦气化不利，水湿不化与瘀血搏结，而出现肝硬化腹水，"臌胀"之症及成。

平素中气不足，脾失运化，湿从内生，内湿与外湿合邪，阻遏中焦，气机升降失调，郁而化热，湿热内蕴，肝胆失舒，则见胁痛口苦，胆胃不和，恶心呕吐。久病入络，津液输布受阻，水液停聚，血瘀不行而腹胀满，臌之如鼓。病久不愈，肝肾阴虚，阴虚火旺，则颧红低烧，心烦不宁，热伤阳络则齿衄鼻衄，热耗津枯，小便短赤，大便干结。

6 辨证论治

本病的辨证论治，当以虚实为总纲。病之初期，正气尚存，邪实突出；后期正气已衰，表现为正虚邪实，故治之当以扶正祛邪，攻补兼施为法。

〔**辨证求因**〕

（1）气滞湿阻

主证：胁肋胀痛，脘腹胀满，嗳气不舒，纳差，食后胀甚，肢体水肿，大便不爽，舌苔白腻，脉弦。

辨证：肝气郁滞，疏泄失常，故肝经所过之处，不通则痛；肝气横逆犯脾胃，脾气不得升，胃气不得降，故脘腹胀满，嗳气纳差，食后胀甚。肝气郁滞，水湿内停，外溢肌肤，故肢体水肿；湿性滞浊，日久粘腻，故大便不爽；舌苔白腻，脉弦，均为肝郁湿阻，脾失健运之征象。

求因：肝郁湿阻，脾失健运。

（2）湿热蕴结

主证：胁痛口苦，胸闷纳呆，恶心呕吐，烦热，口干不欲饮，小便短赤，大便或干或溏，水肿，舌苔黄腻，脉弦滑而数。

辨证：肝郁日久化火，火与湿合变为湿热蕴结，气郁失畅则胁痛，湿热伤胆，胆汁外溢则口苦；胸气不舒则胸闷，湿热困脾滞胃，则纳呆，恶心呕吐，此乃胃失和降之故；湿热损伤肝肾，则肝肾阴虚；阴虚生内热则烦躁不安；内热则伤津，故口干不欲饮，小便短赤；肠道湿胜则大便溏薄；热胜则大便干结；湿热蕴结，三焦气化失司，水道不通，水液潴留，外溢肌肤则水肿；舌脉之表现均为湿热蕴结，脾失健运之征象。

求因：湿热蕴结，脾失健运。

(3) 肝肾阴虚

主证：颧红消瘦，午后潮热，腹大胀满，面色晦暗，口唇暗紫，齿鼻出血，口干心烦，小便短赤，舌红绛少津少苔，脉弦而细数。

辨证：阴虚内热，肝阳上亢，则颧红消瘦，午后潮热；肝肾阴虚，气机升降出入失调，气郁则水阻，水阻则血瘀，气郁水阻血瘀上下不通，故腹大胀满，面色晦暗，口唇暗紫；肝肾阴虚，血热妄行，阳络伤则血外溢，故齿鼻出血；阴虚津亏，心阳偏亢，膀胱热壅，气化不行，则口干心烦，小便短赤；舌与脉的表现均为肝肾阴虚，血热妄行的征象。

求因：肝肾阴虚，瘀血阻络

(4) 脾肾阳虚

主证：腹部胀满，午后为甚，脘闷纳呆，肢冷水肿，小便短少，面色萎黄或苍白，舌体胖大有齿痕，苔白腻，脉沉细无力。

辨证：阳虚生内寒，脏寒生满病，一日之中，午前为阳中之阳，午后为阳中之阴，阳则暖，阴则寒，故腹部胀满，午后为甚；阳虚则脾胃纳运失常，故脘闷纳呆；脾肾阳虚则四肢不温而畏寒；阳虚则水泛，故水肿明显；阳虚则三焦气化不行，中焦阳虚则气血生化乏原，面容失养，故小便短少，面色萎黄或苍白；舌体胖有齿痕，脉沉细无力，均为脾肾阳虚，水湿泛滥，湿毒内阻之征象。

求因：脾肾阳虚，水湿泛滥。

〔审因论治〕

（1）肝郁湿阻，脾失健运

治法：疏肝理气，健脾祛湿。

代表方剂：柴胡疏肝散合五苓散加减。

原方药味：

柴胡疏肝散（《景岳全书》）：柴胡、枳壳、白芍、甘草、香附、川芎、陈皮。

五苓散（《伤寒论》）：猪苓、泽泻、白术、茯苓、桂枝。

临床处方：柴胡12g、陈皮10g、川芎9g、白芍15g、香附10g、枳壳10g、白术10g、茯苓15g、猪苓15g、桂枝5g、泽泻9g、甘草9g。胁痛甚者，加延胡索15g、川楝子10g；腹胀甚者，加木香、砂仁。

水煎服，每日1剂。

参考意见：本证系乙型肝炎肾脏损伤较轻者。气滞湿阻，脾失健运，治宜疏肝解郁，健脾祛湿，临证亦可选用香苏散或四逆散或逍遥散合五皮饮加减。

（2）湿热蕴结，脾失健运

治法：益气健脾，清热利湿。

代表方剂：清热渗湿汤合四逆散加减

原方药味：清热渗湿汤（《景岳全书·古方八阵》）：黄柏、黄连、茯苓、泽泻、苍术、白术、甘草。

四逆散（《伤寒论》）：柴胡、枳实、白芍、甘草。

临床处方：柴胡15g、黄芩10g、半夏10g、黄柏9g、黄连6g、枳实9g、白芍12g、甘草10g、茯苓30g、泽泻30g、白术10g、川军5g、桃仁8g、水蛭粉4g（冲服）、益母草30g。若胁痛甚者，加金铃子散或失笑散；血尿明显者，加大小蓟、侧柏叶（生）；水肿甚者合五皮饮；若出现黄疸者，加茵陈栀子大黄汤。

水煎服，每日1剂。

参考意见：本证多见于乙型肝炎病毒相关性肾炎中期，如少尿、恶心呕吐出现尿毒症，临床可用大黄灌肠方（《中国中医秘方大全》）：生大黄（后下）10g、煅牡蛎30g、蒲公英20g。以清热解毒通腑。使用方法：牡蛎、公英水煎，生大黄后下，煎液加温水600~800ml，行保留灌肠，保留时间10~20分钟。

（3）肝肾阴虚，血瘀阻络

治法：滋养肝肾，化瘀利水。

代表方剂：六味地黄汤合失笑散加减。

原方药味：

六味地黄汤（《小儿药证直诀》）：生地黄、山萸肉、山药、丹皮、泽泻、茯苓。

失笑散（《局方》）：蒲黄、五灵脂。

临床处方：生地15g、玄参12g、麦冬10g、山萸肉10g、白芍12g、山药10g、丹皮10g、蒲黄10g、五灵脂10g、鳖甲15g、茯苓8g、知母9g、黄柏9g、大黄3g、桃仁10g。若午后潮热，加银柴胡、地骨皮；小便短赤者，加猪苓、白茅根。

水煎服，每日1剂。

参考意见：本证多见于乙肝病毒相关性肾炎后期，临床亦可选用乙癸汤加减，药用生地15g、玄参12g、鳖甲12g、牡蛎12g、五味子6g。

（4）脾肾阳虚，水湿泛滥

治法：健脾温肾，化气利水。

代表方剂：真武汤合五苓散加减。

原方药味：

真武汤（《伤寒论》）：茯苓、白芍、白术、生姜、附子。

五苓散（《伤寒论》）：猪苓、泽泻、茯苓、白术、桂枝。

临床处方：炮附子30g（先煎50min）、白术12g、白芍12g、茯苓 15g、仙茅 15g、仙灵脾 15g、巴戟天 10g、生姜 10g、益母草 30g、三棱 9g、莪术 9g。下肢水肿甚，小便短少者，合用济生肾气丸；有腹水者，加白茅根、大腹皮、车前子；呕吐者，加砂仁（后下）、吴茱萸。

水煎服，每日 1 剂。

参考意见：本证多见于乙肝病毒相关性肾炎后期，肾功能不全，临床可选用济生肾气丸合真武汤加大黄灌肠方加减。

7 其他疗法

〔**食疗良方**〕

方 1　薏苡仁粥

组成：苡米 30g、粳米 50g。

功能：健脾利水。

主治：小便不利，水肿。

用法：将苡米、粳米分别浸泡发胀，放入锅内，加清水适量，文火煮成粥，加白糖调成甜粥，随量食用，每次 1 碗，日食 2 次，10～15 天为一疗程。

方 2　山药粥

组成：生山药 30g、粳米适量。

功能：健脾补肾

主治：水肿、尿蛋白。

方 3　茅根粥

组成：新鲜白茅根 60g、粳米 50g。

功能：凉血止血。

主治：血尿、便血、齿鼻出血。

用法：将鲜茅根加水适量，煮半小时后，取茅根水煮粥，每日 1 次。

方4　生姜桂枝粥

组成：鲜生姜10g、桂枝6g、大枣6枚、粳米80g。

功能：温阳健脾，通阳利水。

主治：脾肾阳虚，水湿泛滥。

用法：先将生姜洗净切碎；桂枝、大枣、粳米淘洗干净；取生姜、桂枝放入铝锅内，加水先用大火煮沸，再改用小火煎15分钟，过滤，取药汁约300毫升；再加入大枣、粳米，用生姜桂枝药液，或再加点水，煮成粥，供食用。

服法：早、晚餐服，每日服1剂，可常服。

〔民间验方〕

方1　桑椹薏苡汤

组成：桑椹子30g、生薏苡仁30g、葡萄干30g、莲子肉30g。

功能：益肾健脾。

主治：尿蛋白、水肿、贫血。

用法：莲子去皮心，苡米与莲子肉洗净，加水适量煮15分钟，再入他药，糯米适量淘洗加水煮成稀饭，每日早晚各服1次。

方2　菊花茶

组成：杭菊50g、枸杞子（适量）。

功能：平肝清热。

主治：肾性高血压属肝阳上亢者。

方3　马鞭止血汤

组成：马鞭草30~60g、生地榆30g、红枣5枚。

功能：清热利湿，凉血止血。

主治：湿热壅盛，血尿。

用法：水煎服。

方4　琥珀止血汤

组成：琥珀末，灯心草、薄荷。

功能：化瘀止血。

主治：尿血。

用法：琥珀末，每服6g，灯心、薄荷煎汤调下。

方5　温阳泄浊灌肠方

组成：生大黄30g、生牡蛎30g、炮附子10g。

功能：肾衰透析前的一种过渡性措施。

主治：慢性肾功能衰竭。

用法：加水煎至约200ml，待药温降至37～40℃，行保留灌肠，一般插入肛门深度20～25厘米，灌完后适当抬高臀部，慢慢拔出肛管，保留时间2～4小时，每日1次，每疗程7～10天，共进行1～3个疗程，每疗程间隔5天。用药后大便次数以每日2～3次为度，不可出现大泻。

〔中成药〕

方1　肾康宁片

口服，每次5片，每日3次。

方2　滋补肝肾丸

口服，每次9g，每日2次。

方3　参苓白术散

口服，每次7.5g，每日3次。

方4　血府逐瘀口服液

口服，每次10ml，每日3次。

8　当代名家经验

〔名家论萃〕

时振声教授认为西药治疗乙肝相关性肾炎无特效药物，有人试用皮质类固醇治疗，可减少尿蛋白，但因其尚可延迟中和抗体的产生，并促进乙型肝炎病毒复制，加重病情，故未应用。中医理论认为本病的发生是由于乙型肝炎病毒深伏于肝，入于血分，形成瘀毒，湿热瘀毒交结于肾所致。针对病机，时代将其分为①肝郁脾虚，湿热内蕴；②肝肾阴虚，湿热留恋；③气阴两虚，湿瘀阻络；④脾肾阳虚，水湿泛滥四型。现代医学研究证实，随着HBV复制在本病的治疗上非常重要，据现代医理研究，清热利湿化瘀解毒中药，如虎杖、土茯苓、半枝莲等可抑制HBV复制，临床可随证加减用之。例如方某，男，43岁。20年前体检发现乙肝，呈大三阳，前10年无明显症状，未治疗。近10年来渐觉乏力，面色萎黄，肝功能除谷丙转氨酶45U/L略高外，余无异常。1年前觉腰酸困，查尿常规示PRO（++），在北京某医院做肾脏活检，确诊为乙型肝病毒相关性肾病（膜性肾病）。现症见：乏力，腰酸困，畏寒肢冷而手足心热，舌质暗红，苔薄黄，脉沉细，给予：

太子参30g、生黄芪20g、生地12g、丹皮12g、赤芍10g、茯苓30g、丹参30g、石韦20g、滑石30g、益母草30g、白花蛇舌草30g、虎杖15g、桃仁10g、红花12g。

上方服5剂后，患者症状减轻，服本方30剂后症状消失，查乙肝两对半呈小三阳，尿常规：PRO（±），又服用上方加减60剂，尿检恢复正常（《当代名医临床秘诀》）。

〔名医验方〕

自拟经验方（时振声）

（1）舒肝方

组成：醋柴胡、杭白芍、当归、枳壳、黄连、山栀、法半夏、滑石、茵陈、车前子、半枝莲、虎杖、白花蛇舌草、砂仁、白蔻仁。

功效：疏肝健脾，清利湿热。

（2）滋补肝肾方

组成：黄柏、知母、生地、山萸肉、山药、茯苓、泽泻、丹皮、女贞子、旱莲草、石韦、滑石、萆薢、白花蛇舌草、益母草、白茅根。

功效：滋补肝肾，清利湿热。

（3）益气养阴方

组成：太子参、生黄芪、生地、丹皮、赤芍、茯苓、泽泻、丹参、滑石、车前子、益母草、白茅根、白花蛇舌草、虎杖、桃仁、红花。

功效：益气养阴，活血清利。

（4）温阳方

组成：制附子、白术、茯苓、泽泻、杭白芍、汉防己、大腹皮、车前子、川楝子、川牛膝、炒杜仲。

功效：益气健脾，温肾利水。

用法：1～4方均为煎服，日1剂，早晚分服。

主治：乙肝相关性肾炎。

9 医案举例

戴希文医案 乙肝相关性肾炎证属肺脾气虚，湿热夹瘀

陈某，男，67岁，工人，2000年5月20日初诊。

主诉：发现蛋白尿3周，水肿1周余。

病史：2000年4月底，患者感冒发热服奥复星，2周后出现下肢及颜面水肿，在某医院查尿蛋白（+++），隐血（+++），血压正常，改住院。查肾功能正常，肝功能丙氨酸氨基转移酶高，肾穿检查后诊断为乙肝相关性肾炎，轻度系膜增生。24小时尿蛋白定量3.2克，总蛋白61克/升，白蛋白32克/升。建议用细胞毒类药，患者拒绝用激素等，未治疗出院，要求服中药。既往史，1972年5月患慢性乙型病毒肝炎，丙氨酸氨基转移酶500单位/升，在某医院住院半年，肝功能正常出院，但多次复查乙肝表面抗原（+），e抗原（+），乙肝核心抗体（+），尿常规一直正常。1999年，行胆结石手术，胆囊切除，2000年1月回盲多发性憩室，手术切除，术后大便稀薄。

现症：患者颜面及双下肢水肿，腰酸痛，神疲乏力，小便畅，口不干，口略苦，咽部有痰，色白质稀，晨起略恶心，无呕吐，睡眠不安。平素极易患感冒，咽痛咽肿，舌质暗，苔厚腻，脉弦滑。血压16.0/10.7千帕（120/80毫米汞柱），咽充血，扁桃体Ⅰ度肿大，双下肢水肿Ⅱ度。尿检蛋白（+++），隐血（+++），红细胞20~30个/低倍镜视野。颗粒管型7~10个/低倍镜视野。肝肾功能：丙氨酸氨基转移酶65单位/升，天门冬氨酸氨基转移酶58单位/升，总蛋白63.3单位/升，白蛋白32.3单位/升，球蛋白31单位/升，血清肌酐110微摩/升，尿素氮4.9毫摩/升，尿酸370毫摩/升，三酰甘油2.2毫摩/升，胆固醇6.2毫摩/升，24小时尿蛋白定量3.15克，尿量1350毫升，乙肝检查乙肝小三阳。

中医诊断：水肿。证候属肺脾气虚，湿热夹瘀。

西医诊断：乙肝相关性肾炎，慢性咽炎。

治法：益气健脾，清热利湿为主，佐以养血活血。

处方：生黄芪15g、白术12g、浮萍9g、金银花15g、连翘12g、地丁15g、当归12g、川芎8g、赤芍12g、白芍12g、黄芩12g、牛膝20g、茯苓15g、泽泻20g、白茅根30g、穿山龙15g、白花蛇舌草30g。水煎服，每日1剂，共1个月。

二诊：7月1日，患者下肢仍水肿，午后加重，但自觉精神、体力明显好转，排尿畅，咽部仍有痰，色白稀，大便稀如糊样，无腹痛，因探亲停药2周，舌质暗，苔黄厚腻，脉弦滑。咽充血，扁桃体Ⅰ度肿大，双下肢水肿Ⅱ度。考虑患者丙氨酸氨基转移酶高，加虎杖清热解毒，并重用益气健脾的太子参。处方：

生黄芪15g、白术12g、防风6g、太子参20g、金银花15g、连翘12g、当归12g、赤芍12g、白芍12g、茯苓15g、地丁15g、川芎8g、泽泻20g、白花蛇舌草30g、虎杖15g、白茅根30g、穿山龙15g、郁金15g。水煎服，每日1剂。以此为基本方，加减再进2月余。期间，患者血压曾有波动，达17.3/12.0千帕（130/90毫米汞柱），辨证为阴虚虚热上扰，基本方去白术、防风，加黄芩12g、牛膝20g、知母12g、黄柏12g，以滋阴引热下行。查有尿白细胞6~8个/低倍镜视野，证属湿蕴热毒未解，下焦又新感湿热秽浊之邪。重用活血利湿，清下焦湿热之品。基本方以清热为主的车前草30g换白茅根，加益母草20g，知母12g、黄柏12g。水煎服，每日1剂。

三诊：9月23日，患者下肢水肿减轻，自觉精神，体力明显好转，1周来因感冒咽痛剧烈，无咳嗽发热，口干，舌尖灼痛，血压正常，舌质红，苔薄黄，脉细滑。尿检蛋白（++），管型消失，24小时尿蛋白定量降为1.927克。证属兼感表邪，热结咽喉。处方：生黄芪15g、白术12g、浮萍9g、金银花15g、白花蛇舌草30g、连翘12g、当归12g、赤芍12g、白芍12g、黄芩12g、射干9g、白茅根30g、穿山龙15g、茯苓15g、地丁15g、大青叶30g、鱼腥草30g。水煎服，每日1剂。期间，咽痛不减，改金银花为野菊花15g，虎杖易为炒栀子9g或僵蚕6g，外用双料喉风散；腹胀加藿梗12g、苏梗12g，或以陈皮9g、半夏6g宽中理气，如此加减服1个月。

四诊：10月28日，患者下肢仍轻度水肿，咽痛咽干减轻，乏力，腰膝酸软，二便正常，舌质暗红苔白，脉细滑小弦。血压18.7/10.7千帕（140/80毫米汞柱），复查肝、肾功能丙氨酸氨基转移酶48单位/升，天门冬氨酸氨基转移酶52单位/升，总蛋白70.9克/升，白蛋白40.32克/升，球蛋白30.58克/升，血清肌酐94微摩/升，三酰甘油0.9毫摩/升，胆固醇4.8毫摩/升。

24小时尿蛋白定量仍1.943克，期间尿常规管型消失，隐血（++），尿蛋白（++）。分析患者目前热毒已大减，肝功能有所恢复，血脂已正常。宜改养阴清热并用为法，去苦寒清热解毒的虎杖，恐其久用伤胃气，换金银花为野菊花，继续给予大青叶清余毒。处方：生黄芪15g、白术12g、防风6g、太子参20g、大青叶30g、白花蛇舌草30g、野菊花15g、连翘12g、当归12g、赤芍12g、白芍12g、白茅根30g、穿山龙15g、茯苓15g、地丁15g、川芎8g、泽泻20g。水煎服，每日1剂。加减继用1个月。

五诊：12月23日，患者自觉精神、体力明显好转，自行停药2周，颜面及双下肢水肿加重，咽痛咽干，痰多色黄，余症同前，舌暗红，苔白腻，脉弦细滑，咽充血，下肢水肿Ⅰ度。继守上方去川芎，加黄芩12g、牛膝20g，以滋阴清热引热下行；重用鱼腥草30g、清咽利痰，痰清咽痛减后，去鱼腥草加知母12g、黄柏12g、水煎服，每日1剂。以此加减继用4个月。期间患者尿蛋白（++）~（+）；2001年1月20日复查24小时尿蛋白定量0.73克；2001年3月10日24小时尿蛋白定量降为0.49克。

六诊：2001年3月24日，患者下肢仍轻度水肿，失眠多梦，两手发麻，药后胃胀泛酸，舌暗红，苔根黄腻，脉细滑小弦。血压16.7/10.7千帕（125/80毫米汞柱）。尿检隐血（++），尿蛋白（++），白细胞2~3个/高倍镜视野。守上方，去黄芩、牛膝，但用知柏滋阴清热，野菊花清解余毒，以巩固治疗。处方：生黄芪15g、野菊花15g、连翘12g、当归12g、赤芍12g、白芍12g、白茅根30g、穿山龙15g、茯苓15g、地丁15g、川芎8g、泽泻20g、知母12g、黄柏12g。水煎服，每日1剂。随证加减50剂。患者若咽干痛，咽充血，尿检红细胞多，去知柏，加大青叶30g、地榆15g、以取清热凉血止血之效。

七诊：5月26日，患者午后下肢有轻度水肿，复查24小时尿蛋白定量 0.15 克，期间尿常规隐血已降至（±）~（+），尿蛋白（+），管型 0~2 个/低倍镜视野。复查肝、肾功能：丙氨酸氨基转移酶 43 单位/升，天门冬氨酸氨基转移酶 58 单位/升，总蛋白 72.3/升，白蛋白 44.88 克/升，球蛋白 27.42/升，血清肌酐 99 微摩/升，总胆固醇 5.8 毫摩/升。中药治疗 1 年，患者尿蛋白基本降至正常范围，隐血渐减少。现患者仅在劳累后下肢有轻度水肿，仍经常咽痛咽干，舌质暗红，苔根白腻，脉细滑小弦。目前患者湿热虽不明显，但恐炉烟虽熄灰中有火，故上方中去知柏，以防其恋邪，继用大青叶 30g 清热解毒，去川芎。水煎服，每日 1 剂。继用 4 个月。

八诊：10 月 13 日，患者仅午后双足水肿，咽干，腰痛减轻。舌暗红，有齿痕，苔根黄腻，脉细滑小弦。血压 16.0/10.0 千帕（120/75 毫米汞柱），5 个月来尿检：尿蛋白波动在（±）~（-），隐血（-）~（+），未见管型。24 小时尿蛋白定量 0.12 克。肝功能恢复正常，丙氨酸氨基转移酶 30 单位/升，天门冬氨酸氨基转移酶 39 单位/升，总蛋白 67.3 克/升，白蛋白 42.5 克/升，球蛋白 24.7 克/升，肾功能稳定，血清肌酐 95.8 微摩/升。现患者病情稳定，但仍易咽干咽痛，继拟健脾益气，清热利湿，养血活血为法以巩固。以基本方去虎杖、泽泻、白茅根、穿山龙、加大青叶、车前草。处方：生黄芪 15g、白术 12g、防风 6g、太子参 20g、白花蛇舌草 30g、金银花 15g、连翘 12g、当归 12g、赤芍 12g、白芍 12g、茯苓 15g、地丁 15g、川芎 8g、大青叶 30g、车前草 30g。水煎服，每日 1 剂。调理 1 年。期间胸憋闷加枳壳 9g、郁金 12g；皮肤瘙痒无皮疹，加生地黄 20g、丹参 20g。患者血压一直正常，每周复查 24 小时尿常规尿蛋白波动在（±）~（-），隐血微量~（+），未见管型。多复查尿蛋白定量为 0.1/4 克以下，肝功能正常，血清肌酐 84.4 ~ 99.5 微摩/升。

九诊：2002 年 11 月 9 日，目前患者仍无明显诱因感觉皮肤瘙痒，无皮疹，咽无不适，舌质暗，苔薄黄，脉细滑小弦，血压及尿检正常。患者病情稳定，皮肤瘙痒辨证乃属阴虚血瘀。可停用水煎剂，以健脾益气养血，养阴清热为法调理善后，处方：生黄芪 15g、白术 12g、防风 6g、银花 15g、连翘 12g、太子参 20g、丹参 20g、生地黄 20g。将上药研粗末，每日 20g，开水冲泡代茶饮 3 个月。随访患者，自觉无不适，已停药半年多，迄今尿检一直正常，24 小时尿蛋白定量 0. 07 克，血清肌酐 102. 2 微摩/升，尿素氮 3. 6 毫摩/升，血尿酸 341 微摩/升，天门冬氨酸氨基转移酶 41 单位/升，丙氨酸氨基转移酶 35 单位/升，总蛋白 72 克/升，白蛋白 40. 71 克/升，白蛋白/球蛋白 1. 3。

点评：本案患者为乙肝相关性肾炎，肝功能不良，低蛋白血症兼见大量蛋白尿，水肿，久病不愈，辨证属肺脾气虚，湿热挟瘀，虚实兼挟并重。治疗必须攻补兼施，以健脾益气，解毒利湿为主，佐以养血活血柔肝之法，药用玉屏风合当归芍药散加银翘，但期间患者易反复发作咽肿咽痛，需坚持清咽利湿，重用大青叶，并依症加减。因患者湿热之邪缠绵难速去，考虑到久用利湿药伤阴竭液，加之湿热久郁伤阴液，故宜养阴清热，引热下行，使湿热有出路，必能奏效。后期患者尿蛋白基本在正常范围内，还必须坚持健脾益气。清湿热利咽之法，但此时滋阴养血之品应慎用，以防留邪。总之本案患者病程较长，贵在治疗要守法坚持，不仅健脾益气、养血活血需贯穿始终，更因本案例为乙肝相关性肾炎，需肝肾同治，清热解毒利湿之法亦必不可少（《专家医案精选》）。

10 文献选录

《金匮要略》：

肝水者，其腹大不能自转侧，胁下腹痛，时时津液微生，小便续通……脾水者，其腹大，四肢苦重，津液不生，但苦少气，小便难。

肾水者，脐肿，腰痛，不得尿，阴下湿如牛鼻上汗，其足逆冷，面反瘦。

《症因脉治》：

肝肾虚肿之因，肝主疏泄，肾主闭藏，肝肾之真阳不足，不能司其开阖，则小水不利，若阴精素虚，色欲太过，肝肾之真阴不足，虚火灼金，小水亦不利，《内经》所云：关门不利，聚水而生病也。

《血证论》：

瘀血化水，亦发水肿。

第十一章　膀胱炎

1　概　念

膀胱炎即通常所指的下尿路感染，有急慢性之分，是成年女性尿感的主要类型，占尿感总数的50% ~70%。

膀胱炎常发生于新婚或性生活后，或妊娠期，亦可见于妇科手术后，月经后，老年妇女有外阴瘙痒者；男性病人可有前列腺肥大，尿道狭窄或膀胱结石等病史。

膀胱炎的致病菌大多为大肠杆菌、链球菌、葡萄球菌。

临床主要有尿频、尿急、尿痛等尿路刺激征。约40%的膀胱炎为自限性，在7~10天内不治自愈。

女性膀胱炎经治疗，尿菌转阴后，可以再度发生。而再发的膀胱炎，约80%以上是重新感染。

男性再发的原因，多是因为存在着慢性细菌性前列腺炎。

根据膀胱炎的临床表现，可归属于中医学“热淋”、“少腹痛”等范畴。

2　临床表现

急性膀胱炎常表现为尿路刺激征，即尿频、尿急、尿痛等，有肉眼血尿或脓尿，膀胱区压痛。伴有全身症状时多合并急性肾盂肾炎，可见寒战、发热、头痛、恶心、呕吐等。

慢性膀胱炎发作时，其症状基本同于急性患者，反复发作，但程度较轻。

3 实验室检查

（1）尿常规检查　可见肉眼血尿，尿蛋白或阴性，或微量。如女性的尿液被白带污染，则尿中可有较多鳞状上皮细胞，这种标本已污染，必须另取尿标本做检查。

（2）尿细菌定性培养　采用中段尿，或导尿的尿液作标本，其定性培养往往不够准确。叶任高氏采用膀胱穿刺尿，其定性培养诊断符合率为100%，没有假阳性，也没有假阴性。不过这种有损伤性的检查方法，在必要时，可用之做出诊断。

（3）尿细菌定量培养　定量培养的方法有：简易式稀释倾碟法、定量环划线法、玻片培养法等。

近年有学者认为妇女有较严重下尿路感染症状，尿中有较多的白细胞，如细菌定量培养$\geq 10^2$/ml，而致病菌为大肠杆菌类或腐生葡萄球菌者，可拟诊为尿感，并给予治疗。

（4）尿化学检查　简便易行，但确诊尚须尿细菌定量培养。

（5）白细胞尿　白细胞尿即脓尿，临床医生初步诊断下尿路感染，常依靠症状和脓尿。

4 诊断与鉴别诊断

〔诊断依据〕

诊断要用定位诊断法。

叶任高氏的经验：如为生育年龄妇女，以尿频、尿急、尿痛为主要症状者，可先给予单剂或3日疗法，如能治愈者，则多为膀胱炎；如在停止治疗1月内复发（绝大多数1周内复发），则多为肾盂肾炎。叶氏说这是相当准确的临床定位方法。

〔鉴别诊断〕

膀胱炎应与以下疾病相鉴别：

（1）尿道综合征的尿频与排尿不适感，是非细菌性的，而膀胱炎是细菌性的。

（2）肾结核

肾结核给予抗结核治疗有效，可资鉴别。

5 病因病机

《诸病源候论》认为：

“由肾虚而膀胱热”所致。

“肾虚则小便数，膀胱热则水下涩”。

《源候论》一语破的。

（1）饮食不节，过食辛辣厚味，日久酿成湿热，下注膀胱，使膀胱热盛。

（2）喜怒不时，情志不舒，肝气郁结。郁久化火，火郁下焦，影响膀胱气化；

（3）外阴不结，房事污染，秽浊之邪入侵膀胱，酿成湿热，蕴结下焦；

（4）禀赋不足，年老久病，虚实失调，脾肾不和，湿热入内，蕴结下焦膀胱，“致肾虚而膀胱热也”，排尿不适，膀胱出现刺激症状。病久，热郁伤阴。湿遏阳气，导致脾肾两虚，膀胱气化失职，而出现虚实夹杂之证。其病位以膀胱为中心，腑病及脏，而涉及肝脾，形成肝脾肾膀胱皆病。

6 辨证论治

膀胱炎之急性期，实证居多，其慢性期，则虚实夹杂；急性期以清利下焦湿热为急务，慢性期应注意兼顾扶正。

〔**辨证求因**〕

（1）下焦膀胱湿热

主证：小便短涩，频数，灼热疼痛，淋漓不畅，尿色黄赤，少腹拘急，口干口苦，便秘，或腰痛，舌红苔黄腻，脉滑数。

辨证：湿热内蕴，邪正交争，故恶寒，发热，口苦；膀胱湿热蕴结，则尿频、尿急、尿痛、淋漓不畅，尿色黄赤；湿热蕴结则气机升降不畅，故少腹拘急；热耗大肠故便秘；湿热伤肾，则有腰痛不适；津不上承则口干；舌红苔黄腻，脉滑数均为湿热之征象。

求因：下焦湿热，尿淋涩不畅。

（2）肝胆郁热

主证：小便频数灼痛，烦躁不安，寒热往来，口干口苦，胁痛，恶心欲呕，少腹胀痛，舌质红，苔黄，脉弦数。

辨证：肝胆湿热，气郁化火；邪犯少阳，故寒热往来，口干口苦，胁痛，恶心欲呕；肝失疏泄，热移于膀胱，膀胱气化失司，水道受阻，故小便频数而热痛；气郁化火则烦躁不安；肝胆郁热，气滞不行，故少腹胀痛；舌红苔黄脉弦数，均为肝胆郁热，淋涩不通之征象。

求因：肝胆郁热，淋涩不畅。

（3）阴虚湿热留恋

主证：尿热、尿痛、尿黄、低热、手足心热，头晕耳鸣，腰痛，咽干舌燥，舌红少苔，脉细数。

辨证：湿热内耗，再加阴虚内热，虚热日久，则长期化热不退，手足心热；虚火上炎，则头晕耳鸣；津不上承，则咽干舌燥；腰为肾之府，肾虚，府失濡养，则见腰酸痛；阴虚生内热，内热与湿热相合，则邪恋不去，热伤膀胱，气化失司，水道受阻，故尿热、尿痛、尿黄；舌红少苔，脉细数，均为阴虚内热之征象。

求因：肾阴虚，湿热留恋。

（4）脾肾两虚

主证：面色少华，胃纳差，乏力懒言，腰膝酸软，小便赤涩，遇劳即发，或加重，舌质淡，苔白，脉沉细。

辨证：久病必虚，故脾失健运，肾元不固，则纳差而面色少华；肾阴虚，内热下注，则小便淋漓而痛；脾气虚则懒言；脾肾两虚则腰膝酸软；湿热留恶，则小便色赤且痛；劳则耗气，故遇劳即发或加重；脉舌之象均为脾肾两虚之征。

求因：脾肾两虚，湿热久恋。

〔审因论治〕

(1) 下焦湿热，淋漓不通

治法：清热泻火，利水通利。

代表方剂：八正散加减。

原方药味（《局方》）：车前子、瞿麦、萹蓄、滑石、山栀子、甘草、木通、大黄。

临床处方：车前子15g、通草10g、萹蓄10g、瞿麦15g、滑石30g、大黄6g、栀子10g、黄柏10g、甘草6g、益母草30g。若口舌生疮加黄连6g、淡竹叶；腹胀、便秘加枳实、川朴各10g；湿热腰痛者加四妙散（苍术12g、黄柏12g、薏苡仁30g、牛膝15g）；少腹坠胀者加川楝子9g、元胡15g；小便红赤者加白茅根30g、茜草根15g、小蓟30g。

水煎服，每日1剂。

参考意见：本证病机系膀胱湿热，故治疗当以清热利湿通淋为主，如果本方服用时间较长，应注意加用黄芪、太子参、白术等顾护脾胃之品，以防只服苦寒药物耗伤正气。本证可参考清利湿热汤（《肾病效方265首》）：地锦草、石韦、半枝莲、鸭跖草各30g，萹蓄15g、泽泻、黄柏各9g。尿痛短涩加瞿麦、车前子、木通；少腹或尿道胀痛加乌药、枳壳；血尿加小蓟、鲜茅根、蒲黄；尿液混浊加萆薢、苡仁；年老体衰或遇劳即发下坠欲尿或尿不自禁者加黄芪、党参、白术、升麻；阴虚加生地、玄参、麦冬、沙参、石斛、芦根等；高热加柴胡注射液肌注，并配合支持疗法。水煎服，急剧者每日2剂，待急性症状控制后，改为每日1剂。

每剂煎两次，分2～3次服完，治疗急性膀胱炎21例，治愈19例。

（2）肝胆郁热，淋涩不通

治法：清肝利胆通淋。

代表方剂：龙胆泻肝汤加减。

原方药味：龙胆泻肝汤（《医方集解》）：龙胆草、黄芩、柴胡、栀子、泽泻、木通、当归、生地黄、生甘草。

临床处方：龙胆草6g、泽泻12g、车前子15g、黄芩10g、柴胡8g、生地15g、栀子9g、甘草5g。若大便秘结者加大黄6g、(后下)；呕吐者加枳实、竹茹；热重者加知母10g、生石膏30g、银花10g；湿重者加滑石15g、蔻仁10g；小便痛者加竹叶、木通。

水煎服，每日1剂。

参考意见：临证既有湿热下注，又兼有气虚者，可参用《肾病效方265首》之“三奇通关丸”（朱树宽）此方将李东垣滋肾通关丸、五肯堂之三奇散合而用之，故名之为三奇通关丸。黄芪30g，枳壳、知母、黄柏各6g，防风、肉桂各3g，水煎服，每日1剂。主治膀胱炎，攻补兼施，既清热利湿，又益气扶正，与传统治法（未以清利）有别。其疗效甚好，治愈率达100%，临床时可以一试。临床系肝胆郁热者，可参用《肾病效方265首》之“加味四逆散”（王绍坤)：柴胡、白芍各15g，枳实、甘草、桔梗各10g，茯苓20g。水煎服，每日1剂，分两次服。若尿检有脓球者加蒲公英30g；小便混浊如米泔水者加冬瓜仁、苡米各30g。四逆散有升举下陷之阳气，疏不宣之气机的功能，其中柴胡启达阳气，兼解郁滞。芍药养真阴，调解肝脾，使土木和而气机流畅。柴枳同用一升一降，清浊分行。加用茯苓以健脾利尿，合桔梗之辛开苦降，亦为一升一降，则水消热除，诸症自平。加冬瓜仁、苡米仁、蒲公英、败酱草以增强渗湿清热，排浊之功。缘气机一畅，壅塞则通矣。

(3) 肾阴虚，湿热留恋

治法：滋阴，清利湿热。

代表方剂 ：六味地黄丸合二至丸加减。

原方药味：

六味地黄丸（《小儿药证直诀》）：熟地黄、山萸肉、山药、丹皮、茯苓、泽泻。

二至丸（《扶寿精方》）：女贞子、旱莲草。

临床处方：生地15g、山萸肉10g、山药15g、茯苓15g、泽泻12g、丹皮12g、女贞子15g、旱莲草15g、知母10g、黄柏10g、石韦15g。若骨蒸潮热者加青蒿12g、地骨皮15g；腰痛明显者加杜仲10g；若气阴两虚者，加黄芪15g、太子参15g、麦冬15g。水煎服，每日1剂。

参考意见：急性膀胱炎阴虚恋邪型，临证可选用《伤寒论》之猪苓汤：猪苓、茯苓、泽泻、滑石、阿胶各30g。先煎前4味，去渣，纳阿胶烊化。每日1剂，分3次温服，以利湿泻热，滋阴利水。治疗急性膀胱炎。《中医肾病良方》说："近年用猪苓汤治疗急性膀胱炎107例，均服药1~6剂痊愈。"

(4) 脾肾两虚，湿热屡犯。

治法：健肾补肾，助阳利湿。

代表方剂：无比山药丸加减。

原方药味：

无比山药丸（《景岳全书·古方八陈》）：山药、菟丝子、五味子、肉苁蓉、杜仲、牛膝、熟地、泽泻、山茱萸、茯苓、巴戟肉、赤石脂。

临床处方：山药15g、茯苓18g、泽泻15g、生地15g、菟丝子10g、杜仲20g、牛膝12g、山萸肉10g、车前子12g。

若脾虚气陷，肛门下坠，少气懒言者，可加太子参20g、黄芪30g、白术10g、升麻3g、炙甘草5g；若五心烦热，腰膝酸痛，舌红绛少苔，脉细者，可加知母10g、黄柏10g、女贞子15g、龟板30g（先煎）；面色少华，四肢不温，腰膝无力，舌淡苔白脉沉细者可加制附子5g、肉桂1.5g。

水煎服，每日1剂。

参考意见：此证系慢性膀胱炎，古人归属于“劳淋”。淋证日久，或病情反复，或过用苦寒均伤人之正气，久病及肾，肾气不足，失其固摄而成劳淋，遇劳即发或病情加重，故当补肾固涩，是为治病之本。正虚者非一日可复，应缓缓补之，补阳应同时补阴，以阴中求阳。劳伤心肾者，用清心莲子饮。若小肠有热可合用导赤散。心脾两亏而无湿热之证者，用归脾汤。本证既脾肾亏虚，同时又有湿热留恋，当然于补益脾肾的同时，予以利湿，以恢复膀胱气化。临证可参用散淋汤（《中医肾病良方》）：白术60g、杜仲30g、茯苓30g、豨莶草6g、薏苡仁15g、黄柏3g、肉桂2g。水煎服，功效为逐膀胱湿热，益肾中之气。治脾肾亏虚而感湿热者。

7　其他疗法

〔**食疗良方**〕

方1　西瓜赤小豆汤

组成：西瓜皮、冬瓜皮各30g、赤小豆30g。

功效：利尿消淋。

主治：膀胱炎。

用法：用水500ml同煎服，可随意常服。

方2　薏苡仁粥

组成：苡米30g、粳米50g。

功效：利尿通淋。

主治：膀胱炎。

用法：二药相合入锅加水煮成粥，粥成加白糖，随意食用。

〔民间验方〕

方 1　荠菜花汤

组成：荠菜花、杨柳叶、车前子各 30g。

功效：清热通淋。

主治：膀胱炎。

用法：煎浓汁，日服数次。

方 2　糯稻根汤

组成：糯稻根 250g。

主治：尿频、尿急、尿痛。

用法：每次 30g、水煎服。

方 3　双花煎

组成：金银花 60g、白糖 120g。

主治：尿频、尿痛。

用法：水煎服，不拘次数。

方 4　莲斛汤

组成：金银花 9g、金石斛 12g、生甘草 6g。

主治：泌尿系感染。

用法：以上 3 味，沸水冲泡，加盖闷 5 分钟，代茶饮。

方 5　豆芽茶

组成：鲜绿豆芽 500g、白糖适量。

主治：膀胱炎。

用法：将鲜绿豆芽洗净去杂质，然后以洁净纱布包绞汁液，加入适量白糖，代茶饮。

方 6　柴胡饮

组成：生黄芪 15g、知母 12g、生白芍 9g、柴胡 6g、乳香、没药各 3g。

功效：益气活血，疏肝通淋。

用法：水煎服，每日 1 剂。

主治：泌尿系感染。

〔**当代名医验方**〕

方1　止血通淋汤（黄文东）

组成：生地15、竹叶10g、生甘草5g、木通3g、黄芪15g、小蓟草3g、乌药10g。

用法：水煎服，每日1剂，分2次服。

功效：止血通淋。

主治：急性膀胱炎，症见小便频急，涩痛而赤，腰酸，少腹胀，心烦，少寐，舌质红，苔腻，脉细数（《当代名医临床秘诀》）。

方2　知柏地黄二陈汤（高辉远）

组成：狗脊10g、萆薢10g、茯苓10g、法半夏10g、陈皮10g、猪苓10g、泽泻10g、黄柏10g、知母10g、生地15g、白茅根15g、炙甘草5g。

用法：日1剂，水煎，分2次服。

主治：下尿路感染（即膀胱炎）。

组方原理：中医认为淋证之下焦湿热证候，多作清热利湿之八正散加减，但高氏对此有独见，认为淋证乃"肾虚膀胱热"，故首选狗脊、萆薢以强肝肾、利水通淋，治机关缓急，同时以知柏地黄汤合二陈汤化裁，滋阴泻水，燥湿化痰，消其内热以止隐性血尿（《当代名医临床秘诀》）。

8　医案举例

高辉远医案　知柏地黄二陈汤案

陈某，女，32岁，北海公园人。因反复发作性尿频、尿急、尿痛2个月，伴腰痛1周，于1990年2月24日收住中医病房。患者始于1984年12月中旬，因不明原因出现周身不适，尿频、尿急、尿痛，在本院门诊断为泌尿系感染，予常规量服用呋坦啶及其他消炎药，症状时轻时重，迁延不愈，而收入中医病房治疗。入院查体：一般情况好，体温、脉搏正常，双肾压痛叩击痛（+），舌红，舌根苔黄，脉细数。尿常规检查蛋白（±），白细胞满视野，红细胞多数。予下方（知柏地黄二陈汤）8剂，患者服药后尿频、尿急、尿痛好转，但尿色仍黄，排尿不畅，舌红，苔心黄，脉细弦。尿常规检查，上皮细胞3~6个，白细胞（±），红细胞（-）管型（-），考虑病人肾气不足，不宜过用苦寒，故中病即止，改用五苓散加味，以通阳化气行水，服药3剂，尿频尿急尿痛消失，腰痛明显减轻，因稍有受凉，出现咽痛不适，遇冷足跟疼痛，观舌质红，苔薄黄，诊两脉细弦，尿常规检查，白细胞1~2个，红细胞偶见，余均阴性，守上方加苏叶、桔梗各10g、再进6剂，药尽症消，经两次尿常规检查阴性，中段尿培养阴性，痊愈出院。

黄文东医案　止血通淋汤案

黄某，女，28岁。1975年4月6日初诊。突发小便频急，涩痛而赤，腰酸，少腹胀，心烦，少寐。西医诊断为急性膀胱炎，舌质红，苔腻，脉细数。上方（止血淋汤）加减，共服8剂而基本痊愈。

9　文献选录

《金匮要略》：

淋之为病，小便如粟粒，小腹弦急，痛引脐中。

《诸病源候论》：

诸淋者，由肾虚而膀胱热故也……若饮食不节，喜怒不时，虚实不调，则府脏不和，致肾虚而膀胱也……肾虚则小便数，膀胱热则水下涩，数而且涩，则淋沥不宣，故谓之为淋。

《丹溪心法》：

淋有五，皆属乎热。

水火不交，心肾气郁，遂使阴阳乖舛，清浊相干，蓄在下焦，故膀胱里急，膏、血、砂、石，从小便道出下焉。于是有欲出不出，淋漓不断之状。

第十二章　急性前列腺炎

1　概　念

急性前列腺炎，是由细菌感染所致，故亦称急性细菌性前列腺炎。该病发病急，变化快，临床常以尿频、尿急、发热，甚至急性尿潴留而就诊，往往容易漏诊或误诊。前列腺本身的症状可有会阴、直肠剧痛或有胀重感，重症感染可影响性功能、性交痛。前列腺的性功能，包括生精、藏精、泄精、与肾有类似的性功能。

急性前列腺可继发于皮肤、扁桃体、牙齿、呼吸道和胃肠道、尿道的感染，也可由急性传染病的菌血症引起。发病前往往有大量饮酒或服辛辣饮食或有疲劳史。

根据急性前列腺炎的临床表现，可归属于中医学“淋证”、“癃闭”等范畴。

2　临床表现

（一）症状

（1）全身症状：

发热、寒战、乏力、肌肉关节疼痛。

（2）局部症状：排尿困难，尿频、会阴部及直肠内有沉重感或剧痛，其疼痛于大便时加重，可放射至耻骨上区、阴茎或腰骶部。若伴有精囊炎及输精管炎时，可有腹痛。

（3）感染途径不同，症状可有所不同：①若系血行感染，发病突然，病人呈现全身急性感染症状，严重可有败血症症状。②若系尿道途径所引起的前列腺炎，在全身症状出现之前有显著的排尿刺激症状，如尿频、尿急、尿痛及末尿滴沥，或有急性尿潴留、疼痛及性功能异常；若症状持续加剧，可能已形成前列腺脓肿。

（二）直肠指诊

前列腺肿胀，触痛明显，整个或部分前列腺坚韧不规则，可有结节。

前列腺脓肿形成时，直肠指诊可发现一个紧张、坚韧和压痛的前列腺肿块，甚至有波动感。

3 实验室检查

（1）尿常规

急性期白细胞增高，亦可见大量脓细胞。

（2）血常规

急性期白细胞增高。

（3）前列腺液检查

镜检有大量白细胞或脓细胞及含脂肪的巨噬细胞；培养有大量细菌生长。急性期做前列腺按摩，可引起菌血症，故禁按摩，也禁用尿道器械检查。

（4）尿培养

常伴有膀胱炎，尿培养可了解致病菌和药物敏感情况。

4 诊断与鉴别诊断

〔诊断依据〕

（1）依据病史、症状、直肠指诊、尿液检查和前列腺液检查。

（2）尿三杯试验有助于诊断：

第一杯内有碎屑和脓细胞；

第二杯尿液清晰；

第三杯尿液混浊。

〔鉴别诊断〕

急性前列腺炎应与急性肾盂肾炎、急性膀胱炎相鉴别。

（1）急性肾盂肾炎

病人有腰痛、两侧肾区叩击痛；而急性前列腺炎病人疼痛部位多在腰骶部，且两肾区无叩击痛，有的前列腺炎病人可表现为髂窝部剧痛或肾绞痛，很像输尿管结石，做腹部平片及直肠指诊检查可明确诊断。

（2）急性膀胱炎

急性膀胱炎一般无明显全身症状，常表现为尿频、尿急、尿痛、排尿不畅等膀胱刺激症状，尿常规检查可见脓尿、血尿。尿培养菌尿阳性。但直肠指诊时前列腺无触痛。

5　病因病机

本病发病急、常因湿、热、毒邪侵犯前列腺，导致前列腺气化不利。

（1）湿热下注　湿热之邪下陷前列腺，使下焦气化不利；或嗜食肥甘厚味及醇酒，肥甘化热，醇酒酿湿，湿热下注则气化不利。

（2）热毒炽盛　湿热相结日久化为浊毒，耗伤前列腺，又伴膀胱热毒炽盛，三焦气化不利水道受阻。

（3）气血两燔　热邪蕴结下焦，化火伤阴，肝肾阴虚，阴虚阳亢，水不涵木，则肝风内动，伤血动血；心火下移，前列腺气化不利，则尿频、尿急、尿痛、尿血。总之，本病病位在前列腺，与心、肝、肾、三焦相关，为湿、热、毒邪所犯，使下焦气化不利，导致前列腺疾病产生。

6 辨证论治

本病因湿热毒邪侵犯前列腺，导致前列腺气化不利，故治则应以祛邪为要。通过清热解毒，清利湿热，活血化瘀，使邪毒得除，小便复常。急性前列腺炎既使兼有正气不足，亦应祛邪为要务，待邪尽去，再扶正为宜。因急性前列腺炎总以标实为主。

〔**辨证求因**〕

（1）湿热蕴结

主证：小便频急，淋漓涩痛，会阴及少腹疼痛，发热恶寒，口苦口粘，渴不欲饮，肢倦乏力，脘痞纳呆，舌质红，苔黄腻，脉滑数。

辨证：由于湿热蕴结下焦，膀胱不得气化，前列腺功能不利，下泌尿系感染，故小便频急，淋漓涩痛；热灼脉络，气机瘀滞，则会阴部及少腹不通则痛；湿热内蕴，邪正相争，故发热恶寒；湿性粘腻，热则耗津，故口苦口粘，渴不欲饮；湿热既伤肾，又损肝脾，脾统血，肝调血，肾藏精，三脏损伤，故肢倦乏力；湿热困脾伤胃，气机升降失调，故脘痞纳呆；舌红苔黄腻脉滑数，均为湿热内蕴之征象。

求因：湿热蕴结，气化不利。

（2）热毒壅盛

主证：小便频急，短赤热痛，发热，口干苦，心烦不宁，或皮肤疮疡，会阴部热痛，舌质红，苔黄，脉数。

辨证：热毒壅盛下注膀胱，气化不利，水道难通，故小便频急、热痛；热损血络，迫血妄行，故尿色红赤；热毒内壅，汗不宣泄则发热，甚至高热不退；热毒郁遏肝胆，气机疏泄不利，肝火犯胃则口干，胆汁逆流则口苦；热毒扰心，则心烦不宁，皮肤生疮；热毒下注故会阴部热痛；舌红苔黄脉数，均为热毒壅盛之征象。

求因：热毒壅盛，邪入营分。

（3）气血两燔

主证：高热，寒战，口渴，小便红赤，量少涩痛，会阴部及腰骶部疼痛，或肌肤发斑，舌质红，苔黄，脉数。

辨证：气血两燔，体若火烤，故高热、寒战、口渴、尿色红赤，尿少涩痛；血瘀气滞，故会阴部及腰骶部不通则痛；气血两燔而热入营血，故肌肤发斑；舌红苔黄脉数，均为火热煎熬之征象。

求因：气血两燔，火毒入络。

〔审因论治〕

（1）湿热蕴结，气化不利。

治法：清热解毒，利湿通淋。

代表方剂：八正散加减。

原方药味：

八正散（《太平惠民和剂局方》）：车前子、瞿麦、萹蓄、滑石、栀子、甘草、木通、大黄。

临床处方：滑石10g、栀子10g、瞿麦10g、车前子10g、萹蓄10g、木通1g、大黄6g、茵陈30g、泽泻10g、红藤30g、败酱草30g。

若兼身热不扬，午后热象较显，头重如裹者，加杏仁、白蔻仁各10g，青蒿15g，以芳香宣化，清退湿热；若不思饮食，脘痞腹胀者，开胃醒脾；若身热不退，神识昏蒙，或谵语者，加石菖蒲、郁金各10g，以化浊开窍醒神。

水煎服，每日1剂。

参考意见：急性前列腺炎病人本证多见，只要治疗及时，一般不会加剧。本病的治疗应遵循“治急性病如将”的原则，诊断明确果断下药。要在不伤正的前提下，大胆足量使用清热利湿解毒之品。

（2）热毒壅盛，邪入营分

治法：清热凉血，解毒利尿。

代表方剂：五味消毒饮合清营汤加减。

原方药味：

五味消毒饮（《医宗金鉴》）：金银花、野菊花、蒲公英、紫花地丁、紫背天葵。

清营汤（《温病条辨》）：丹参、黄连、银花、连翘。

临床处方：野菊花、蒲公英各15g、紫花地丁10g、生地、玄参各21g、栀子、连翘各12g、淡竹叶7g、生甘草6g。

若小便痛甚，加石韦、滑石、川牛膝各10g以清热利湿，活血止痛；若兼大便干结者，加大黄10g（后下）、厚朴10g、木通4g、生石膏15g，石斛10g，以清热生津。

水煎服，每日1剂。

参考意见：临床亦可选用四妙勇安汤（清·鲍相璈《验方新编》）加减。

（3）气血两燔，火毒入络

治法：气血两清，消痈排脓。

代表方剂：清瘟败毒饮加减。

原方药味：

清瘟败毒饮（《疫疹一得》）：生石膏（180～240g）（24～36g）、生地黄（18～30g）（6～12g）、水牛角（180～240g）（60～120g）、川连（12～18g）～（3～4.5）、栀子、桔梗、黄芩、知母、赤芍、玄参、连翘、甘草、丹皮、鲜竹叶（以上10味原书无剂量）。

临床处方：生石膏45g、生地黄30g、黄连10g、栀子、黄芩、赤芍、丹皮各10g，知母、连翘各15g，玄参24g、鲜竹叶12g、薏苡仁20g、冬瓜子18g。若见抽搐，加生龙牡各24g、鳖甲15g，以熄风潜阳止痉；若口渴多饮、咽干疼痛者，加麦冬

15g、石斛10g，以清热生津。

水煎服，每日1剂。

7 其他疗法

〔**食疗良方**〕

方1 茅根粥

组成：鲜白茅根60g、糯米100g。

功效：清热利尿凉血。

主治：急性前列腺炎

用法：鲜茅根加适量水，煮半小时后取其汤煮糯米成粥，口服。

方2 六月雪煨乌骨鸡

组成：六月雪（又称路敢荆、路边金）60g、乌骨鸡1只，调味品适量。

功效：清热解毒降浊。

主治：急性前列腺炎。

用法：六月雪用纱布包好，放入锅内，或放鸡腹内，吃鸡肉，喝汤。

〔**民间验方**〕

方1 清热利湿绿豆汤

组成：土茯苓30~60g、防己15~30g、绿豆衣30g、甘草10g。

功效：清热利湿解毒。

主治：急性前列腺炎。

用法：水煎服。

〔**外治法**〕

方1 益母浓汁外抹

组成：益母草30g、车前子9g、小蓟60g、川牛膝15g。

功效：清热利尿，活血凉血止血。

主治：急性前列腺炎小便短涩带血疼痛。

用法：上药煎煮取浓汁，冷却后抹小腹及会阴部。

方 2　木通大黄汤

组成：木通 30g、大黄 10g、黄柏 30g。

功效：清热通腑。

主治：急性前列腺炎之小便频数热痛，大便秘结者。

用法：上方煎煮浓汁，冷却后抹小腹及会阴部。

〔**中成药**〕

方 1　八正散

用法：口服，每服 6～10g。

方 2　牛黄解毒片

用法：口服，每次 3 片，每日 3 次。

〔**中药单方**〕

大黄　具有较强的抗菌、抑制肿瘤的作用。取生药 3～15g，水煎服。

小蓟　药理研究具有广谱抗菌消炎的作用。取鲜品 30～60g，水煎服。

金钱草　对大肠杆菌等多种微生物有抑制作用，使尿量增加。取干品 30～60g 或鲜品 60～120g，水煎服。

8　当代名家经验

〔**名家论萃**〕

张士杰认为，急性非特异细菌性前列腺炎，多发于青壮年。通过对 32 例患者的观察，可见本病与性旺盛期有关。感染途径主要由后尿道通过前列腺管进入腺体，有时亦可由它处感染病灶通过血行或淋巴感染。性生活过度、饮酒、劳累、受凉等均为致病菌侵入的有利条件。

〔名医验方〕

方1　清热活血汤（周雄根）

组成：萹蓄15g、瞿麦15g、炒栀子10g、黄芩10g、黄柏15g、车前子30g、木通60g、败酱草30g、白花蛇舌草30g、半枝莲15g、丹参30g、赤芍15g、王不留行15g、红花10g。

功效：清热活血。

主治：急性前列腺炎。

辨证加减：湿热重者加竹茹、生石膏；尿痛重者加川楝子、延胡索；腰臀部痛重者加杜仲、续断；发热甚者加石膏、知母、金银花、连翘。

用法：每日1剂，水煎2次，取液500ml，分早晚2次服用。

临床疗效：总有效率为95%。

方2　活血化瘀通络汤（赵霭峰等）

组成：丹参、赤芍、桃仁、王不留行、红花各12g，黄柏12g、全蝎6g、蒲公英、白花蛇舌草各30g，败酱草20g。

辨证加减：湿热重者，加竹茹，生石膏；尿痛重者加川楝子、延胡索；腰臀部痛重者加杜仲、续断。

功效；活血化瘀通络。

主治：急性前列腺炎。

用法：将上药浓煎，头汁、二汁，两次300ml左右，每日1剂，分2次口服。

临床疗效：一般服药后3天病情明显好转，7~9天临床症状基本消失，血象恢复正常，尿常规阴性，8例均获痊愈。

9　医案举例

何任医案　前列腺炎

陶某，男，成人，1972年10月21日初诊，小腹有坠胀感，牵及会阴，尿多而不畅。经某院检查诊为前列腺炎。该患者因情志郁结，肝失条达，膀胱气化不利所致。治以益肾化气通淋，方用沈金鳌的菟丝子丸加减：

菟丝子、赤芍、覆盆子、川楝子、败酱草各9g，益智仁、茜草各6g、丹参、芡实各12g，山药15g、炙山甲4.5g、荔枝核30g，水煎服。5剂后，小腹胀减轻，尿轻畅爽，继服7剂，疾愈（《何任医案选》）。

湿热淋案

白某，男，35岁，干部。1971年11月6日初诊。腰腹部酸沉有下坠感已有1周，小便频数，但便时尿道涩痛，近日加重。口干，身热，少腹拘急，会阴及睾丸坠胀而痛，舌苔厚腻，脉数。证属湿热淋。治宜清热利湿通淋。处方：车前子、赤芍、栀子、牛膝各15g、生地，金钱草各30g，甘草梢、黄芩、木通、泽泻各10g、蒲公英、侧柏叶各20g，水煎服。共进9剂，诸证消失，病愈（《老中医经验选》）。

10 文献选录

《诸病源候论》：

膀胱热则火下涩，数而目涩，则淋沥不宣，故为之淋。其状，小便出少，起数，小腹强急，痛引于脐。

《河间六书》：

淋是小便涩痛，乃热客膀胱，郁结不能渗泄故也。

《医学入门》：

淋，小便涩痛，欲去不去，不去又来，滴沥不断……淋皆属热，间有冷者，外因当风取凉，冒暑、湿热郁滞，胞内痿痺，神不应用；内因七情心肾气郁，小肠膀胱不利，或忿怒房劳，忍尿；酒肉湿热，下流膀胱，干于肝经，挺孔郁结，初则热淋血淋，久则火烁石淋……肾虚淋沥，茎中涩痛者，加减六味丸以补阴。

第十三章　慢性前列腺炎

1　概　念

慢性前列腺炎是由细菌感染所致的前列腺疾病，约占男科门诊40%，多发于青壮年及高龄男性。患者常伴有精囊炎。其临床以尿频、尿急、尿痛、腰部、会阴部、睾丸、阴茎、尿道、直肠和大腿部放射痛为特征，青壮年有性欲减退、阳萎、射精痛、血精或不育。临床上部分病人可无症状，仅有菌尿。

该病病程长，迁延难愈。饮酒过量，性生活过频，会阴部损伤，慢性便秘等，都可使前列腺发生非细菌性充血反应，为细菌侵入和繁殖提供了有利条件，下尿路梗阻，尿流不畅，也是诱发因素之一。

根据慢性前列腺炎临床表现，可归属于中医学“精浊”、“淋证”范畴。

2　临床表现

慢性前列腺炎的临床表现为一组较为复杂的综合症状，大致可分为如下几个症候群。

（1）尿路症状：尿急、尿频、尿痛、尿灼热、尿道口溢液、尿浊、尿道异物感等。

（2）性功能症状：遗精、阳痿、早泄、快感缺失、不射精、性功能亢进、性冷淡等。

（3）神经衰弱症状：头昏、头晕、心悸、失眠、多梦、精神萎靡，记忆力减退等。

（4）部分患者伴有盆腔肌肉紧张综合征：腰骶、小腹、会阴、阴茎、睾丸等部位疼痛不适。

3 实验室检查

肛门指诊：前列腺体略有增大或正常，质软或稍硬，或有结节，压痛明显，中央沟存在或变浅。

（1）前列腺液镜检：

卵磷脂小体减少（++）以下为阳性，白细胞计数增高，每高倍视野超过10个为阳性。

（2）细菌学检查：通过腺液、尿液的细菌学的定位检查，可将前列腺液、尿道炎或尿路感染区别出来。慢性前列腺之细菌培养有较固定的菌肿生长的特点，故需多次采取菌尿，反复作细胞培养，方能确诊。

（3）本病的lgA可升高，应进行免疫球蛋白检查。

（4）本病前列腺2n含量降低。

（5）前列腺穿刺活检，发现有致病菌，且以白色葡萄球菌最为常见。

4 诊断与鉴别诊断

〔**诊断依据**〕

（1）临床表现，（2）肛门指诊，（3）实验室检查。

〔**鉴别诊断**〕

本病应与淋病性前列腺炎、前列腺结核、前列腺增生症、前列腺癌及急尿道综合征作出鉴别诊断。

（1）淋病性前列腺炎　本病急性期临床表现与急性前列腺炎有许多相似之处，而慢性前列腺炎患者，做腺液或尿液的细菌学检查可发现淋病双球菌，但无其他细菌。

（2）前列腺结核　由尿路结核引起的前列腺结核，也有尿频、尿急、尿痛、尿混浊或终末血尿等泌尿系统系症状为主，但直肠指检，腺体肿大呈不规则结节状，尿液及前列腺液直接涂片或培养可发现结核杆菌，另外前列腺活检及 X 线检查亦有助于诊断。

（3）前列腺增生症　本病为老年病，以夜尿频多，排尿无力、血尿、充盈性尿失禁、残余尿等为临床特征，经直肠指检、B 超、尿动力学检查可确诊。

（4）前列腺癌　本病早期无症状，若出现排尿因难、血尿等症状时，已属晚期，直肠指诊，可发现前列腺结节，通过 Tru－Cut 活组织检查，PSA 测定及 CT 等可明确诊断。

（5）急性尿道综合征　又称“无菌性尿频－排尿不适综合征”，其中段尿细菌定量培养阴性者，多因劳累，天气炎热、饮水少或性生活而诱发。而慢性细菌性前列腺炎化验检查，尿液及前列腺液细菌培养呈阳性。

5　病因病机

本病常由湿热、瘀血、痰浊所致，由于病程长，常常虚实夹杂。虚者正气虚，正气虚中以肾气虚为主，往往涉及于肝，出现肝肾阴虚；实为邪气实，邪气乃指湿热、瘀血、痰浊。

（1）湿热下注　多因过食辛辣，过饮醇酒，生湿化热，湿热下注膀胱，损伤前列腺，导致下焦气化不利。

（2）气滞血瘀　情志不舒，所愿不遂，或急躁动怒，导致肝气郁滞，气机疏泄失常，气滞则血瘀。常与湿热之邪交结于下焦，使膀胱与前列腺气化失常。

（3）肾气不固　患者先于禀赋不足，或性生活过度，耗伤肾元，封藏失职，膀胱之腑气化失司。

（4）肾阳不足　肾元不足，命门火衰，人身三焦不得温煦，导致气化严重失调。

（5）肝肾阴虚　肝肾精血同源，肝不藏血，肾不藏精，精血外泄，则出现阴虚内热，使病情反复，或加重，阴虚内热，相火妄行，导致性生活亢进，严重损伤前列腺，下焦气化不能作为，诸症蜂起。

6 辨证论治

慢性前列腺炎正虚邪实，虚实夹杂。由于邪实既阻碍前列腺气化功能的正常运行，又能损伤正气，故除邪务尽，特别是久病、痰浊、血瘀内阻，更应以化痰、活血之法治之。湿热下注常常贯穿疾病的始终，在扶正的基础上清利湿热亦应贯穿始终，并应佐以活血化瘀，促使肾血流量正常运行，以增强自身免疫功能。

〔**辨证求因**〕

（1）湿热下注

主证：小便频数，热涩疼痛，腰骶及会阴部胀痛，或遗精频作，或阴茎萎软，阴囊及会阴部潮湿、臊臭、或恶心呕吐，舌质红，苔黄腻，脉濡数。前列腺指检质软，有压痛，前列腺液量多，色黄，粘稠。

辨证：湿热下注，膀胱气化不利，湿与热瘀滞不行，故尿频数，热涩疼痛；腰骶属肾，为肾之腑地，而会阴部为肝经所布，肝肾同源，肝气失于条达，肾之气机亦不得疏泄，故腰骶骨与会阴部胀痛；湿热下注，相火妄动，故遗精频作；肾虚封藏不固，精浊遗漏而命门之火不旺，故阳痿而茎软不起；阴囊遗及会阴为多湿而潮热之地，再湿热之邪困聚下焦重地，故潮湿而臊臭；湿热之邪上犯中焦，湿热化瘀，瘀浊郁阻气机，升降失调，胃气上逆失于和降，故恶心呕吐；前列腺指检所得所感，乃明确诊断之佐证；舌红苔黄腻脉濡数，均为湿热之征象。

求因：湿热下注，气化失司。

（2）气滞血瘀

主证：小便滞涩，淋漓不畅，胁腹胀满或会阴部及少腹部刺痛，胀痛，精神抑制，情绪不守，胸闷心烦，舌质紫黯或有瘀点，脉沉涩。

辨证：气滞血瘀，湿热郁遏，瘀热互结，气湿相搏，故小便滞涩，淋漓不畅，气郁肝失条达，故胁腹胀满，情绪不宁，会阴部及少腹刺痛，精神抑制，胸闷心烦；舌紫暗有瘀点，脉沉涩，均为气滞血瘀之征象。

求因：气滞血瘀，湿热郁阻。

（3）肾气不固

主证：小便频数，尿后余沥，或淋漓如膏脂，涩痛不著，夜尿清长而频，或早泄、滑精，腰膝酸软，舌质淡红，苔薄腻，脉沉细无力。

辨证：肾气不足，膀胱气化不利；肾虚精微封藏不固，元阳不足故阳痿早泄，滑精；精泄肾虚故腰膝酸软乏力，易感疲劳；舌淡红薄腻沉细，均为肾气不固之征象。

求因：肾气不固，湿热瘀阻。

（4）主证：尿频清冷，会阴部及小腹部冷痛，得暖则缓解，腰骶酸冷，畏寒，面色苍白，精神萎靡，或阳事不举，舌质淡，苔白，脉沉细。

辨证：肾阳虚生内寒，故小便清冷，会阴部及少腹部冷痛；得暖则内寒减故冷痛缓解；肾阳不足，命门火衰，故腰骶酸冷，畏寒，面色苍白，精神萎靡；肾阳虚命门火衰，出现阳痿早泄，故阳事不举，性生活困难；舌淡苔白脉沉细，均为肾阳不足的表现。

求因：肾阳不足，阴寒内生。

（5）肝肾阴虚

主证：小便频数，尿有热感，遗精，手足心热，会阴部隐痛不适，头晕目眩，腰骶部酸软，耳鸣，神疲乏力，形体虚弱，舌红少苔，脉细数。

辨证：肝肾同源，相互依存，精血两亏，阴虚内热，膀胱热而气化失司，故小便频数，尿有热感；阴虚而相火妄动，多梦遗精，手足心热；肝肾阴虚，三焦气化不利，会阴部为肝经所过，故湿热阴虚，故会阴部隐痛，头晕耳鸣目眩，腰骶部酸软；精血亏虚，精力不足，故神疲乏力，形体虚弱，自身免疫不强；舌红少苔，脉细数，均为肝肾阴虚之表现。

求因：肝肾阴虚，湿热留恋。

〔**审因论治**〕

（1）湿热下注，气化失司

代表方剂：八正散加减。

原方药味：

八正散（《太平惠民和剂局方》）：车前子、瞿麦、萹蓄、滑石、栀子、甘草、木通、大黄。

临床处方：薏苡仁 10g、杏仁 10g、白蔻仁 10g、栀子 15g、木通 3g、车前子 10g、益母草 30g、瞿麦 20g、泽兰 30g、萹蓄 20g、滑石 20g、大黄 3g、甘草 6g、黄芩 10g、半枝莲 15g、白花蛇舌草 30g。

若遗精较重者，加生牡蛎 30g、芡实 15g、苦参 10g；便秘重用大黄（后下），以通腑泻热；小腹坠加厚朴、川楝子、乌药各 10g 以理气化湿；若阳痿者，重用“三仁”各 30g，以理气利湿热，兴阳振痿；若前列腺液中有大量白细胞或脓细胞者，加蒲公英 30g、土茯苓 30、红藤 30g，以清热解毒消痈、利湿消肿，使热去毒解，湿去浊清。

水煎服，每日 1 剂，早晚各服 1 次。

（2）气滞血瘀，湿热郁阻。

治法：疏肝解郁，活血化瘀，利湿通淋。

代表方剂：血府逐瘀汤合三仁汤加减。

原方药味：

血府逐瘀汤（《医林改错》）：柴胡、枳实、甘草、桃仁、红花、熟地、当归、赤芍、川芎、桔梗、牛膝。

三仁汤（《温病条辨》）：杏仁、白蔻仁、薏苡仁、滑石、通草、厚朴、竹叶、半夏。

临床处方：柴胡 8g、枳实 8g、赤芍 30g、甘草 6g、牛膝 15g、桔梗 10g、桃仁 10g、红花 10g、熟地 15g、当归 10g、川芎 6g、滑石 15g、薏苡仁 30g、白蔻仁 15g、厚朴 6g、竹叶 10g、通草 6g。

若小便淋重者加泽兰、海金砂各 15g 以清热利湿通淋。

水煎服，每日 1 剂。

（3）肾虚不固，湿热瘀阻

治法：补肾固精，化湿通淋。

代表方剂：苓术菟丝丸合二妙散加减。

原方药味：

苓术菟丝丸（《景岳全书·新方八阵》）：茯苓、白术、莲肉、五味子、山药、杜仲、炙甘草、菟丝子。

二妙散（《丹溪心法》）：黄柏、苍术。

临床处方：菟丝子 10g、莲子肉 10g、苍术 10g、黄柏 10g、山药 10g、茯苓 10g、益母草 30g、白花蛇舌草 30g、金樱子 10g。

若滑精者，加生龙牡各 15g、桑螵蛸 20g，以加强固涩之力；若遗泄日久，肾精大亏者加熟地、黄精、山萸肉以补肾填精。

水煎服，每日 1 剂。

参考意见：古人有言：“诸淋者，由肾虚而膀胱热故也。”慢性细菌性前列腺炎属“精浊”、“淋证”，则大多以肾虚为本，湿热瘀阻为标，当以补肾化瘀，利湿通淋为原则，郭军教授由《医学正传》三妙丸和槐榆散化裁而来的自拟“前列灵”方，就是一首显效方剂，方由黄芪、肉苁蓉各30g，熟地15g、山茱萸15g、三棱、莪术各15g，黄柏12g、苍术12g、川牛膝12、滑石12g、槐花15g、土茯苓、丹参、蒲公英各10g组成。郭氏说："我们采用此法进行治疗，往往收到较好的疗效，可供参考。"

（4）肾阳不足，阴寒内生

治法：温阳化气，活血通淋。

代表方剂：济生肾气丸加减。

原方药味：

济生肾气丸（《济生方》）：附子、泽泻、山茱萸、山药、车前子、丹皮、官桂、川牛膝、熟地黄。

临床处方：附子6g、桂枝6g、熟地15g、山药15g、山萸肉15g、泽泻10g、茯苓15g、川牛膝30g、车前子10g、菟丝子15g、泽兰10g。

若排尿困难，或点滴而下，加肉桂末2.5g（冲服）以温肾化气；滑精者，加生龙牡各15g，补骨脂、桑螵蛸各10g，以固精止遗。

水煎服，每日1剂。

（5）肝肾阴虚，相火妄动。

治法：滋阴降火，化湿通淋。

代表方剂：知柏地黄丸加减。

原方药味：

知柏地黄丸（《医宗金鉴》）：熟地黄、山萸肉、山药、泽泻、丹皮、茯苓、知母、黄柏。

临床处方：女贞子15g、旱莲草15g、生地黄15g、山萸肉15g，山药10g、丹皮15g、茯苓15、泽泻、车前草各30g、川牛膝15g。

若频频遗精者，加生龙牡、金樱子各15g，重用知柏以降相火。

水煎服，每日1剂。

7 其他疗法

〔**食疗良方**〕

方1 绿豆粥

组成：火麻仁10g、绿豆50g、陈皮3片、粳米100g。

功效：清热解毒，利尿通淋。

主治：慢性前列腺炎。

用法：将3味药洗净与淘洗干净的粳米一同入锅，加1000克水，用大火烧开后转用小火熬煮成稀粥。日服1剂，分数次服用。

方2 鲫鱼粥

组成：灯芯花5~8根，鲫鱼1~2条，粳米50g。

功效：清心降火，利尿通淋。

主治：慢性前列腺炎。

用法：将鲫鱼去鳞和内脏洗净，用纱布包好，灯芯花和淘洗干净的粳米一同入锅，加适量水，用大火烧开后转用小火熬煮成稀粥。日服1~2次，温热食用。

方3 车前粥

组成：鲜车前叶60g，葱白3茎，粳米100g。

功效：利尿、清热、通淋。

用法：将车前叶和葱白洗净切碎，同入沙锅，加200ml水煎至100ml，去渣后入米，再加600ml水煮成粥。日服2~3次，5~7天为1疗程。日服1剂。

〔**民间验方**〕

方1 公英茶

组成：蒲公英60g。

功效：清热解毒通淋。

主治：慢性前列腺炎。

用法：将公英加工成粗末，加水煎汤，去渣取汁，代茶饮。

方2　黄柏汤

组成：金银花、板蓝根、车前子各20g，土茯苓25g，黄柏、萹蓄、通草、泽泻、甘草各15g。

功效：清热解毒，利湿通淋。

主治：慢性前列腺炎。

用法：水煎服，每日1剂。

方3　大青叶合剂

组成：生地榆、生槐角、半枝莲、蛇舌草、大青叶各30g，白槿花、飞滑石各15g，生甘草6g。

功效：清热泻火，利湿通淋。

主治：慢性前列腺炎。

用法：水煎服。

〔**中成药**〕

八正散

口服，每次6~10g，加灯心草少许，水煎温服。

前列通瘀胶囊

口服，每次5粒，饭后服，每日3次。

前列回春胶囊

口服，每次5粒，日服3次。

金匮肾气丸

口服，每次1丸（9g），日服1~2次。

〔**药物外治**〕

方1　取菟丝子、杜仲、蛇床子、生地、苦参、黄连、车前子、泽泻、赤芍、金钱草各10g，水煎坐浴（勿烫伤），每日1次，每次20分钟，7日为1疗程。

方2　前列安栓

组成：黄柏、虎杖、栀子、大黄、泽兰、石菖蒲各10g。

用法：研细末，制成栓溶剂的形式，经直肠给药，先纳入肛肠内，溶化后被吸收，具有较好的抗炎、抗菌、镇痛和改善局部循环的作用。

8 当代名家经验

［名家论萃］

徐福松教授认为：

慢性前列腺炎为中医男科多发病，约占男科门诊 40%，在中医学中属于“精浊”范畴。徐氏临证 40 余载，经验丰富，认为其病机不外乎湿、热、瘀、郁、虚。久病入肾而致虚，虚实夹杂，标本兼病。治疗慢性前列腺炎辨证与辨病相结合，祛邪补虚，标本同治。

夏远录医师认为：

慢性前列腺炎属中医“淋证”范畴，临床表现为尿痛、尿后余沥不尽，小腹及腰骶疼痛等症状。夏氏认为该病多因败精瘀浊，阻滞下焦，致使膀胱气化不利而成。治疗以化瘀利湿，恢复膀胱功能为主。

李日庆主任医师认为：

慢性前列腺是青壮年男性的常见病和多发病。属中医“劳淋”、“白浊”、“精浊”等范畴。李氏认为，该病的病机是邪实者多，本虚者少。邪实多为气滞、湿热、血瘀、寒凝；本虚多为肝、脾、肾不足。初病多为湿热下注，寒凝肝脉，肝气郁滞，不治或误治，寒凝、湿阻、气滞均可致经脉受阻，气血瘀滞；久病又可耗伤正气，致肝、脾、肾亏虚。李氏临证注重辨证与辨病相结合，宏观辨证与微观辨证相结合，辨别虚实，因证施治，疗效满意。

冯世纶认为：对前列腺炎的辨证，不但要看前列腺炎的局部症状，而且要看全身的症状，方能得出准确的辨证，才能明确该病具体的病因病机，继而仔细具体辨证，才能在疗效上取得满意效果。

张珍玉教授认为：

张教授认为前列腺为病本在肝，肝气不舒，气郁化热，湿热下注，瘀血、痰湿阻滞于前阴是其基本病机变化。依据主要有以下几个方面：

（1）前阴是足厥阴肝经循行所经之处，《灵枢·经脉》篇说："肝足厥阴之脉……过阴器，抵少腹。"肝气不舒，病必循经而发。

（2）肝主筋，而前阴为宗筋之所聚。日本·丹波元简在《灵枢识》中说："筋者聚于阴器"。故宗筋之病本在肝。

（3）肝之疏泄，调畅气机，肝气不舒，一方面可气郁化热，一方面又可气滞湿停，使湿热聚于下焦。

（4）肾主二阴，司二便，但功能表现为闭藏为主，而阴窍之开合，精溺之所出，又依赖于肝主疏泄的调节作用，疏泄正常，则精溺以时出；反之，则或遗精，或阳痿早泄，或尿出白浊、小便淋沥不尽等。

张教授认为前列腺炎可分为虚实两面，不论虚实，治疗均当责之于肝。认为该病不论虚实，总以疏肝理气为主要原则。

施汉章主任医师认为：

慢性前列腺炎的发病有以下几个原因：

（1）患者嗜酒贪杯，过食膏粱厚味及辛辣刺激性食物，以致损伤脾胃，脾失健运，痰浊内生，聚湿生热，湿热下注精室。

（2）素体不足，不注意卫生或性交不洁，湿热邪毒，由尿窍上浸窜于精室，精浊相混，精离其位而成该病。

（3）青壮年相火易动，所愿不遂，精不外出，瘀于精窍，长期忍精不射败精流注精关不固，遂成精浊；或七情惊恐，气血逆乱，气郁不舒或久坐少动，会阴损伤，气血郁滞，精窍气机不通日久而成。该病的病机复杂，在疾病的发展过程中，早期以湿热为主；随着疾病的发展，正气耗伤，由实转虚出现中气不足、气虚下陷证；肾气亏虚，精关不固证，肾阴虚火旺证。同时，因该病反复发作，久病入络成瘀，故血瘀贯穿于该病发生和发展的整个过程。

慢性前列腺炎表现有正虚邪实之象。正虚表现为气虚、阳虚、阴虚、治疗时应根据不同的虚象给予相应的补益。邪实主要指湿热和血瘀，因此祛邪不外清热利湿，活血化瘀。

〔**名医验方**〕

方1　萆蛭汤（夏远录）

组成：赤小豆、苡米、萆薢、鱼腥草、海藻各30g，黄芪、黄柏各15g，菟丝子、皂角刺、桃仁、甘草各10g，肉桂3g，水蛭粉（吞服）5g。

功效：化瘀利湿。

主治：慢性前列腺，证属瘀浊阻滞下焦膀胱气化不利。

腰骶痛苦加杜仲、续断；小腹会阴痛者加川楝子，玄胡、乌药。每日1剂，水煎，分2次服，1个月为1疗程。

方2　张氏经验方（张珍玉）

组成：当归9g、炒白芍9g、柴胡6g、茯苓9g、人参10g、炒白术9g、郁金9g、香附9g、陈皮6g、炒川楝子9g、砂仁9g、炙甘草3g。

功效：疏肝理气，活血清热。

主治：慢性前列腺炎证属气滞血瘀者。

方中柴胡、白芍疏肝理气、二药合用，一散一收；合香附、川楝子可增其疏肝之力；气病及血，加入当归、郁金之血分药；肝气以升为健，其健升是以脾胃升降功能的正常发挥为前提，故以白术、人参、炙甘草健脾气，砂仁芳香醒脾，促其升清，陈皮和胃，助其降浊，如是则枢纽利而肝气自和；且诸药更能培补脾土，扶养后天，有“先安未受邪之地”之义，可防止肝气克犯脾胃。

方3　前炎康方（王志远）

组成：败酱草、虎杖、白花蛇舌草、王不留行各30g，萆薢、牛膝、车前子（包）各20g，黄柏、当归各15g。

上述药物为1剂煎至500ml，装入输液瓶中备用。

使用方法：用输液管连接输液瓶，其末端接无菌导尿管并涂石蜡油，将病人臀部垫高，导尿管插入直肠约15cm，药液温度保持35~40℃，以60~80滴/分速度，缓慢滴入。10天为1疗程，一般治疗2个疗程。

王氏采用肛门滴入法治疗该病优势明显，前列腺紧靠直肠前壁，药物保留于直肠内，可通过直肠粘膜吸收后扩散到邻近的前列腺组织而发挥治疗作用。

9 医案举例

李曰庆医案 慢性前腺炎系湿热瘀滞

某男，37岁，2002年2月26日初诊，尿频，会阴坠痛不适8月余，尿道不适，尿末淋沥，阴囊潮湿，舌质暗，苔白根腻，脉滑。指诊：前列腺质地均匀，未及结节，轻度压痛。EPS镜检：WBS12~15/HPf，卵磷脂小体轻度减少。尿常规正常。李氏辨证为湿热瘀滞，治以清利湿热，活血祛瘀。处经验方：生黄芪20g、萆薢15g、萹蓄15g、泽泻15g、川牛膝15g、黄柏10g、生地黄12g、白芷10g、苍术10g、王不留行15g、益母草15g、生甘草6g。日1剂，水煎服。前列栓纳肛，日1次，每次1粒。每日临睡前排尽大便，温水坐浴15分钟，然后将前列栓塞入肛门。嘱患者戒酒，勿食辣椒，保持正常性生活，每周2次。7天后复诊，排尿症状及阴囊潮湿减轻，仍会阴疼痛不适，以上方减黄柏，加川芎15g，土茯苓30g，继服14剂。三诊：排尿症状消失，会阴疼痛及阴囊潮湿减轻，李氏以一诊方减萆薢、生地黄、泽泻，加土茯苓20g，乳香、没药各6g，车前子10g。继服14剂后余症消失，复查前列腺液WBC4~6/HPf，卵磷脂小体轻度减少。

丁光迪医案，慢性前列腺炎系阴虚火旺，湿热下注

患者，男，中学教师。婚后感情很好，但1年余不育，出现心情急躁，下午低热，少寐多梦，遗精早泄，尿道不适，尿后有脓性分泌物，且逐渐加重。小便频数，尿意不尽，会阴、精索、睾丸等处作胀不适，间有抽掣痛。患者情绪紧张，自感头额昏胀，面色赤，眼目有火气，手足心热，但足膝时冷。脉细弦略数，舌红，苔薄黄腻。诊断为慢性前列腺炎。丁氏辨证为阴虚火旺，湿热下注，治以养阴敛阳，清化湿热。处经验方：败酱草30g、炒生地15g、淡山药15g、女贞子15g、薏苡仁15g、丹皮10g、丹参10g、泽泻10g、茯苓10g、炒知母10g、炒黄柏10g、制附子5g、石菖蒲10g、莲子青芯5g、夜交藤15g。连服10天，虚火症状见减，头目沉清，足膝温和，下部亦稍迁，白浊减少。药病相当，继服原方。前后经3月余，病情向愈。一年之后，其妻已经怀孕。

崔学教医案　精浊，系瘀热阻络

黎某，男，40岁。因会阴及双侧睾丸痛不适2年余就诊，曾有不洁性接触史。刻诊：晨起尿道口白色分泌物多，伴小便余沥不尽，饮酒后症状加重，大便数天1行，舌质黯，苔薄黄微腻，脉细。曾多次查前列腺液示白细胞（+～++）。崔氏诊断为：精浊，辨证属瘀热阻络型。治以清热化瘀。处方：蒲公英、王不留行、土茯苓、芡实各30g，川萆薢20g、三棱、莪术各15g，栀子10g、延胡索12g。每天1剂，水煎服；另予前列安栓塞肛门，每天1粒，尿不尽感有改善，但会阴、睾丸仍痛，舌黯，苔黄，脉细弦。仍以上方去芡实、栀子，加丹参、泽兰各30g，黄柏、威灵仙、桑螵蛸各12g。续用前列安栓。1周后复诊：疼痛减轻，基本无滴白症状。崔氏以前方减威灵仙、桑螵蛸、黄柏，加毛冬青30g，白芍、川楝子各12g，续治1周后，诸症基本消失，查前列腺液：白细胞3～4个/HP。

周智恒医案　慢性前列腺炎系湿热瘀滞

唐某，男，26岁，1998年3月10日初诊。会阴胀痛，小便淋沥不尽半年余，口干口苦，舌质暗，苔厚腻，脉细。体检：前列腺肛诊触痛明显，前列腺液检查：卵磷脂（+），白细胞（++++）。周氏辨证属湿热瘀滞，治以清热化湿、理气祛瘀。以经验方萆薢菟丝子丸加减：萆薢10g、菟丝子10g、土茯苓30g、半枝莲30g、石菖蒲10g、败酱叶15g，鹿含草15g、川牛膝10g、川楝子10g、车前子30g、丹参15g、枳壳10g、黄柏10、黄连3g、泽兰15g。每日1剂，水煎服。上方服用15剂，会阴部胀痛不适基本消失，小便淋沥不尽感明显好转，再以上方加减服用15剂，复查前列腺液常规白细胞（+），卵磷脂（++）。但患者又出现遗精、腰膝酸软，形寒肢冷，故加用淫羊藿、巴戟天、肉苁蓉、山萸肉、芡实等温补肾阳。半年后随访，诸症消除，查前列腺液、卵磷脂（+++）、白细胞（-）。

10　文献选录

《丹溪心法》：

浊之湿热。……阴火间起，小便白浊。人之五脏六腑，俱各有精，然肾为藏精之府，而听命于心，贵乎水火升降，精气内持。若调摄失宜，思虑不节，嗜欲过度，水火不交，精元失守，而为赤白浊之患。

日·丹波元坚《杂病广要》：

总之，心动于欲，肾伤于色，强行房事，或多服淫方，败精流溢，乃为白浊。……若肾虚淫火易动，业精离其位，而成精浊者，其精牵腻如膏。……今患浊者，虽便于茎中如刀割火灼，而尿自清，唯窍端时有秽物，如疮脓目眵，淋沥不断。……小便淋沥涩痛者，谓之淋。

《临证指南医案》：精浊者，盖因损伤肝络而致。

第十四章 急性肾盂肾炎

1 概 念

急性肾盂肾炎系上尿路感染，是一种因细菌通过尿道逆行性感染或血源性感染两种途径引起的肾盂和肾实质的炎症性疾病。本病多发生于育龄妇女，起病急骤，表现为寒战、高热、体温可高达38～40℃，常伴有头痛、全身酸痛、恶心呕吐等全身症状。泌尿系统症状有腰痛（肋脊角部），肾区压痛及叩击痛，以及尿频、尿急、尿痛等尿路刺激症状。部分病人可有腹痛，沿输血管至膀胱走行区出现压痛。血常规检查可见白细胞增多及红细胞沉降率加快。尿检有蛋白、脓细胞或白细胞管型。少数病人有肉眼血尿或镜下血尿，尿细菌培养为阳性。隐匿型肾盂肾炎则无明显症状和体征，仅在尿常规检时发现菌尿和脓尿。

急性肾盂肾炎属于中医学“淋证”范畴。

2 临床表现

本病临床表现有两组症状群：①尿路局部症状：尿频、尿急、尿痛等下尿路症状，腰痛或肋脊角压痛和叩痛；②全身感染症状：寒战、发热、头痛、恶心、呕吐，血白细胞计数升高，血沉增快。

临床有些肾盂肾炎患者表现与膀胱炎酷似，仅凭临床表现难以鉴别，需进一步做定位检查。

不典型的肾盂炎临床表现常见以下几种：

①以寒战、发热、恶心、呕吐等为主，而尿路刺激症状等则不明显，易误认为感冒、伤寒和败血症等；

②尿路症状不明显，而主要表现为急性腹痛和胃肠功能紊乱的症状，易误诊为阑尾炎、胆囊炎和急性胃肠炎；

③以血尿、轻度发热腰痛等为主要表现，易误为肾结核。

3 实验室检查

（1）尿细菌定性培养　取中段尿为标本易被污染；膀胱穿刺取尿标本做定性培养，其诊断符合率为100%，无假阳性或假阴性，但它是一种有损伤性检查方法，在必要时可用该法，一般不采用。

（2）尿细菌定量培养　玻片培养法，培养24小时作菌落计数。如玻片上1㎠范围内的菌落数>200个，则表示含菌量>10^5/ml，30～200个为可疑，30个以下为阴性。该法操作简便易执行。叶任高教授曾报告，本法符合率为97.5%。

（3）尿涂片镜检细菌　中段尿离心后，用尿沉渣涂片，革兰染色后用油镜检查，如平均每视野≥1个细菌，则相当于细菌定量培养≥10^5/ml，其敏感性为95%。如平均每视野≥5个细菌，其特异性为95%。本法的优点是设备简单，操作方便。

（4）尿化学检查　目前，国内外较广泛地使用浸试条法，这是一种快速及较敏感的筛选方法，敏感性和特异性分别为89%和67%。

（5）白细胞尿检查　即脓尿，指尿沉渣镜下白细胞>5个/HP，其有一定诊断意义。叶教授曾报告，采用1小时尿白细胞排泄率，更为精确，正常尿白细胞排泄率<20万/小时，>30万/小时为阳性，介于20～30万/小时者为可疑，应结合临床判断。本法较尿沉渣涂片镜检准确，阳性率高达88.1%。但不能单纯依靠脓尿诊断，因为泌尿生殖系统非细菌性炎症（如肾小球肾炎）、结核、霉菌感染、恶性肿瘤等可以有脓尿。

4 诊断与鉴别诊断

〔诊断依据〕

尿细菌究竟来自上尿路（肾盂肾炎）还是下尿路（膀胱），则需进行尿菌的定位诊断。根据临床表现定位常不准确，因为上、下尿路感染的临床症状可有重叠，叶任高教授曾报告，虽然典型肾盂肾炎，可表现为腰痛、肾区叩痛、压痛，或发热等，但不少肾盂肾炎患者可以表现为尿频、尿急、尿痛等排尿不适，甚至可以全无尿感症状。故仅靠临床症状和体征，难以正常定位。须根据实验检查。

（1）输尿管导管法，是一种直接定位法，属有损伤性的检查法，病人痛苦，基本不用。

（2）膀胱冲洗后尿培养法　此法亦是直接定位诊断方法，目前已作为定位的标准方法。该法定位诊断的符合率为80%，其余19.4%因菌尿自然消失及其他原因未能定位，但也因操作费时多，目前仅用于科研。

（3）抗体包裹细菌检查　肾盂肾炎为肾实质感染，可有包裹细菌，而膀胱炎为粘膜浅表感染，细菌无抗体包裹。本法敏感性约80%，特异性约90%。此法且无损伤性，但亦有假阳性和假阴性。

叶教授30余年的经验，认为可以从临床方面定位，下述几点可拟诊为肾盂肾炎：①发热体温>38℃，有明显的肋脊角疼痛、叩痛及（或）压痛；②有尿感复发史者；③单剂或3日疗法失败者。下述两点有助于诊断肾盂肾炎：①致病菌为变形杆菌等少见细菌者；②复杂性尿感。叶氏在临床中主要依靠下述方法定位；如为生育年龄妇女，以尿频、尿急和尿痛为主要症状者，可先给予单剂或3日疗法，如治愈者，则多为膀胱炎。如在停止治疗1月内复发（绝大多数在1周内复发）多则多为肾盂肾炎。

叶氏认为这是相当准确的临床位方法。故学者认为可积极推广叶氏经验法。

〔鉴别诊断〕

主要与下列疾病鉴别：

（1）尿道综合征　非微生物所致之尿道综合征在临床上很常见，常见于育龄妇女，对抗生素治疗无效，但常被误诊为尿感而长期误服抗生素。

（2）肾结核　肾结核的膀胱刺激症状特别明显，晨尿结核杆菌培养阳性，而普通细菌的培养阴性。如果积极抗菌治疗后，仍有尿频、排尿不适症状或尿沉渣异常者，应高度注意肾结核存在的可能性，宜做相关检查。

5　病因病机

急性肾盂肾炎初起多属实证。实证多有明显的小便频数、量少涩痛。实证通过祛邪的治疗，往往可使菌尿转阴。对于实中挟虚的患者，通过扶正祛邪，病人也可使菌尿转阴。

〔辨证求因〕

（1）下焦湿热

主证：小便短涩，频数，灼热疼痛，淋漓不畅，尿色黄赤，少腹拘急，疼痛，口干口苦，便秘，腰痛，或伴有恶寒、发热，舌质红，苔黄腻或薄黄，脉滑数。

辨证：湿热下注，膀胱气化失司，故小便短涩、频数，灼热疼痛，淋漓不畅，尿色黄赤；腰为肾之府，湿热之邪犯肾，则有腰痛；湿热内蕴，邪正相争，则恶寒、发热，口苦；少腹为肝经所过，湿热内蕴，波及于肝，肝失疏泄，故少腹疼痛；湿热波及大肠，则便秘；热伤津液，则口干；舌红苔黄腻，脉滑数，均为湿热蕴结膀胱之象。

求因：下焦湿热，三焦气化不利。

（2）肝胆郁热

主证：小便频数而痛，烦躁不安，寒热往来，口干口苦，胁痛，欲吐，少腹胀痛，舌质红，苔黄，脉弦数。

辨证：肝气郁结，气郁化火，邪犯少阳，少阳枢机不利，则肝不得疏泄，热移于膀胱，膀胱气化失司，水道不利，故见小便频数而痛；气郁化火则烦躁；邪居中焦，少阳枢机不利，则见寒热往来，口苦欲呕、胁痛；少腹为肝经所主，肝胆郁热，气滞不行，阻于经脉，故见少腹胀痛、胁痛；舌质红，苔黄，脉弦数为肝胆郁热之征。

求因：肝胆郁热，枢机不利。

（3）阴虚邪恋

主证：尿热、尿痛、尿色黄，伴有低热，或手足心热，头晕耳鸣，腹痛，咽干舌燥，舌红少苔，脉细数。

辨证：患者素体肾阴不足，或湿热蕴久伤阴，阴虚生内热，故低热或手足心热；虚火上扰而见头晕耳鸣；阴虚津液不足，津液不能上承，故见咽干舌燥；肾阴虚脘腹郁滞故腹痛；湿热之邪留恋不去，膀胱气化失司，故尿热、尿痛、尿色黄；舌红少苔，脉细数，均为阴虚内热之征象。

求因：阴虚内热，湿热之邪留恋不去。

（4）瘀血停滞

主证：尿频、尿急、尿痛，肾区叩痛，肋脊角和（或）输尿管压痛，痛处不移，舌暗红有瘀点或瘀斑，脉弦涩。

辨证：心火亢盛，热移小肠、膀胱气化不利，故排尿刺痛不畅，尿频、尿急、尿痛；湿热郁滞，血行受阻，故见肾区叩击痛、肋脊角痛和压痛，痛处不移；舌暗红，脉弦涩均为瘀血停滞之征象。

求因：瘀血停滞，湿热蕴结。

〔审因论治〕

（1）下焦湿热，三焦气化不利

治法：清热利湿通淋。

代表方剂：八正散加减。

原方药味：

八正散（《太平惠民和剂局方》）：车前子、瞿麦、萹蓄、滑石、栀子、甘草、木通、大黄。

临床处方：生栀子10g、瞿麦15g、萹蓄15g、滑石15g、通草3g、车前子30g、甘草6g、酒制大黄6g（后下）、黄柏10g。

若口舌生疮加黄连6g、淡竹叶10g；腹胀、便秘，加枳实12g，重用大黄；湿热腰痛加三妙散；少腹坠胀加川楝子9g；小便红赤，加白茅根30g、茜草根15g、小蓟10g。

水煎服，每日1剂。

参考意见：实证多有明显的小便频数，量少涩痛，为湿热蕴结膀胱所致。如湿热弥漫三焦，而且寒热往来者，可根据辨证予蒿芩清胆汤、三仁汤、大柴胡汤等加减治之；如无寒热，可用八散以清利膀胱湿热，如属肝郁湿热下注膀胱，可用龙胆泻肝汤治之。此为肾病专家时振声的经验。

（2）肝胆郁热，枢机不利。

治法：清利肝胆，理气通淋。

代表方剂：龙胆泻肝汤合四逆散加减。

原方药味：龙胆泻肝汤（《医方集解》）：龙胆草、黄芩、栀子、泽泻、木通、当归、生地黄、柴胡、生甘草。

四逆散（《伤寒论》）：柴胡、枳实、白芍、甘草。

临床处方：龙胆草6g、柴胡6g、泽泻12g、枳实6g、车前子15g、白芍6g、黄芩10g、生地10g、栀子10g、甘草5g。

若大便秘结者，加大黄10g或龙胆泻肝汤合大柴胡汤加减；呕吐者，加温胆汤化裁；热重加银花；湿重者加滑石10g、蔻仁

10g；小便疼痛者，加淡竹叶、黄柏、蒲公英。

水煎服，每日1剂。

参考意见：由于湿热之邪贯穿于肾盂肾炎之始终，故不仅善于抓住湿热之病理关键，并在清利湿热之邪的同时，结合不同时期及不同病因病机，配合疏理气机、活血化瘀，健脾胜湿、补肾、滋阴、泻浊等多种方法，把三焦湿热理论灵活地运用于不同时期的肾病临床，方能取得临证效验。

（3）阴虚，湿热之邪留恋不去。

治法：滋阴清热，利湿通淋。

代表方剂：知柏地黄汤合猪苓汤加减。

原方药味：

知柏地黄汤（《医宗金鉴》）：熟地黄、山萸肉、山药、泽泻、丹皮、茯苓、知母、黄柏、

猪苓汤（《伤寒论》）：猪苓、茯苓、泽泻、滑石、阿胶。

临床处方：滑石15g、猪苓15g、茯苓15g、泽泻15g、丹皮15g、生地15g、山萸肉10g、山药10g、阿胶10g（烊化）、知母10g、黄柏10g。

若骨蒸潮热者加青蒿、地骨皮；腰痛明显者加杜仲；视物不清者加枸杞子、菊花；若气阴两虚者加黄芪。

参考意见：邪多虚少者，清利湿热的八正散、龙胆泻肝汤之类可酌情临时用之，但不要伤正；邪少虚多者，宜滋肾清利，方如知柏地黄汤、猪苓汤加减，如气虚乏力可加党参、黄芪。对于虚证患者来说，属肝肾阴虚者，可用六味地黄汤合二至丸；属肺脾气虚者用补中益气汤、保元汤；属气阴两虚者，可用参芪地黄汤、大补元煎；属肾阳不足者，可用金匮肾气汤。

（4）瘀血停滞，湿热蕴结

治法：活血化瘀，清利湿热。

代表方剂：血府逐瘀汤合二妙散加减。

原方药味：

血府逐瘀汤（《医林改错》）：桃仁、红花、当归、生地黄、川芎、赤芍、牛膝、桔梗、柴胡、枳壳、甘草。

二妙散（《丹溪心法》）：黄柏、苍术。

临床处方：

柴胡 12g、枳壳 6g、赤芍 10g、黄柏 15g、苍术 6g、牛膝 10g、生地 10g、桔梗 6g、桃仁 10g、红花 10g、当归 6g、甘草 6g。

水煎 服，每日 1 剂。

7　其他疗法

〔食疗良方〕

方 1　杨桃蜂蜜汤

组成：鲜杨桃 3～5 个，蜂蜜适量。

功效：利尿解毒，除湿热。

主治：泌尿系感染。

方 2　藕汁汤

组成：鲜藕汁 250g、葡萄汁 250g、生地 200g、蜂蜜适量。

功效：清利湿热。

主治：泌尿系感染。

〔民间验方〕

方 1　鸡蛋绿茶饮

组成：绿茶 15g、鸡蛋 2 个。

功效：生津止渴，发汗解肌、解痉止痛。

主治：泌尿系感染。

用法：鸡蛋与绿茶同煮至蛋熟，去壳，吃蛋，不拘时。

方 2　当归芍药汤

组成：生地苋 60g、木通、黄芩各 30g。

功效：清心泻火。

主治：泌尿系感染。

用法：以上为末，蜂蜜为丸，如梧桐子大，每日服 30～40 粒。

〔**中成药**〕

八正合剂

组成：车前子（炒）、萹蓄、瞿麦、大黄、川木通等。

功效：清热、利尿、通淋。

主治：小便短赤，湿热下注，淋漓涩痛，口燥咽干。

用法：口服，1 次 15～20ml，1 日 3 次，用时摇匀。

知柏地黄丸

主治：肾阴虚证。

用法：每次 6g，每日 3 次。

8 当代名家经验

〔**名家论萃**〕

时振声论下焦湿热：

下焦湿热，多见于合并尿路感染者，症见：尿急、尿频、尿痛，或排尿不畅，少腹胀满不适，尿黄赤而浑浊，舌质红，苔厚腻，脉数。治宜清利湿热，方选八正散：生栀子 10g、瞿麦 15g、萹蓄 15，通草 3g、车前子 30g、生甘草 6g、酒制大黄 6g（后下）。方以瞿麦、扁蓄、滑石、车前子、通草以利水通淋，生栀子清热除湿，大黄泻热降火，甘草和药缓急，共奏清热利湿，泻火通淋之效，合使湿热之邪从下焦而祛。若下焦湿热并有心烦，口舌生疮者，用导赤散加减；如兼阴不足者，可用知柏地黄汤、滋肾通关汤；如兼气阴两虚，可用参芪知柏地黄汤、滋肾通关汤；如兼气阴两虚者，可用参芪知柏地黄汤化裁。

〔名医验方〕

方1　八正乌苓汤

土茯苓30g、瞿麦20g、萹蓄、车前子、滑石各18g，木通12g，灯芯草5g，乌药、炒山栀、生大黄各10g，炙甘草6g。

用法：水煎服，每日1剂，分2次温服。

功效：清利湿热。

主治：急性肾盂肾炎。(《肾病效方265首》)

方2　琥珀导赤散

琥珀10g、生地黄30g、木通12g、竹叶15g、甘草6g。

用法：除琥珀外，另4味药加水前至300ml，过滤去渣，再倒入药锅里，加入琥珀烊化，内服。每天1剂，12天为1疗程。

功效：清心火，利小便。

主治：急性肾盂肾炎。(《肾病效方265首》)

方3　组成：郁金30g、滑石15g、生甘草7.5g。

用法：上药研为末。每次3克，开水调服不拘时候。

功效：化瘀去湿。

主治；小便涩不通。(《中医肾病良方》)

方4　白龙丸

生大黄30g、生半夏30g、细辛60g。

用法：上药研为末，鸡蛋清为丸。每次9g，温开水送服。

功效：泻下通窍。

主治：湿热下注，淋浊初起，小便涩痛。（《中医肾病良方》)

9　医案举例

时振声案　急性肾盂肾炎，证系肾阴不足，湿热余邪未尽

黄某，女38岁，门诊病例。以低烧伴尿频、尿痛1个月而来诊。患者于1个月前突然寒战发烧，体温39.4℃，腰痛，并见肉眼血尿，排尿痛涩，尿频尿急，诊为肾盂肾炎，服西药治疗肉眼血尿消失，体温降为37.3～37.4℃，尿频、尿急、尿痛、尿热症状不减，已有1月余。目前全身乏力，口苦口粘，口干喜饮，脉沉弦滑，舌红唇红，苔黄稍腻有裂纹。化验检查示：尿蛋白（+），WBC大量，RBC30～50个，中段尿培养（-）。中医辨证属肾阴不足，湿热余邪未尽，故治宜滋阴凉血，佐以清热利湿，方以导赤散加味：生地12g、竹叶10g、滑石15g、生草梢6g、瞿麦30g、萹蓄30g、银花30g、蒲公英15g、牛膝12g、王不留行15g、桑寄生15g、通草3g。服4剂后，仍有低烧，但尿频、尿急、尿痛、尿热症状大减，舌红，苔薄黄，原方加知母10g、黄柏10g、地骨皮30g。

服药7剂后，体温正常，除稍有尿热外，余症均消失，查尿蛋白（-）镜检（-）。仍按原方去瞿麦、萹蓄、银花、蒲公英，加丹皮10g、茯苓15g、泽泻15g，以巩固疗效。

本例患者属急性肾盂肾炎，因其在院外已用西药治疗，以致尿培养（-），虽然高烧得以控制，但低烧及尿路刺激症状不减，中医辨证属肾阴不足兼湿热余邪未尽，但湿热之中又以热象偏著，故采用滋肾凉血。清热利湿法治疗后症状大减，体温正常，最后以知柏地黄汤收功（时振声《中医世家经验辑要》）。

10　文献选录

日·丹波元坚《杂病广要》：

淋沥点滴而出，一日数十次或百次。名淋病是也。

淋有五，皆属乎热（《丹溪》）

巢氏之说如此，恐未必尽然。大抵皆三焦气化不及，热迫膀胱，令水道涸涩之所成也。

《外台秘要》：

《集验论》：五淋者，石淋、气淋、膏淋、劳淋、热淋也。

石淋之为病，小便茎中痛，尿不得卒出，时自出，痛引少腹，膀胱里急；气淋之为病，小便难，常有余沥；膏淋之为病，尿似膏白出，少腹膀胱里急；劳淋之为病，热即发，其尿血后如豆汁状，畜作有时。五淋各异，疗方用杂，故不载也。

《病源》血淋者，是热淋之甚者，则尿血，谓之血淋

《千金》疗血淋方：

石韦、当归、白芍、大黄各等分。

上 4 味为散，酒服方寸匕，日 3 服。

第十五章　慢性肾盂肾炎

1　概　念

慢性肾盂肾炎是由细菌感染而引起的肾盂及肾间质的疾病，属于上尿路感染。本病除一般慢性间质性炎症改变外，肾的外观凹凸不平，两侧肾大小不等，有不规则皮质瘢痕，可导致肾盏\肾盂变形，肾盂肾盏有慢性炎症和纤维化，皮肤层厚薄不规则，双肾不规则缩小，导致固缩肾。

临床上典型患者或急性发作者以尿路刺激症状为主，全身可有轻度发热和肾区叩击痛。少数虽无尿路刺激症状，但以长期低热、血压增高、间断性血尿、贫血、水肿等为主要表现。病程晚期，常有肾功能受损，继而肾小球及肾小管受损而导致肾功能衰竭。

根据慢性肾盂肾炎的临床表现，可归属于中医学“劳淋”范畴。

2　临床表现

慢性肾盂肾炎临床表现，主要为间歇性出现真性细菌尿，尿浓缩功能障碍及慢性间质性肾炎的表现。有的病人在病程中可间歇性出现急性尿路感染的症状。在缓解期，可有低热、乏力、厌食及腰部酸痛，并伴有下尿路刺激症状。活动期症状加重。

慢性肾盂肾炎临床分以下几型：①复发型；②血尿型；③低热型；④高血压型；⑤隐匿型；⑥肾衰型。

3　实验室检查

（1）尿与肾功能检查　间歇出现真性菌尿。急性发作时，尿培养多有真性细菌尿。蛋白量少，定性多在（+）左右，定量一般小于2.5g/24小时。镜检可见少量白细胞、红细胞及管型。尿比重降低。稀释浓缩功能异常。尿渗透压低，尿/血渗比<2.0。

（2）影像学检查　X线静脉肾盂造影、排尿期膀胱-输尿管反流造影、CT等有重要价值。X线检查可发现有慢性肾盂肾炎征象，即局灶的、粗糙的皮质瘢痕，伴有邻近的肾盏变钝或呈鼓锤状变形。肾盂有时也可见变形，有扩大、积水现象。

（3）同位素肾图可协助检查血流供应和肾脏泌尿功能状态。

（4）肾活检对确诊意义不大。

4　诊断与鉴别诊断

〔诊断依据〕

（1）病程达半年以上：

（2）肾盂、肾盏变形，缩窄；

（3）双肾外型凹凸不平，且大小不等：

（4）肾小管功能有持续性损害。

有（2）、（3）、（4）三种情况之一者，可诊断为慢性肾盂肾炎。

〔鉴别诊断〕

本病应与下列疾病相鉴别：

（1）肾结核；

（2）无菌性尿频-排尿不适综合征；

（3）急性肾盂肾炎。

肾结核多有生殖器结核病史，尿道刺激征比较明显，同时可能出现血尿，尿结核菌阳性。静脉肾盂造影有助于鉴别。

无菌性尿频排尿不适综合征患者有尿频、尿急，但尿常规检查多无明显变化，尿培养多阴性或菌落计数 $<10^4$/ml，地西泮类药物治疗有一定效果，尿道无炎症改变。

急性肾盂肾炎参见有关章节。

5 病因病机

本病既有正气的耗损，又有实邪的蕴结。正虚包括气、血阴、阳的亏虚，并以肾虚为主；邪实包括湿热、气滞、血瘀等，并以湿热为主。

（1）膀胱湿热，可来自于外，亦可由内而生。感于外者，如外阴不洁、秽浊化为湿热，上犯于膀胱；心火亢盛传入小肠，移热于膀胱；下肢感染丹毒，壅遏脉络，波及膀胱。邪生于内者，如过食肥甘，过饮醇酒，生湿化热，湿流入膀胱。膀胱者藏津液，主气化，排泄尿液。若湿热之邪蕴结膀胱，气化失司，水道不畅，淋漓滞涩。

（2）肝气郁滞，疏泄失职，以致膀胱气化不利，小便涩滞，淋漓不宣。

（3）脾肾气虚，先天禀赋不足，复感“劳淋”，迁延不愈，以致元气日虚，淋漓不已，时作时止，遇劳即发。

（4）肝肾阴虚，肝藏血，肾藏精；精血同源，乙癸相依。湿热蕴结日久，或过用通利之药，耗伤阴津，导致肝肾阴虚。湿热蕴结日久，酿生浊毒，病程的终末期有可能形成慢性肾功能衰竭。

6 辨证论治

口干口苦，恶心欲呕，寒热往来，舌红苔黄腻，脉弦数。

辨证：肝与胆相表里且相互依存，肝气主升，胆气主降。肝胆气滞，气机升降失司，以致湿热蕴结，气滞血瘀。血瘀水亦瘀，气滞水不行故小便涩滞，淋漓不宣，少腹胀痛；热耗阴津，津不上承，故口干口苦；湿热蕴结少阳则恶心呕吐，寒热往来，出现小柴胡汤证；舌红苔黄腻，脉弦数，均为肝胆气滞，湿热蕴结之征象。

求因：肝胆气滞，湿热蕴结。

一、慢性缓解期

(1) 脾肾气虚

主证：尿频、余沥不尽，少腹坠胀，遇劳即发，腰酸，神疲乏力，轻度水肿，面色苍白。

〔辨证求因〕

二、急性发作期

(1) 膀胱湿热

主证：尿急不爽，灼热刺痛，尿黄浑浊，小腹胀痛，腰痛，恶寒发热，口干口渴，大便干结，尿血，舌红苔黄腻，脉滑数。

辨证：湿热蕴结下焦膀胱，膀胱气化不行，水道不爽，则尿急尿频，尿道灼热刺痛，尿黄浑浊；尿不畅则气滞，滞则胀痛；热郁膀胱，邪正相争，则恶寒发热；热耗阴津，则口干口渴，大便干结；热伤血络则尿血；舌红苔黄腻，脉滑数，均为湿热下注之征象。

求因：膀胱湿热，气化不利。

(2) 肝胆气滞

主治：小便涩滞淋漓不宣，少腹胀痛，舌质淡，苔薄白，脉沉弱。

辨证：脾肾气虚，三焦气化不利，尿频，余沥不尽；脾虚中气下陷，肾虚不耐劳作。故少腹坠胀，遇劳即发，腰酸，神疲乏力而水肿；脾肾气虚，纳失常，故面色苍白，舌淡脉沉弱。

求因：脾肾气虚，三焦气化不利。

（3）肝肾阴虚

主证：尿频不畅，腰酸乏力，午后低热，五心烦热，口干咽燥，眠差梦多，舌红少苔。脉弦数。

辨证：肝肾阴虚，湿热内蕴，气化不利，故尿频不畅，腰酸乏力，午后低热；肝肾阴虚，则五心烦热，津不上承则口咽干燥；热扰神明，神不守舍，故眠差多梦；舌红少苔，脉弦数，均为肝肾阴虚之征象。

求因：肝肾阴虚，湿热留恋。

〔**审因论治**〕

一、急性发作期

（1）膀胱湿热，气化不利。

治法：清热利湿通淋。

代表方剂：八正散加减。

原方药味：

八正散（《和剂局方》）：车前子、瞿麦、萹蓄、滑石、栀子、甘草、大黄、木通。

临床处方：车前子 30g、瞿麦 15g、萹蓄 15g、滑石 30g、栀子 10g、大黄 5g、石韦 30g、白花蛇舌草 30g、荠菜 30g、益母草 30g。

若大便秘结，腹胀者，重用大黄，加枳实、厚朴以通腑泻热；伴寒热往来，恶心欲呕者，合小柴胡汤以和解少阳；湿热伤阴者，去大黄，加知母、黄柏以养阴清热，尿血者加白茅根、小蓟以清热凉血止血。

水煎服，每日 1 剂。

（2）肝胆气滞，湿热蕴结。

治法：疏肝利胆，清热通淋。

代表方剂：龙胆泻肝汤加减。

原方药味：

龙胆泻肝汤（《医方集解》）：龙胆草、黄芩、栀子、泽泻、木通、柴胡、生甘草、生地黄、当归。

临床处方：柴胡 15g、黄芩 15g、龙胆草 10g、泽泻 10g、栀子 10g、半夏 10g、滑石 30g、茯苓 15g、生地 15g、当归 10g、生甘草 6g。

少腹胀痛者加金铃子散以疏肝理气活血；脾虚者加枳术丸以理气健脾燥湿；肝阴受损者加白芍，与方中甘草相伍，酸甘化阴，养血柔肝。

水煎服，每日 1 剂。

参考意见：已故肾病专家时振声经验，湿热下注膀胱，用龙胆泻肝汤治之，实证通过祛邪，往往可使菌尿转阴，四逆散合五淋散亦或选用。

二、慢性缓解期

(1) 脾肾气虚，湿热留恋

治法：健脾补肾，清热利湿。

代表方剂：脾虚为主者，用参苓白术散合二仙汤加减。

以肾气虚为主者，用无比山药丸加减。

原方药味：参苓白术散（《和剂局方》）：莲子肉、薏苡仁、砂仁、桔梗、白扁豆、白茯苓、人参、甘草、白术、山药。

二仙汤（《高血压的中医理论和治疗》）：仙茅、仙灵脾、巴戟天、当归、知母、黄柏。

无比山药丸（《景岳全书·古方八阵》）：山药、菟丝子、五味子、肉苁蓉、杜仲、牛膝、熟地、泽泻、山茱萸、茯苓、巴戟天、赤石脂。

临床处方：气虚为主者：太子参 30g、白术 20g、茯苓 20g、薏苡仁 30g、白扁豆 15g、山药 20g、仙茅 15g、仙灵脾 15g、知母 10g、黄柏 10g、当归 10g。

肾气虚为主者：熟地15g、山茱萸15g、巴戟天15g、菟丝子15g、杜仲15g、狗脊15g、肉苁蓉10g、牛膝15g、黄芪15g、山药15g、茯苓15g、泽泻15g、甘草5g。

阳虚明显者，加制附子、肉桂；血虚者合四物汤。

水煎服，每日1剂。

参考意见：若属肝脾气虚者，可选用补中益气汤、保元汤。

（2）肝肾阴虚，湿热留恋

治法：滋养肝肾，清利湿热。

代表方剂：六味地黄汤合二至丸加减。

原方药味：

六味地黄汤（《小儿药证直诀》）：熟地黄、山茱萸、山药、丹皮、茯苓、泽泻。

二至丸（《扶寿精方》）：女贞子、旱莲草。

临床处方：熟地黄15g、山茱萸12g、山药15g、泽泻12g、丹皮12g、茯苓15g、女贞子15g、旱莲草15g。

若见骨蒸潮热者，加青蒿、鳖甲；五心烦热甚者，加知母、黄柏；目花干涩者，加枸杞子、菊花；头晕头痛者，加天麻、钩藤、杜仲；小便不利加车前草、刘寄奴；有结石者加金钱草、海金沙、鸡内金。

水煎服，每日1剂。

参考意见：时振声经验：对于虚证患者来说，属肝肾阴虚者，可用六味地黄汤合二至丸；属肺脾气虚者可用补中益气汤、大补元煎；属肾阳不足者，可用金匮肾气汤。

7　其他疗法

〔**食疗良方**〕

方1　山药粥

组成：生山药30g、粳米适量。

功效：健脾补肾。

主治：慢性肾盂肾炎。

用法：取生山药、粳米，加水煮熟成粥，放入白糖适量服之。

方2　山药补骨脂粥

组成：山药片60g、补骨脂10g、吴茱萸3g、粳米60g。

功效：温补脾肾，通阳利湿。

主治：慢性肾盂肾炎。

用法：将上药洗净烘干，①山药研成细粉。②补骨脂用小火炒至有爆裂声并有香味放出，研粗粉。③将补骨脂粉和吴茱萸一起放入锅内，加水500毫升，先以大火煮沸，再转为小火煎煮30分钟，过滤，取药液200毫升。④取以上药液与粳米一起共煮成粥。粥将稠时加入山药粉，调匀，必要时可添加适量水，煮沸即可。如系新鲜山药可洗净，切小片，与粳米、药液同煮成粥。

服法：早晚餐服食，每日服1剂，可常服。

方3　芪归鸡汤

组成：黄芪30g、当归10g、乌骨鸡（或土鸡）1只。

功铲：益气补血。

主治：慢性肾盂肾炎贫血。

用法：乌鸡宰杀后，去毛及内脏，将洗净的黄芪，当归放入鸡腹内，加水适量，炖熟烂，取出黄芪及当归，加入适量调味品，食鸡及鸡汤。

方4　鸭肉芡实扁豆汤

组成：老母鸭1只（约重1500g）、芡实60g、白扁豆90g、黄酒2匙、植物油适量。

功效：滋阴补虚，益肾祛湿。

主治：慢性肾盂肾炎。

用法：鸭肉切块，洗净，下热油锅中炒3分钟，加入黄酒，冷水浸没，大火烧开，放入细盐少许，小火炖2小时，倒入芡实、扁豆，再煨1小时。

服法：吃肉喝汤。

方1　黑大豆丸

组成：黑大豆120g、山药60g、黄芪60g、苍术60g。

功效：健脾利湿。

主治：慢性肾盂肾炎。

用法：共研细末，炼蜜成丸，配入辨证用药中。

方2　大黄粉

组成：大黄粉。

功效：清热祛湿解毒，降低血尿素氮。

主治：慢性肾功能不全者。

方3　菊花茶

组成：菊花50g、白茅根50g。

功效：清肝热，利水湿。

主治：慢性肾盂肾炎肝胆湿热下注膀胱者。

用法：用开水冲泡，代茶饮。

〔**中成药**〕

①黄芪注射液

用法：静脉滴注。每次30～60ml加入5%或10%葡萄糖注射液或0.9%氯化钠注射液250～500ml，静脉滴注，每日1次。

②生脉注射液或参麦注射液，每次30～60ml加入5%或10%葡萄糖注射液或0.9%氯化钠注射液250～500ml，静脉滴注，每日1次。

③八正合剂，口服，每次20ml，每日3次。适用于膀胱湿热证。

④百灵胶囊，口服，每次2粒，每日3次。适用于脾肾气虚

证。

⑤六味地黄丸，口服，每次8粒，每日1次，适用于肝肾阴虚证。

⑥龟鹿补肾液，口服，每次10～20ml，每日3次。适用于脾肾气虚证。

8 当代名家经验

〔名家论萃〕

仝小林教授认为：

慢性肾盂肾炎的最大特点之一是湿邪难除，同时湿邪又是导致患者精力不足，困倦疲惫的重要原因，所以除湿是治疗的重要一环。除湿的原则是有湿必除，除湿务尽。一般在治疗慢性肾盂肾炎时都要加用渗湿、利湿之品、如车前草、白茅根、芦根、细木通、淡竹叶、福泽泻、云茯苓、六一散（滑石、甘草）等。但用药要避免过用苦寒，以防湿邪被遏，或苦寒犯胃，湿邪反不易除。

（一）急性发作期

重在辨湿毒、湿热、湿浊

（1）湿毒：毒为热之重，湿毒重的患者症见面起粉刺、牙龈或咽喉肿痛，小便黄臭、大便干结等。治疗方药：土茯苓30～120g，配以生大黄，白花蛇舌草、露蜂房、贯众、紫花地丁、蒲公英等药。

（2）湿热：湿热重的患者症见小便浑浊、舌体肥大、有齿痕、舌苔白厚腻等。药用鲜佩兰、鲜荷叶、川萆薢等。

（二）稳定期

少数患者表现为寒湿之证，症见手足不温，小便清白、舌质淡、舌体胖、舌苔白如积粉等。治以温化寒湿，苦温燥湿。药用苍术、川厚朴、煨草果、北细辛、炙麻黄、淡干姜、肉桂、淡附片等。

慢性肾盂肾炎反复发作，可造成肾间质纤维化，肾小管结构变形、退变、萎缩、肾小血管受累，透明性变性和内皮增生，最终演变为肾小球硬化，肾皮质变薄，肾脏萎缩。因此，无论慢性肾盂肾炎有无全身性瘀血的表现，从微观病理上考虑，均存在“肾络瘀滞”。所以治疗上要始终把防治肾脏纤维化放在重要位置。自拟通络胶囊：生水蛭粉、三七粉、生大黄粉以3∶2∶1的比例装0号胶囊，每次4粒，每日3次，或用保肾康，长期服用。

慢性肾盂肾炎虚为病之本。在慢性肾盂肾炎的稳定期，治疗大法为培补肾气。此时，一定要抓住时机，选准治疗方药，守法守方，坚持治疗，提高机体免疫能力，防止慢性肾盂肾炎反复发作。临床表现为夜尿频数，尿路不适，极易疲劳，腰背酸软隐痛，足跟痛，下肢乏力，舌质淡、舌苔白、脉象沉细等，可服强肾片，每次4~8片，每天3次，连服3~6个月。

若兼见反复感冒、多汗、易疲劳等，证属肺肾气虚，加用玉屏风散颗粒，或加用人工虫草制剂，如百灵胶囊、百合胶囊、金水宝等。

若兼见四肢困倦，大便微溏，舌苔白腻等，证属脾肾气虚，加用补中益气丸。

若兼见口干咽干，舌体瘦，舌面干或有裂纹，舌苔少等，证属肝肾阴虚，宜加用杞菊地黄丸，或用冬虫夏草6条，覆盆子9g，桑椹子9g，枸杞子9g，煎水代茶饮。

自拟方补肾通络丸组成：土茯苓240g、生水蛭180g、炙黄芪120g、苦参120g、三七120g、炒杜仲90g、川续断90g、肉苁蓉90g、枸杞90g、冬虫夏草90g、芡实90g、金樱子90g、白果90g、桑螵蛸90g、盐黄柏90g、川萆薢90g、炙麻黄60g、淡附片60g、吉林人参60g、鹿角霜60g、生大黄60g、沉香60g、北细辛

60g、山楂核 30g、橘核 30g、荔枝核 30g、琥珀粉 30g。上药 1 ~ 3 剂，制成水丸。服法：每日 1 次 6 ~9g，连服 3 个月至 1 年。

〔名医验方〕

“药对”治慢性肾盂肾炎（朱良春）

（1）黄芩、青蒿为对：

黄芩清泄胆热，青蒿清热透络，从少阳胆经引邪外出，辟秽宣络，专清肝胆伏热，引伏邪外出。

（2）滑石、茯苓为对：

滑石甘寒滑利而解淋涩，利六腑之涩结，利尿且解；茯苓甘淡渗泄而利水道。

（3）滑石、甘草为对：即六一散，对肾盂肾炎之尿检转阴有效。

（4）茯苓、甘草为对：

益脾渗湿，使脾和湿去。

（5）陈皮、半夏为对：

和胃除痰安中。

（6）枳实、竹茹为对：

化痰浊，止呕逆，除心烦，消痞满。

（7）芦根、白茅根为对：

芦根甘能益胃和中，寒能除热降火；白茅根凉血止血，利水透热，二药均甘寒清透邪热，不但助青蒿引伏邪外出，尤其对轻度血尿有特殊效果。

（8）《局方》清心莲子饮中，生黄芪与太子参，石莲子与麦门冬，地骨皮与土茯苓，葎草与车前草，柴胡与黄芩，女贞子与生地分别为 6 组对药，服用此方后，尿检多在 2 ~4 周内转阴，朱氏告诫说，肾盂肾炎久病者，在症状消失的尿检转阴之后，必须守上方善后以巩固疗效。更要遵医嘱，注意饮食宜忌，节房事，要坚持较长一段时间才能根治。（参见《现代名中医肾病治

疗绝技》)

内托生肌汤（岳美中）

组成：黄芪15g、甘草9g、杭白芍9g、乳香6g、没药6g、丹参12g。

用法：水煎服，每日1剂，日服2次。

功效：内托生肌。

主治：肾盂肾炎。

组成原理：本方适用于慢性肾盂肾炎反复发作，正气已虚，但虚滞肾络，湿热留恋，肾络受伤时，岳氏借用外科疗治疮疡之经验，药用托毒生肌之法，以冀受损之肾组织得到新生、修复。本方实为治疗慢性肾盂肾炎另辟蹊径，用之颇获效验。

加减运用：如疲乏无力，重用丹参、黄芪；尿频而浑，加白茅根、通草、车前子；腰酸痛，加牛膝，川断、当归、蒸首乌、巴戟天或龟板胶、鹿角胶；面肿腿肿加生苡仁、防己、冬瓜皮；蛋白尿、脓尿与血尿，加龙骨、牡蛎、茜草、黄柏、海螵蛸、阿胶或重用花粉；头痛，加枸杞子、菊花；纳呆脘胀，加黄连、砂仁、石菖蒲、陈皮、枳壳；并发尿毒症用独参汤，加白茯苓、真武汤（《当代名医临床秘诀》）。

益肾通淋汤（李寿山）

组成：熟地15~25g、山萸肉10~15g、黄芪20~30g、淮山药10~15g、肉苁蓉10~15g、鹿角霜10~15g、冬葵子10~30g、茯苓10~20g。石韦15~20g

用法：水煎，日服1剂，早晚分服。

功效：益肾健脾，淡渗通淋。

主治：劳淋迁延证。症见腰酸隐痛，有时小便频数，尿意不尽，小腹坠胀，时缓时急，遇劳加重，舌淡苔薄白，脉象细弱，适用于慢性泌尿系感染、慢性肾盂肾炎等。

组方原理：熟地、山萸肉、肉苁蓉、鹿角霜补肾之阴阳；黄芪、淮山药补益脾气；冬葵子、茯苓、石韦淡渗利湿（《当代名医临床秘诀》）。

9 医案举例

时振声医案　慢性肾盂肾炎，属脾肾气阴两虚，兼挟湿热，瘀血

吴某，女，43岁，因尿频、尿痛反复发作8年余，曾进行肾盂造影后诊为慢性肾盂肾炎，尿培养杆菌为阳性而就诊。目前腰酸腰痛，畏寒而手足心热，气短乏力，口干饮水不多，大便偏稀，每日1次，尿频、尿热、尿急，但已不疼痛，脉象沉细，舌质暗红，舌体胖大。有齿痕，中医诊为劳淋。辨证属脾肾气阴两虚，兼挟湿热，瘀血。处方：党参15g、生芪15g、知母10g、黄柏10g、生地10g、山萸肉10g、山药10g、茯苓15g、泽泻15g、桑寄生15g、牛膝10g、车前子（包煎）30g、滑石15g、通草3g、丹参30g。

服药7剂后，已无尿频、尿热、尿急、腰酸腰痛减轻，气短亦减，大便转为正常。仍按上方去知柏、滑石、通草，继服2周后又来诊，自觉一般情况甚好，仍以参芪地黄汤加减巩固疗效，尿培养复查2次均为阴性。

本例患者慢性肾盂肾炎已有8年之久，目前虽有尿路刺激症状，但气阴两虚症状较为明显，故以参芪地黄汤加味，以益气滋肾，佐以清利为主。药后尿路刺激症状消失，故仍以益气滋肾的参芪地黄汤收功，尿培养也转阴，慢性肾盂肾炎大部分病例属虚实夹杂，故宜在扶正的基础上佐以祛邪，邪去正复，再以扶正固本，自可逐渐恢复，不致于反复发作（《时振声中医世家经验辑要》）。

岳美中医案　肾盂肾炎有瘀滞

郑某，女，30岁，干部。1960年12月10日来中医研究院门诊治疗。患者于1958年3月间出现不明原因的尿频症状，每昼夜约13～14次，尿道烧灼感，尿后有数滴鲜血，诊为急性膀胱炎。虽经治疗，但以后每年均有同样之急性发病2次；1960年2月间发作更甚，除尿血、尿痛外，并有发热睑肿及腰痛症状，尿培养大肠杆菌阳性，诊为“肾盂肾炎”。经用西药及中药猪苓汤治疗，尿频症状明显减轻，但左下腹仍有绵绵作痛，系有瘀滞之症，遂以当归芍药散合桂枝茯苓丸作汤，服10余剂后，腹痛缓解，但仍感倦怠、腰痛、溲黄、脉滑数。处以内托生肌散加味补虚消瘀，利湿清热。处方：生黄芪12g、丹参9g、天花粉18g、乳香9g、生杭芍12g、滑石12g、木通3g、栀子3g、生甘草9g。

上方进退半年，尿频、尿急、尿痛相继基本消失，尿常规正常，尿培养亦无细菌生长。后以纳呆体倦用香砂养胃丸等缓调，患者迄今1年除有时感冒腰痛外，未有急性发作，病情稳定（《当代名医临床秘诀》）。

宁炜医案　邪感少阳，湿热内盛

庞某，女性，47岁。1997年9月3日来诊，见尿频、尿急、尿道灼热疼痛，尿有余沥、发热恶寒，腰痛肢楚，倦怠少气，咽干口苦，少腹坠胀，舌质红，舌苔白腻，脉象弦滑数等症。患肾盂肾炎已3年，常因劳累或外感而使病情加重。1周前洗澡后不慎受寒，口服氟派酸而不效，恶心呕吐。检查：T38.5℃，尿白细胞（+++），尿红细胞（+）尿蛋白（+）。中段尿细菌培养细菌菌落>10/ml。中医辨证为邪感少阳，湿热内盛。确立和解少阳、清热渗湿为治疗大法。处方：败酱草30g、滑石30g、白茅根30g、当归20g、赤茯苓12g、柴胡12g、荆芥穗10g、白芍10g、栀子10g、半夏10g、甘草6g。3剂。每日1剂，水煎服。

二诊：药后尿频、尿急、尿痛大减，冷热已解，呕吐已止，小便淡黄，食纳转佳。上方去半夏，再服3剂，每日1剂，水煎服。

三诊：尿急、尿痛基本消失，仍有尿频不畅，舌质红，舌苔薄白，脉象弦细小数。检查：体温正常，尿红细胞（+），尿蛋白（+）。

仍以原方增减，脉象弱滑，尿常规检查已转正常，惟感腰酸隐痛，倦怠少气。属湿热已去，正气未复。治以扶正固本，兼清余热。处方：白花蛇舌草30g、土茯苓30g、黄芪20g、太子参20g、生地15g、当归12g、赤茯苓12g、栀子12g、甘草6g。上方连续服用3个月，尿细菌培养阴性。随访半年，未复发（《现代名中医肾病治疗绝技》）。

10 文献选录

《诸病源候论·劳淋候》：

劳淋者，谓劳伤肾气而生热成淋也。肾气通于阴，其状尿留茎内，数起不出，引小腹痛，小便不利，劳倦即发也。

《医学衷中参西录》：

劳淋汤，治劳淋。

生山药30g、生芡实9g、知母9g、真阿胶9g（不用炒）、生杭芍9g。

劳淋之证，因劳面成，其人或劳力过度，或劳心过度，或房劳过度，皆能暗生内热，耗散真阴。阴亏热炽，薰蒸膀胱，久而成淋，小便不能少忍，便后复欲便，常常作痛。故用滋补真阴之药为主，而少以补气之药佐之，又少加利小便之药作向导。然此证得之劳力者易治，得之劳心者难治，得之房劳者尤难治，又有思欲无穷，相火暗动而无所泄，积久而成淋者。宜以黄柏、知母以凉肾，泽泻、滑石以泻肾，其淋自愈。

第十六章　肾结核

1　概　念

肾结核是由体内结核病灶中的结核菌经血流播散到肾脏而引起的感染性疾病。结核菌随尿流播散，可引起输尿管结核和膀胱结核。

肾结核的原发病灶多在肺部，其次为附睾、女性生殖器附件、骨关节和淋巴结结核。

临床上单侧肾结核约占90%，其表现以血尿为主，或有腰痛、低热、尿频等症状。

病变侵犯肾实质血管可引起闭塞性脉管炎；尿中结核菌经后尿道进入前列腺、输精管、精囊和附睾后，多数男性患者可并发生殖系统结核。尿道亦可因结核而变狭窄。

肾结核多见于20~40岁青壮年，男性多于女性。根据本病的临床表现，可归属于中医学“痨病”、“淋证”、“血尿”范畴。

2　临床表现

肾结核的临床表现，取决于病变范围及输尿管、膀胱继发结核的严重程度。

（1）早期多无明显症状；

（2）当干酪样病灶向肾盏穿破后，可出现脓尿和血尿；

（3）当病变蔓延至膀胱时，可出现尿频、尿急、尿痛症状；

（4）当病变相当严重时，有些病人可出现发热、盗汗、消瘦等结核病表现；

（5）晚期双肾结核或一侧肾结核，并发对侧严重肾盂积液时，可发生肾功能衰竭。

3 实验室检查

（1）尿常规 常为酸性尿。尿蛋白多为（±～+），镜下脓尿，镜下血尿。如尿急、尿频、尿痛的病人，有镜下高度怀疑肾结核的可能性。

（2）晨尿培养结核菌

应在抗结核治疗前至少留3次尿做结核菌培养，阳性率达80%～90%，对早期确诊有重要价值。

（3）静脉肾盂造影

①病变早期可完全正常；

②随着病变的进展，可出现肾盂变钝，肾乳头小空洞形成；

③输尿管狭窄及“蜡肠样”、“串珠样”特征性改变；

④病变晚期，可见整个肾脏钙化，多个肾盏不显影或呈大空洞。静脉肾盂造影发现空洞形成和尿路狭窄，是诊断肾结核的强有力的依据。

（4）超声波检查

如超声波正常而尿路造影不显影，应考虑肾结核的可能。

（5）CT检查

对肾结核的诊断有重要意义，对诊断肾内播散和肾周脓肿亦有帮助，亦有助于肾结核和肾肿瘤、肾上腺肿瘤的鉴别。

（6）膀胱镜检查

在患侧输尿管口附近可见膀胱粘膜溃疡和结节等。

4 诊断与鉴别诊断

肾结核起病潜隐，常易忽视，能否早期诊断，有赖于临床医生的警惕性。

肾结核的早期诊断，不能单纯依靠临床症状，而应重视实验室检查。

〔诊断依据〕

①有结核病病史；

②有尿频、尿急、尿痛及血尿或脓尿等尿路感染症状与体征，发病年龄多在20～40岁；

③尿常规检查为酸性尿，有少量蛋白、红、白细胞或脓细胞，尿培养无普通致病菌；

④24小时尿沉渣抗酸杆菌或/及晨尿培养结核菌阳性；

⑤静脉肾盂造影在较晚期可显示典型肾结核征象。

〔鉴别诊断〕

肾结核需与肾盂肾炎、膀胱炎、前列腺炎、肾结石等疾病相鉴别。

5 病因病机

正气不足，结核菌乘虚而入于肾，是其基本病因病机。

（1）久患肺痨，痨虫（结核菌）内侵。

约半数患者有陈旧性肺结核病灶，肺痨失治，痨虫内侵，损伤肺阴。肺病及肾，中医学谓母病及子，耗伤肾精。阴虚内热相火亢盛，房劳耗精，而致本病。

（2）饮食不节，过食生冷，脾胃受损，生化乏源，正气不足。脾病及肾，脾肾气阴两虚，痨虫乘虚而入，酿成肾痨。

（3）情志忧郁，肝郁化火，火郁伤阴，精血同源，肝肾同病。肝肾阴虚，痨虫入侵，形成肾痨。

（4）房事不节，过耗精血，阴精内耗，痨虫乘虚袭肾，损伤肾络，以致肾痨发作。

肾结核的形成，乃为体内痨虫经血流或尿流播散至肾而引起的，此即古人所说的“邪之所凑，其气必虚，”“正气存内，邪不可干”。正气不足，复感痨虫腐蚀，肾与膀胱相表里，故见尿频、尿急、尿浊、尿痛、腰痛。湿热内生，则耗伤阴液，出现阴虚，阴虚则内热，可致潮热、盗汗、消瘦等。病至后期伤及脾胃，脾失健运，胃失和降，气血生化乏源，而出现肢软乏力，精神疲惫，纳少便溏，头晕目眩，腰酸腿软等症状。

6 辨证论治

肾结核的临床为正虚邪实，所以论治应从“扶正”与“祛邪”着手。扶正是指补肾健脾，祛邪是指“杀痨虫”为主。而扶正祛邪是相辅相成的两个方面。肾结核早期活动阶段，邪盛而正不甚虚，治法应以祛邪为主，达到祛邪以扶正的目的；当迁延日久，正虚邪伏，精气亏损，则治宜扶正为主，以扶正达到祛邪的效果。

〔辨证求因〕

(1) 肺肾阴虚

主证：肺结核日久，干咳，痰中带血，小便频数，灼热涩痛，尿血鲜红，口干咽燥，手足心热，盗汗腰痛，痛引少腹，舌红，少苔，脉滑而数。

辨证：肺有陈旧性结核灶，日久母病及子，肺肾阴虚，上下水源不足，津液枯涸，故干咳少痰，热伤血络，则痰中带血；膀胱湿热，气化不行，故小便频数，灼热涩痛；火盛伤络，故尿血鲜红；肺肾阴虚，津不上承，故口干咽燥，手足心热；潮热骨蒸，肾府不利，故盗汗腰痛；水不涵木，母病及子，故痛引少腹。舌红少苔，脉细滑而数，乃为肺肾阴虚，湿热下注的征象。

求因：肺肾阴虚，湿热下注。

(2) 肝肾阴虚

主证：头晕目眩，双目干涩，视物模糊，四肢麻木，形体消瘦，潮热盗汗，口渴颧红，心烦失眠，急躁易怒，手足心热，男子遗精，女子月经不调，尿血鲜红，或尿中有血瘀块，腰膝酸痛，舌红而干，苔少或苔黄，脉细弦而数。

辨证：肝藏血，肾藏精，乙癸同源。肝主疏泄，肾主封藏，肝肾阴虚则疏泄失调，肾生髓，脑为髓海，髓海不足，脑转耳鸣；肝开窍于目，阴虚精血亏损，目不得养，则双目干涩，视物不清；肾阴虚，水不涵木，肝风内动，则四肢麻木，精血不充，五脏失养，则形体消瘦，潮热盗汗，口渴颧红，出现结核之征；肝肾阴虚，水不济火，则失眠心烦，烦躁易怒；舌红苔少，脉细弦而数，均为肝肾阴虚之象。

求因：肝肾阴虚，湿热下注。

（3）脾肾气虚

主证：尿频、或小便失禁、尿血不止，稍劳则甚，心悸气短，腰膝酸软，面色苍白，神疲乏力，纳少便溏，舌淡，苔白，脉沉细。

辨证：脾为湿土，得阳始运，肾为水脏，得阳始化。今脾肾气虚，阳气不振，中焦不运，下焦不化，今脾肾气虚，阳气不振，中焦不运，下焦不化，故尿频、小便失禁；脾气虚不得统血，肾气虚则封藏不固。故尿血不止，稍劳即甚；肾属水，心属火，虚则水不济火，火不济水，则心悸气短，腰膝酸软；脾肾气虚，精微不得转输，而封藏亦不固，故面色苍白，神疲乏力，纳少便溏；舌淡苔白，脉沉细，均为脾肾气虚之征象。

求因：脾肾气虚，精血不固。

（4）阳虚血瘀

主证：面青肢冷，腰膝酸软，唇黯，舌暗，苔少，脉迟涩。

辨证：阳虚则外寒，故面青肢冷；阳虚生寒，血运不畅，腰膝四肢不得濡养，则腰膝酸软，疲乏无力；气滞血瘀，则唇舌暗淡，苔白而少，脉象迟涩。

求因：肾阳不足，血瘀脉阻。

〔**审因论治**〕

（1）肺肾阴虚，湿热下注

治法：滋阴润肺，清热利湿。

代表方剂：百合固金汤合小蓟饮子加减。

原方药味：

百合固金汤（《慎斋遗书》）：百合、贝母、麦冬、熟地、生地、当归身、白芍、甘草、桔梗、玄参。

小蓟饮子（《济生方》）：生地黄、小蓟、滑石、木通、蒲黄、藕节、淡竹叶、当归、栀子、甘草。

临床处方：百合15g、川贝母15g、麦冬15g、生地黄15g、归身15g、白芍10g、甘草6g、玄参15g、小蓟30g、滑石10g、蒲黄10g、栀子10g、通草5g、淡竹叶10g。

若咳血者加白芨粉3g（冲），藕节15g以凉血止血；盗汗明显者加煅牡蛎30g（先煎）、糯稻根15g以收敛止血；若尿道涩者加蒲黄15g、琥珀末1.5g（冲服）以活血止痛；血尿较多者加侧柏叶12g、阿胶15g（后溶）以加强凉血止血。

水煎服，每日1剂。

（2）肝肾阴虚，血热妄行

治法：滋补肝肾，凉血止血。

代表方剂：知柏地黄汤合二至丸加减。

原方药味：

知柏地黄汤（《证因脉治》）：知母、黄柏、熟地黄、山药、山茱萸、茯苓、丹皮、泽泻。

二至丸（《证治准绳》）：女贞子、旱莲草。

临床处方：知母10g、黄柏10g、熟地15g、山药15g、山萸肉15g、茯苓10g、丹皮10g、泽泻10g、女贞子15g、旱莲草、益母草各30g、白茅根30g。

若尿血者，加小蓟、侧柏叶；盗汗甚者加煅牡蛎、煅龙骨、浮小麦；颧红、潮热者加龟板、鳖甲、地骨皮；若低热不退者，加远志、炒枣仁、野百合、合欢皮；眩晕耳鸣者加菊花、决明子、磁石；遗精者加芡实、莲须、金樱子；咽喉干痛者加玄参、马勃、木蝴蝶、射干；大便干结者加地榆、玄参、火麻仁。

水煎服，每日 1 剂。

（3）脾肾气虚，精血不固

主治：益气健脾，补肾养血。

代表方剂：

龟鹿二仙胶（《证治准绳》）：鹿角胶、龟板胶、枸杞子、人参。

归脾汤（《济生方》）：白术、茯神、黄芪、龙眼肉、酸枣仁、人参、木香、炙甘草、当归、远志。

临床处方：太子参 20g、黄芪 15g、熟地黄 15g、山萸肉 12g、龟板胶 15g、（烊化）、炙甘草 6g、黄精 15g、百部 30g、鹿角胶 15g（烊化）、茯苓 15g、山药 15g、木香 6g（后下）。

若神疲乏力甚者，加生晒参 6g（另炖）以大补元气；面色无华加紫河车 15g 以加强补养气血；腰痛甚加延胡索 15g、续断 15g 以活血强筋。

水煎服，每日 1 剂。

（4）肾阳不足，血瘀内阻

治法：补肾温阳、活血化瘀。

代表方剂：金匮肾气丸加减。

原方药味：金匮肾气丸（《金匮要略》）：熟地、山药、山茱萸、泽泻、茯苓、丹皮、附子、肉桂。

临床处方：制附子 10g、肉桂 1.5g、山药 15g、干地黄 15g、山茱萸 15g、泽泻 15g、茯苓 15g、丹皮 15g、丹参 30g、桃仁 10g、赤芍 10g、三七粉 3g（冲服）。若畏寒肢冷明显，去丹皮、赤芍，加仙灵脾 12g、巴戟天 15g、仙茅 12g 以温肾阳；若血瘀腰痛较甚，加水蛭粉3g（冲服），续断、延胡索各15g以活血止痛。

水煎服，每日1剂。

7 其他疗法

〔食疗良方〕

方1 百部粥

组成：百部30g、沙参30g、粳粉60g。

功效：滋阴杀虫。

主治：肾结核。

用法：将沙参、百部洗净放入砂锅内加适量清水，煮3沸，去渣，取药汁，再加适量水，放入粳米熬成稀粥，加少许白糖食用，每日1剂。

方2 百部鸡蛋

组成：百部100g、绿茶100g、鸡蛋4个。

功效：清热养血杀虫。

主治：肾结核。

用法：将鸡蛋洗净，与百部、绿茶同煮，至蛋熟，去蛋壳，再煮无壳蛋至水干，吃蛋不拘时。

〔民间验方〕

方1 莲花茶

组成：金莲花9g、金石斛、生甘草、百部各9g。

用法：以上4味，沸水冲泡，加盖闷10分钟，代茶饮。

方2 鲜茅根茶

组成：鲜茅根60g、百部15g、绿茶适量。

用法：将茅根、百部洗净水煎，去渣取汁冲泡绿茶，频服。

〔中成药〕

大补阴丸

口服，每次6g，日服2次。

金匮肾气丸

每服1丸，日服2次。

六味地黄丸

口服，每次1丸，日服2次。

8 当代名家经验

〔**名家论萃**〕

杜勉之认为肾结核患者，临床大都表现为肾阴亏耗，阴虚火旺之证，累及膀胱而产生膀胱湿热证候，早期活动阶段，邪盛正虚，应以祛邪为主，宜滋阴清热，清火解毒。常用方药以知柏地黄丸合大补阴丸为主。

苏文治疗肾结核，宜注重整体与局部相结合，治标与治本相结合，以健肾利湿为基本大法。以养阴滋肾、健脾益气等增强机体抗病能力为主，以滋肾清热、健脾益气等增强机体抗病能力为主，以滋肾清热、止血通淋、消除临床症状为辅。肾结核可分为三期：①早期：症见尿痛、尿急、尿频或尿血，舌质淡稍红，苔黄腻，脉滑数为主，辨证属下焦湿热，治予泻火利湿法，方用龙胆泻肝汤加减；②中期：出现尿浊、腰酸、失眠、头晕、耳鸣、咽干、盗汗、潮热、遗精，舌红少苔，脉细数等肾阴渐耗，阴虚火旺之证，宜滋阴补肾壮腰法，方用六味地黄丸合滋肾汤化裁；③后期：常见身体虚羸，形寒肢冷，神疲便溏，腰酸困痛，小便淋沥，甚或不禁，舌淡红苔白，脉细弱尺虚等肾阴肾阳俱损证，当宜肾阴、肾阳双补为治，方用济生肾气丸加味。

黄春林认为，由于肾结核是结核杆菌引起，故在治疗选方的同时，如能针对性地运用对结核杆菌有抑制或杀灭作用的中药，其疗效将大大提高。目前研究表明：黄精、百部、大蓟、黄连、知母、白芨等对结核菌有抑制作用。黄芩、栀子、连翘、金银花、仙鹤草、鱼腥草、夏枯草、地骨皮、丹参、野菊花、玉竹、人参、柴胡、升麻等对结核杆菌也有轻度抑制作用，临床可按中医辨证用药精神加以选择应用。

〔**名医验方**〕

肾结核方（施今墨）

组成：柴胡 5g、白芍 10g、升麻 3g、黑芥穗 3g、车前草 12g、旱莲草 12g、大蓟炭 6g、小蓟炭 6g、赤茯苓 15g、赤小豆 15g、冬瓜仁 12g、冬葵子 12g、制乳没各 6g、台乌药 6g、春砂仁 3g、生、熟地黄各 6g、海金砂 10g（用布包）、血余炭 10g、炙甘草 3g。

主治：用于热郁膀胱之肾结核（《施今墨临床经验集》）。

抗痨系列方（苏安、苏文海）

组成：①加味龙胆泻肝汤：龙胆草、车前子各 12g，柴胡、木通各 10g，川膝、泽泻各 15g、生地 20g、夏枯草 30g。

②加味六味地黄汤：熟地、山药、菟丝子各 20g，山萸肉、丹皮、泽泻、知母、牛膝、川续断、鹿角霜、鹿角胶、龟板、蛤蚧（炙）、车前子、白芨、百部各 10～12g，茯苓、何首乌各 24g，黄柏、肉桂各 6g。

③加味济生肾气丸：熟地、山药各 20g，山萸肉、丹皮、泽泻、白芨、百部、炙黄芪、菟丝子、夏枯草各 24g，制附子、黄柏各 9g，川续断、杜仲、肉桂各 12g。

用法：加味龙胆泻肝汤，水煎，每日 1 剂，口服。加味六味地黄汤，水煎，每日服 1 剂。加味济生肾气丸，1 次 1 丸，每日 3 次（《肾病效方 265 首》）。

9　医案举例

施今墨医案　肾结核系肾阴亏损热伤血络

徐某，女，30 岁。

血尿已四个月，时发时止，腰酸胀，少腹右侧时痛，小便频，量不多，头晕气短，倦怠无力饮食睡眠尚可。经第二医院检查，诊断为右肾结核、膀胱炎，拟动手术摘除肾脏。患者不愿手术，要求中医治疗。

舌苔薄白，脉细数。

辨证立法：

腰为肾府，腰酸则为肾虚，虚则不固，下渗而为血尿。头晕气短，倦怠无力，均属体力不足之征。拟滋肾阴，清虚热，利尿，止血法为治。

处方：鲜茅根 12g、鲜生地 12g、川续断 10g、川杜仲 10g、山萸炭 15g、仙鹤草 25g、川石韦 10g、川萆薢 10g、盐知母 6g、盐黄柏 6g、车前草 10g、旱莲草 10g、春砂仁 3g、大熟地 10g、炙草梢 5g。

二诊：服药甚效，遂连服 11 剂之多，头晕、气短已好，腰酸减轻，最近 1 星期小便色淡已无血，少腹疼痛尚未全止。

处方：

北柴胡 5g、杭白芍 10g、黑升麻 3g、黑芥穗 5g、炙黄芪 12g、米党参 10g、全当归 6g、野白术 5g、川续断 10g、川杜仲 10g、春砂仁 5g、生、熟地各 10g、川萆薢 10g、川石韦 10g、益智仁 5g、台乌药 6g、阿胶珠 10g、山萸炭 12g、炙草梢 5g。

三诊：前方又服 10 剂，除腰酸胀及少腹时有疼痛之外，其它均好，小便无血色已有半个多月，为近 4 个月来未有之佳象。

处方：前方加 5 倍量蜜小丸常服。

按：本案为肾结核兼膀胱炎症，先用滋阴清热，开拓道路，继用补中益气合萆薢分清饮加味治之，前后服 20 余剂，就诊只 3 次，效果良好，改丸常服，是否未摘除右肾而愈，因离整理此案时过 9 载，未能追访。

邹云翔医案　肾结核系脾肾两虚

叶某，女，27 岁，教员。

初诊：1965年11月19日。患者自幼体弱，1985年觉腰痛，次年在某医院确诊为肾结核，同年7月施行左肾摘除术后，腰痛得已。1965年4月结婚，同年8月又觉腰痛，难以转侧，又至某医院检查发现尿中有大量结核杆菌（共查3次），确诊为右肾结核。使用抗结核药物，疗效不著，不能再施行摘除手术，乃来求治。当下面色萎黄，形体消瘦，右侧腰痛，难以转侧，头昏，精神疲乏，终日欲寐，纳谷呆顿，有时微有尿频，经行后期。脉象细而少力，舌淡苔白。

辨症：先天不足，后天失调，肾虚脾弱，是病无力，证属虚劳。

治法：益肾健脾，补气养血。

方药：炙黄芪12g、党参9g、炒当归6g、炒白芍9g、冬虫夏草6g、桑寄生9g、南沙参9g、茯苓9g、红枣5枚（切开）。

另方：冬虫夏草9~15g，同栗子入鸡腹内炖熟后食之。连续服用1~2个月。

二诊：11月25日。服药5帖，并食冬虫夏草炖鸡，无不良反应，病情亦未见进退。原方以血肉有情之品紫河车3g，并加芡实12g、炙甘草3g。

三诊：12月2日。共服药13帖，称腰痛、乏力、头昏等症状有所好转，纳谷亦稍振。治守原方。

四诊：12月15日，连投益肾健脾、补气养血之品，颇合病机，纳谷增加，精神较振，小便如常，自觉症状已不甚明显，脉细，苔黄。效不更方，原方以续服。

五诊：12月30日。患者称1周来无明显不适感，精神好，饮食二便及睡眠均佳。去某医院复查尿结核杆菌3次，皆为阴性。原方以巩固疗效。

六诊：1966年1月8日。近来除略感纳谷欠香外，无明显自觉症状。脉细有力，苔色薄白微腻。再拟原方巩固疗效，并拟炒陈皮3g、炒玉竹3g每日1剂，泡茶饮之，以化湿醒胃。

患者服煎剂和冬虫夏草同栗子炖鸡食用。治疗月余，自觉症状消失，尿结核杆菌阴性。1966年3月和4月又复查1次，并导尿培养1次，皆为阴性。1969年生一子。随访13年未见复发。

按语：本例患者。自幼体弱，先后天不足，肾为先天之本，水火之脏，主骨生髓，藏精。脾为后天之本，主运化，输布水谷精微，升清降浊，为生化之源，五脏六腑，四肢百骸皆赖以养。先后天不足，亦即脾肾不足。“邪之所凑，其气必虚”。患者左肾结核摘除后，调摄不养，劳累过度，右肾复感染结核，且用抗结核西药。属先后天不足之虚劳。虚则补之，劳者温之。重用甘温补肾益精髓之冬虫夏草为君，以温中补虚之母鸡佐之。紫河车、炒当归、枸杞子、桑寄生补肾之精血；参、芪、茯苓、芡实、红枣补气以健脾；炙甘草安五脏，调和诸药。本方补而不腻，温而不燥，使肾作强，脾能健运（《邹云翔医案选》）。

10　文献选录

《诸病源候论》：

肾劳者，背难以伏仰，小便不利，色赤黄而有余沥，茎内痛，阴湿，囊生疮，小腥满急。

《素问·通评虚实论》：

精气夺则虚。

《医宗金鉴·虚劳总括》：

虚者，阴阳、气血、荣卫、精神、骨髓、津液不足是也。损者……肺、心、脾、肝、肾、消损是也。成劳者，谓虚损日久。

《素问·三部九候论》：

形不足者，温之以气；精不足者，补之以味。

《难经·十四难》：

损其肺者，益其气；损其心者，调其营；损其脾者，调其饮食，适其寒温；损其肝者，缓其中，损其肾者，益其精。

《金匮要略》治诸虚劳损创立了祛瘀生新的“大黄䗪虫丸”，给后世以很大的启迪。

朱丹溪倡“阳有余阴不足”论，创立“大补阴丸”治疗阴虚火旺的虚劳证，确有独到之处。李东垣从脾胃立论，创“补中益气汤”，其“甘温除热法”开辟了虚劳治法的一个新途径。

第十七章　前列腺结核

1　概　念

前列腺结核，亦称结核性前列腺炎，在男性生殖系统结核中占第一位，且常与泌尿系统结核或其他脏器结核同时存在。

前列腺结核早期容易被忽视，故早期诊断比较困难。结核杆菌的原发病灶通常是肺、肠道、淋巴腺、扁桃体、肾脏、骨髓等部位，常通过以下两种途径传播到前列腺：①血行传播：结核杆菌通过血行，直接传播到前列腺内。②下行传播：结核杆菌先侵犯泌尿道，从肾脏下行到尿道，再由前列腺尿道段的前列腺管开口逆行侵犯前列腺、精囊与附睾。所以男性生殖系统结核起源于前列腺的观点被大多数人接受。

前列腺结核早期症状不明显，一般表现似慢性前列腺炎的症状，伴有会阴部不适及轻微直肠部疼痛，全身症状可有低热、盗汗、乏力。本病未病当预防，已病重调养。平素畅情志，禁恼怒，息妄想，戒烟酒，远房室，劳逸适度。近年，结核病发生率明显降低，相应前列腺结核的发生率也有明显减少。

2　临床表现

早期前列腺结核，由于症状不明显，容易被忽视。病变继续发展，可以出现如下症状：

（1）血精　精液呈粉红色或带有血丝，严重时精液完全呈血液状。

（2）精液量减少　由于前列腺分泌受阻，精液量显著减少，因此影响生育能力。

（3）射精疼痛　由于前列腺结核造成腺体导管阻塞和射精管阻塞，使射精时发生疼痛。

（4）排尿困难　前列腺道受结核压迫而出现排尿困难，发生尿潴留。

（5）尿路刺激症状　由于同时存在膀胱、尿道结核性炎症，而发生尿频、尿急、尿痛等。

（6）阴囊或会阴部结核性窦道形成　由于前列腺冷脓肿向阴囊及会阴部溃破之故，而形成结核性窦道，经常有黄绿色脓液流出。

（7）全身症状　低热、盗汗、乏力。

3　实验室检查

（1）精液及前列腺液的结核杆菌检查

①直接涂片染色若镜检找到抗酸性杆菌，应报告："查到抗酸性杆菌"，需进一步分离培养鉴定。

②分离培养，37℃培养4～6周后检查结果。根据菌落干燥，颗粒状，乳酪色菜花状，菌体染色抗酸性强，多数为结核杆菌。

（2）结核菌素试验，注入受试者前臂掌侧皮内，48～72小时内出现红肿硬节，直径大于5mm才为阳性，虽有红肿，但无硬结，或硬结直径不到5mm者为阴性。应注意受试者如用过免疫抑制剂时，结核菌素反应均可转为阴性。

（3）前列腺活组织检查，一般通过会阴途径穿刺，获得前列腺标本作病理检查，可作出正确诊断。

（4）X线检查，包括静脉肾盂造影、膀胱造影、输精管精囊造影、尿道造影等，以便观察整个男性生殖系统的情况及发现附睾、输精管、精囊等部位的结核，协助诊断。

（5）尿道镜或膀胱镜检查，结核性前列腺炎时，急性期前列腺部尿道可呈深红色，偶尔还能见到浅溃疡；慢性期前列腺尿道呈黯红色，底部增厚和突出，接近前列腺导管或前列腺尿道，前列腺导管扩张等征象。

4 诊断与鉴别诊断

〔诊断依据〕

（1）有无肺、肾及其系统的结核病史；

（2）肛门直肠指检，前列腺呈结节状肿大表面不规则，质地偏硬，轻度压痛；

（3）精液菌素试验阳性；

（4）结核菌素试验阳性；

（5）前列腺穿刺做病理检查可作出正确诊断。

〔鉴别诊断〕

前列腺结核主要与前列腺癌相鉴别。

最后确诊还需借助前列腺活组织检查。

另外还应与前列腺肉芽肿相区别。

5 病因病机

本病的致病因素主要有两个方面：

一是感染“痨虫”，即结核杆菌侵犯前列腺；

一是正气虚弱，特别是阴虚之人易感染“痨虫”。

本病初起其病变部位主要在肺，在病变逐步发展的过程中，可累及脾肾，甚至传遍五脏，表现为“阴虚者，十之八九，阳虚者十之一二”（《医门法律·虚劳门》），故阴虚是前列腺结核的基本病机。本病的邪气尚有瘀血、湿热、痰湿及痰瘀互结之证，正如《血证论》曰：“瘀血郁热化生痨虫，蚀人脏腑之精血，变生诸般怪症。”（卷六“痨瘵”）

6 辨证论治

前列腺结核的治疗，当以补虚为主，参以杀虫，且活血化瘀贯穿始终。《医学正传》提出两大治疗法则："一则杀其虫以绝其根本，一则补其虚以复其真元。"补虚培元以滋阴降火为主，杀虫多用百部、白芨、黄连、大蒜之类。

〔**辨证求因**〕

(1) 阴虚火旺

主证：小便淋沥，茎中刺痛，尿频，尿急，少腹、会阴、睾丸不适，遗精，血精，手足心热，盗汗，眩晕，腰膝酸软，舌红少苔，或苔薄黄，脉细数。

辨证：肝肾阴虚，相火妄动，膀胱热炽，故小便淋沥不尽，茎中刺痛，尿频、尿急；虚火伤络，瘀滞下焦，故少腹、会阴、睾丸不适；相火煽动；妄想无穷，故遗精；血热妄行故发生血精；阴虚内热，津液耗损，故手足心热，夜间多汗，髓海不足脑转耳鸣。舌红少苔，脉细数，均为阴虚火旺之征象。

求因：阴虚火旺，精津耗损。

(2) 痰湿结聚

主证：形体肥胖，胸脘痞闷，口干，口粘，小便不利，排尿困难，身困乏力，精液粘稠量少，前列腺呈结节状坚硬肿大，舌紫暗，苔白腻，脉沉滑。

辨证：痰湿内聚，多见形体肥胖，湿浊阻滞，气机升降不利，故胸脘痞闷，痰湿结聚，化热伤津则口干，湿性粘腻，化痰则口粘；痰湿下注，膀胱气化不利，水道不通，三焦决渎失司，故小便不利，尿液潴留；痰湿结聚，脾失健运，胃失降浊，精微不得转输，四肢百骸不得充善，故身困乏力，精液粘稠量少；痰湿结聚，则气滞血瘀，组织老化，功能减退，故前列腺呈结节状坚硬肿大；舌质紫黯，苔白腻，脉沉滑，均为痰湿结聚，血运不畅之征象。

求因：痰湿结聚，血行不畅。

(3) 气阴两虚

主证：小便不畅，潮热盗汗，颧红遗精，口燥咽干，或浮肿心悸，阳痿滑精，五更泄泻，舌红，舌体胖，边有齿痕，脉细数，或虚大无力。

辨证：肾阴虚内热，膀胱气化不利，故小便不畅；阴虚内热，营卫失和，故发热如潮水，来去有时，夜间盗汗；肺有结核，肾失封藏，故颧红遗精；阴火相煽，津液耗损，故口燥咽干；若伴有肾阳不足，脾气必虚，气虚即阳虚，心肾不交，心脾不和，脾不制水，肾不化水，三焦决渎不利，水气外溢，心阳亦虚，故浮肿心悸，肾阳不足则阳痿滑精；脾肾阳虚则五更泄泻；阴虚则舌质红，阳虚或气虚则舌体虚胖，边有齿痕；阴虚脉细数，气虚或阳虚则脉虚大无力，总之舌脉之象皆为气阴两虚之征。

求因：气阴两虚，精血耗伤。

(4) 气滞血瘀

主证：小腹、会阴、睾丸坠胀隐痛不适，或有血精，血尿，小便淋沥不爽，或尿潴留，前列腺肿大坚硬，射精疼痛，面色晦黯，肌肤乏润，口干不欲饮，舌质黯，边有瘀点或瘀斑，脉象沉涩。

辨证：久病入络必有瘀血或伴肝气郁滞，疏泄不利，气机失于条达，故小腹部、会阴部及睾丸肿胀而隐痛；气滞血瘀往往伴随湿热内蕴，血见热则妄行，组织有瘀血易破溃，故有血精、血尿；下焦湿热，膀胱气化失司，水道不畅，故小便淋沥不爽，余沥不尽，或排尿困难而尿潴留；气滞血瘀，瘀滞不通则前列腺肿大坚硬不光滑欠柔，射精疼痛；血瘀气滞，津血亦随之滞流；肌肤失去光泽，故面色晦暗，肌肤乏润，口干不欲饮；舌暗有瘀点瘀斑，脉象沉涩，均为气滞血瘀，循环不畅的征象。

求因：气滞血瘀，不通则痛。

〔**审因论治**〕

(1) 阴虚火旺，痨虫生殖

治法：滋阴降火，抗痨杀虫。

代表方剂：知柏地黄汤加味。

原方药味：

知柏地黄汤（《证因脉治》）：知母、黄柏、熟地、山药、山茱萸、茯苓、丹皮、泽泻。

临床处方：知母15g、黄柏15g、生地15g、山药30g、山萸肉12g、茯苓12g、泽泻12g、泽兰15g、益母草30g、百部30g、鳖甲15g、白芨10g。

若血精鲜红加白茅根30g、小蓟30g、仙鹤草30g。

水煎服，每日1剂。

(2) 痰湿结聚，血行不畅。

治法：健脾燥湿，行血化痰软坚。

代表方剂：二陈汤合复元活血汤加减。

原方药味：

二陈汤（《和剂局方》）：半夏、橘红、白茯苓、甘草。

复元活血汤（《医学发明》）：柴胡、花粉、当归、红花、穿山甲、桃仁、大黄、甘草。

临床处方：陈皮20g、制半夏20g、茯苓30g、甘草10g、柴胡8g、花粉15g、桃仁10g、红花10g，大黄5g（同煎）、炮山甲、苍术10g、黄柏10g、三棱10g、莪术10g。

若脘痞纳呆者可加砂仁10g、白豆蔻10g、杏仁10g。

水煎服，每日1剂。

(3) 气阴两虚，精血耗伤

治法：益气滋阴，养血填精。

代表方剂：参芪地黄汤加味。

原方药味：

参芪地黄汤（《沈氏尊生书》）：太子参、黄芪、熟地黄、山茱萸、山药、丹皮、泽泻、茯苓。

临床处方：龟板 15g、鳖甲 15g、太子参 20g、黄芪 30g、熟地黄 24g、山萸肉 15g、山药 30g、茯苓 12g、泽泻 12g、丹皮 15g、百部 30g、花粉 30g。

水煎服，每日 1 剂。

参考意见：泌尿系结核可以侵犯到生殖系。一般来说，结核首先感染的是与它最邻近的前列腺，所以生殖系结核起源于前列腺。虽然如此，但是由于前列腺的部位隐藏，所以我们在临床中男性生殖系结核仍以附睾结核最明显。而在病理检查时前列腺结核最多。本病常与精囊结核并存。前列腺结核治则是杀虫补虚，行气消痰活血。临床常用①滋阴降火法，其证型的辨证要点：一是有尿道刺激症状，二是肺肾阴虚的脉证。可选用知柏地黄汤，再配合二至丸，加百部、白芨杀虫。②健脾祛湿，化痰软坚法。其辨证要点，一是前列腺呈结节状坚硬肿大，二是有痰湿结聚的脉证。③活血化瘀，理气止痛法。其辨证要点，一是有小腹、会阴、睾丸坠胀隐痛不适症状，二是有气滞血瘀脉证。临床可选用金匮大黄䗪虫丸化裁，加百部、白芨、黄连、大蒜之类以杀虫。现代药理研究，茵陈对结核杆菌及球菌等有抑制作用，泽泻能抑制结核杆菌。

（4）气滞血瘀，血行受阻

治法：活血化瘀，理气止痛。

代表方剂：大黄䗪虫丸合槐花散加减。

原方药味：

大黄䗪虫丸（《金匮要略》）：大黄、黄芩、桃仁、杏仁、赤芍、熟地黄、干漆、虻虫、水蛭、䗪虫、蛴螬、甘草。

槐花散（《本事方》）：槐花、柏叶、荆芥穗、枳壳。

临床处方：大黄 5g、桃仁 10g、水蛭 10g、䗪虫 10g、虻虫 10g、百部 30g、槐花 10g、侧柏叶 10g、枳壳 10g、柴胡 10g、白芍 10g、甘草 6g、丹参 30g、泽兰 30g、黄连 6g。

水煎服，每日 1 剂。

参考意见：许志良认为前列腺是足厥阴肝经循环所过之处，足厥阴肝经循环内侧入阴毛绕阴器，故将其归为足厥阴肝经之属。湿热瘀浊阻滞为其主要病机，湿热易导致“浊”的病理变化，且湿热瘀浊为病，病程缠绵难愈，易反复发作。病程日久，血脉运行不畅而变生瘀血表现，出现尿痛牵引阴茎痛，睾丸坠胀，少腹冷痛、会阴部胀满不适。可谓肝脉不通，湿热瘀浊阻滞。治疗原则：疏肝祛瘀，清热化湿。治疗方药：疏肝止痛汤。药物组成：薏苡仁 18g、冬瓜仁 12g、鹿衔草 12g、柴胡 12g、赤白芍各 12g、枳实 10g、丹皮 10g、红藤 10g、泽兰 10、桃仁 12g、甘草 5g、三七（冲服）3g（《现代名中医前列腺治疗绝技》）。

张国宁妙用穿山甲治疗前列腺痛。疼痛特点以骨盆底前列腺处、会阴部、腰骶部、少腹毛际以下疼痛，同时肛门、阴茎、大腿内侧放射。治疗药物：当归 15g、赤芍 15g、元胡 15g、牛膝 15g、川芎 12g、鱼腥草 30g、丹皮 12g、大黄 12g、甘草 6g、每日 1 剂，每剂煎 3 次。另取穿山甲 15g 研末，分 3 次用药液冲服（《现代名中医前列腺治疗绝技》）。

7 其他疗法

〔**民间单方验方**〕

方 1 萹蓄 60g、百部 30g

用法：水煎服。

方 2 百部丸

组成：百部 150g、鳖甲 50g、山甲 50。

用法：共研细末，炼蜜为丸。口服。

方3　白芨、黑芝麻30g

用法：水煎服，1日1剂。

〔中成药〕

知柏地黄丸，每次6g，每日2次。

大补阴丸，每日2~3次，每次6g。

小金丹，照说明服。

前列通瘀胶囊，每日3次，每次服5粒。

金匮肾气丸，每次6g。每日3次。开水送下。

8　当代名家经验

〔名家论萃〕

杨临玲论曰：

从脏腑看，前列腺主要与膀胱、肾、三焦及、肝、脾、肺等脏腑关系密切。肾主精，为先天之本；膀胱与肾相表里，主藏水液，气化则行；肝主疏泄，调理一身之气机，它与肾、膀胱及前列腺同居下焦；三焦主气化，运行水液；脾为后天之本，运化水湿；肺主肃降，通调水道。这些脏腑与前列腺的藏精、气化功能关系密切。

从经络循行看，前列腺主要与冲、任、督、足太阳、足少阳、足厥阴等经脉密切相关。其中，冲、任、督脉同起胞中，一源三歧，肾经"贯脊，入腹属肾络膀胱"，膀胱经"入循膂，络肾属膀胱"，肝经"绕阴器，入腹中"等等。这些经脉循行都与前列腺发生联系。

病机关键是精虚毒瘀。"精虚"为本，"毒瘀"为标，精虚是指前列腺之精气亏虚，责之脾肾，肾主精，为先天还是后天的不足，均可导致前列腺精气亏虚，气化无权，既不能生精，藏精，也不能泻精，因而不能发挥其正常的生理功能，同时还极易遭受毒浊的侵袭。“毒瘀”，指湿浊下注，热邪内蕴或湿热瘀结及气机阻滞，瘀血内停或气滞血瘀等，“毒瘀”进一步耗损前列腺之精，形成本虚标实、虚实夹杂的不良循环，因而该类疾病程迁延、缠绵难愈。所以，“精虚毒瘀”可为前列腺疾病病理的基本概括。因此“培精祛瘀”是治疗该类疾病的基本法则。通过培精可助前列腺生精、藏精、泻精及气化功能。通过祛毒，可以祛湿利浊、清热解毒、行气活血、疏通经络。培精祛毒同施，毒祛精生，精盛毒不可干，从而扶正祛邪、力起沉疴。

〔名医验方〕

前列腺汤（郭军等）

丹参30g、泽兰30g、赤芍15g、桃仁9g、红花9g、乳香9g、没药9g、王不留行30g、丹皮15g、小茴香15g、败酱草30g、蒲公英90g、百部20g、白芨20g、黄连6g，水煎服，每日1剂。

化瘀通络经验方（张亲荣）

桃仁、赤芍、石见穿、制大黄各10g，海金沙（布包）20g，炮山甲（吞）7g，琥珀（冲）、生甘草各5g水煎服，每日1剂。

9 医案举例

不能射精（《山西中医》）

赵某，男，27岁，社员。

结婚5年，一直性交时阴茎异常勃起，延时甚久不能射精，试用手淫，精也未出。检查生殖系统并无异常，就诊多地，屡投滋阴泻火，交通心肾之剂疗效不显，极是苦闷，延余治疗。细审详察得见，平素性急易怒，无故寻衅闹事，头胀目晕，失眠盗汗，小腹拘急，舌红苔黄，脉象弦细。证属肝气郁结，肾气不充，相火亢盛，脉络闭阻。治以疏肝解郁，滋阴泻火，平衡阴阳，通经达络。服药10余剂，情志舒畅，夜物搜剔，亦无效果。无所适求，嘱请高明，患者有从，苦苦哀求，难以推辞，日思夜研，霍然从民间以急性子治疗室女闭经悟出一理，遂拟一方：

急性子 10g、大枣 250g，水煎分 3 日时食，食枣 1000g 后，性交时稍能射精，得获佳效。喜悦难言，守方再服，再食大枣 500g，性生活悉如常人。月余，女告孕身，称谢不已。

10 文献选录

《血证论》：

痨瘵之证，咳血痰嗽，遗精泄泻，潮热盗汗，瘦削疲倦，梦与鬼交或梦亡先，喜见人过，常怀忿怨，平旦病减，午后病增，发热心烦，口燥鼻干，脸红唇赤，骨蒸肺痿，咽痛失音，若泻不止，则不治矣。其原得于酒色损伤，以及失血之后，瘀血之后，瘀血郁热，化生痨虫，蚀人脏腑之精血，变生诸般怪证。……而痨虫既生，蚀人精血，人之正气日以消耗，不治其虚，但杀其虫，病终不能愈也。……既杀虫后，但当滋补其虚。阴虚者十居八九……阳虚者十之二三。

《丹溪心法》：

余尚闻先师有言曰：万病莫若劳症最为难治。盖劳之由，因人之壮年，气血完聚，精液充满之际，不能保养性命，酒色是贪，日夜耽嗜，无有休息，以致耗散真元，虚败精液。

第十八章　急性间质性肾炎

1　概　念

急性间质性肾炎是指肾间质结缔组织及肾小管损害的肾脏疾病，是仅次于肾小球肾炎的常见疾病。本病主要由药物、感染、放射因素、环境因素、尿路梗阻、结缔组织疾病、肿瘤、代谢性疾病等引发。起病急骤，进展快，临床上以腰痛、排尿异常为其主要症状。

根据急性间质性肾炎的临床表现，可归属于中医学“淋证”、“腰痛”范畴。

2　临床表现

急性间质性肾炎的临床症状有：

（1）腰部持续酸痛、胀痛，甚或剧痛。

（2）突然肾衰者可出现少尿或无尿，一旦进入多尿期，每日尿量可以超过2500ml，甚者可达4000ml。肾小管功能减退者可出现口渴，多饮，夜尿。如因药物所致者则多见肉眼血尿。

在消化方面，食欲不振，便秘，恶心呕吐，若肝脏同时被药物损害可出现黄疸，肝区痛或腹痛。

严重感染的病人，可突发高热寒战，面色灰白。由药物过敏引发者则以发皮疹、关节酸痛为主，高热可占病例的70%～100%。

3 实验室检查

尿液检查可见少量蛋白。但非类固醇抗炎药物所致者可见大量蛋白尿。尿沉渣中含有少量红、白细胞。部分病人尿沉渣中可见嗜酸性粒细胞增多，若超过白细胞总数的 1%，则有诊断意义。

偶见红细胞管型，或白细胞管型。还可见糖尿、氨基酸尿。

多数病人 24 小时尿蛋白定量一般不超过 1.5g，但非类固醇抗炎药物所致者尿蛋白定量可 >1% 则有诊断意义。

血肌酐、尿素氮异常升高，可出现酸中毒。二氧化碳结合率明显下降，电解质紊乱。

血清 lgE 升高，有诊断意义。

必要时可肾穿刺活组织检查。

4 诊断与鉴别诊断

〔**诊断依据**〕

（1）全身感染史、药物过敏史、急性肾衰史。

（2）尿检异常，有脓尿、血尿、蛋白尿、尿渗透压下降，尿 β_2 微球蛋白增多。

（3）血 BUN、Cr 升高，Co_2CP 下降，lgE 升高。

（4）肾穿活检，肾小管、肾间质损害。

〔**鉴别诊断**〕

可与急性肾小球肾炎、紫癜性肾炎、狼疮性肾炎相鉴别。

5 病因病机

急性间质性肾炎的病因病机，乃为毒邪伤肾，开阖失司。本病的基本病机属本虚标实。

一般病之初期，以邪实为主，多为湿热下注，热毒壅盛；病之后期，以正虚为主，表现为肾与脾胃等脏腑气阴两伤。

（1）外感湿热毒邪，蕴结三焦，以致肾开阖失常，膀胱气化失司，脾胃升降失调。

或素体虚弱，复感寒湿之邪，损伤肾脏，阻滞气机，使肾之开阖不利，气化失常。

（2）湿热毒邪内蕴，壅遏气机，下焦气化不利，出现腰痛，小便赤涩，或伴有血尿。脾胃气机升降失常，则出现腹胀呕恶，大便秘结或粘腻不爽。若热入阳明胃腑，而邪入营血，则出现高热汗出，肌肤斑疹。病久阴伤，虚火上炎，则头晕目眩，五心烦热。

（3）病久必虚，久则入络，脾肾气虚，则神疲乏力，夜尿频多。

总之，本虚标实是急性间质性肾炎的基本病机。

6 辨证论治

病之初期以邪实多见，病之后期邪退正虚。故初期以清热解毒，凉血止血，通腑泄浊，清利湿热为主；后期以补虚为上，以滋阴降火，健脾补肾，益气养血为要。辨证求因，审因论治，灵活立法。攻邪不伤正，扶正不留邪。

〔**辨证求因**〕

（1）热毒炽盛

主证：寒战高热，腰部疼痛，小便短赤，热涩不利，头痛神昏，口干喜饮，脉弦而滑数，舌质红，苔多黄燥；或伴斑疹隐隐，或皮肤黄染，或腹胀腹痛，恶心呕吐，大便秘结，关节疼痛。

辨证：卫气同病，故高烧而寒战，热入下焦，腰部疼痛，小便短赤，血热妄行，膀胱气化失司，则小便热涩不利；热伤神明则头痛神昏；热盛阴津耗损，津不上承则口干喜饮；舌象脉象均为湿热炽盛之征。

热入营血，耗血动血则斑疹隐隐；肝经热瘀，湿热蕴蒸，故出现黄疸；湿热蕴结阳明胃腑，则气机逆乱，当升者不升，当降者不降，故腹胀腹痛，恶心呕吐；阳明腑实，则大便秘结；湿热蕴结筋脉，则关节疼痛。

求因：热毒炽盛，邪入营血。

（2）湿热蕴结

主证：腰痛，脘闷纳呆，口渴不思饮，小便黄赤，溲短尿浊，尿频、尿急、尿痛、大便溏薄不爽，舌红苔黄腻，脉象滑数。

辨证：湿热下注，三焦不利，则腰痛；湿热粘腻，阻遏气机，脾气不升，胃气不降，故脘闷纳呆，食欲不振；热伤津液故口渴；湿为阴邪，故不思饮；膀胱湿热则小便黄赤；三焦湿热，溲短尿浊；气化不行，热毒内蕴，则出现膀胱刺激征，尿频、尿急、尿痛；湿热蕴结胃肠、则大便溏薄粘腻不爽；舌红苔黄腻，脉象滑数，均为湿热蕴结之征。

求因：湿热蕴结，气化不利。

（3）阴虚火旺

主证：腰膝酸痛，小便短赤带血，五心烦热，口干咽燥，头晕耳鸣，潮热盗汗，舌红少苔，脉细数。

辨证：肾阴不足，虚火内炽，膀胱决渎不利，腰膝痠痛，小便短赤，血热妄行故尿中带血；阴虚内热，五脏津亏，水不涵木，肝阳上亢，故出现五心烦热，口咽干燥，头晕耳鸣，潮热盗汗。舌红少苔脉细数，均为阴虚火旺之征象。

求因：阴虚火旺，血热妄行。

（4）脾肾两虚

主证：面色无华，神疲乏力，腰膝酸软，腹胀纳差，或恶心欲呕，夜尿频多，或小便清长，舌淡胖，苔薄白，脉沉细无力。

辨证：脾气虚则失健运，精微不得转输，肾阳虚则封藏不固，精微流泄，故面色无华，神疲乏力，腰膝酸软；脾肾两虚，脾失健运，胃失和降，故腹胀纳差，恶心欲呕；脾肾两虚，三焦不得气化，故夜尿频多，或小便清长；舌淡胖，苔薄白，脉沉细无力，皆为脾肾两虚的征象。

求因：脾肾两虚，气血不足。

〔审因论治〕

（1）热毒炽盛，邪入营血

治法：清热解毒，凉血化斑。

代表方剂：清瘟败毒饮加减。

原方药味：

清瘟败毒饮（《疫疹一得》）：生石膏、生地黄、水牛角、川黄连、栀子、桔梗、黄芩、知母、赤芍、玄参、连翘、甘草、丹皮、鲜竹叶。

临床处方：生石膏 30g、生地 30g、水牛角 30g、黄连 10g、栀子 10g、黄芩 10g、知母 10g、赤芍 10g、玄参 10g、丹皮 10g、连翘 15g、竹叶 10g、猪苓 30g、甘草 3g。

水煎服，每日 1 剂。

（2）湿热蕴结，淋沥不畅

治法：清热利湿，泻火通淋。

代表方剂：八正散加减。

原方药味：

八正散（《和剂局方》）：车前子、瞿麦、萹蓄、滑石、栀子、甘草、木通、大黄。

临床处方：瞿麦 30g、萹蓄 20g、通草 6g、石韦 15g、滑石 30g、生地 30g、黄柏 10g、栀子 10g、大黄 10g、白茅根 30g、车前草 30g、旱莲草 30g。

水煎服，每日 1 剂。

(3) 阴虚火旺，血热妄行

治法：滋阴降火，凉血止血。

代表方剂：知柏地黄汤合小蓟饮子加减。

原方药味：

知柏地黄汤（《证因脉治》）：知母、黄柏、熟地、山药、山茱萸、茯苓、丹皮、泽泻。

小蓟饮子（《济生方》）：生地黄、小蓟、滑石、木通、蒲黄、藕节、淡竹叶、当归、栀子、炙甘草。

临床处方：知母10g、黄柏10g、生地15g、丹皮10g、泽泻10g、山药15g、山萸肉10g、小蓟30g、滑石粉20g、蒲黄10g、淡竹叶10g、通草6g、藕节15g、栀子10g。

水煎服，每日1剂。

(4) 脾肾两虚，气血不足

治法：健脾益肾，补气养血。

代表方剂：济生肾气丸合四君子汤加减。

原方药味：

济生肾气丸（《济生方》）：附子、肉桂、白茯苓、泽泻、山茱萸、山药、车前子、川牛膝、丹皮、熟地黄。

四君子汤（《和剂局方》）：人参、白术、茯苓、甘草。

临床处方：熟地15g、山萸肉10g、山药15g、泽泻10g、茯苓30g、丹皮10g、附子片10g、太子参10g、白术10g、炙甘草10g、牛膝15g、车前子20g、仙茅10g、仙灵脾10g。

水煎服，每日1剂。

7 其他疗法

〔食疗良方〕

方1 小白菜粥。

组成：小白菜500g、薏苡仁60g。

功效：健脾祛湿，清热利湿。

用法：将苡米煮成粥，然后加入洗净切好的小白菜，再稍煮至白菜熟即成。食用时不加盐或加少许盐。

主治：急性间质性肾炎。

方 2　甘蔗莲藕汁

组成：新鲜甘蔗 250g、削去蔗皮，榨汁；新鲜嫩莲藕 250g，榨汁。

用法：将两种汁混合，分次作饮料，于 1 日内饮完。

方 3　黄芪茅根糖水

组成：黄芪、茅根各 30g，肉苁蓉 10g。

用法：分煎，加适量白糖，每日 1 剂，分次作饮料内服。

〔民间验方〕

方 1　赤小豆汤

组成：萹蓄、瞿麦、滑石、赤小豆、败酱草各 15g、苍术、黄柏、通草、川楝子各 10g、白芷 6g。

用法：水煎服，每日 1 剂。

功效：清热利湿，通淋。

主治：急性间质性肾炎。

方 2　地黄甘草汤

组成：生地黄、甘草、通草各等份。

用法：加工成粗粉，每次用 9g，加竹叶水煎服。

功效：清心凉血，通淋。

主治：急性间质性肾炎。

〔中成药〕

滋肾通关丸

口服，每次 9g，每日 2 次。

分清五淋丸

口服，每次 9g，每日 1 ~ 2 次。

无比山药丸

口服，每次1丸，每日2次。

济生肾气丸

口服，每次1丸，每日2~3次。

丹参注射液20ml，加入10%葡萄糖100ml，每日静脉滴注1次，直至肾功能恢复正常。

8 当代名家经验

〔名家论萃〕

王国栋认为：

本病可因感受湿热毒邪引起，由于感邪性质及体质方面的差异，感邪后容易发生热邪内陷，从而影响肾的气化。亦可因发病前有用药史，毒物伤肾所致。

本病病势按卫气营血的规律传变，但多数发病急，传变快，多见卫营同病或气营同病，甚则伤阴动血；肾被湿热毒邪及药物所伤，轻者正气尚能抗邪，气机逆乱不甚；重者正气大伤，肾气匮乏，气化不行，湿浊内停，呈关格之候。有时痰湿蒙蔽心包与肾络闭阻不无关系，若外热内陷，闭阻肾络，湿浊上泛，亦可出现邪入心包证，见神昏、谵语等。

黄春林等认为：

本病由感染引起者，大多表现为湿热蕴结；少数患者由于失治，误治，湿热稽留或毒物持续伤肾，则易耗气伤阴，可出现脾肾气阴两虚证，甚至导致肾衰。

〔名医验方〕

健脾益气利水汤（和剑华等）

组成：黄芪18g，白术、泽泻、猪苓、党参各10g，桂枝6g、甘草3g、茯苓20g。

功效：健脾益气利水。本方对肾小球滤过功能和肾小管重吸收功能有保护作用。

9　医案举例

吕美农等医案　急性间质性肾炎合并肾功能不全

吕氏等治疗1例急性间质性肾炎合并肾功能不全，辨证属关格，脾肾两虚，气化不利，湿浊中阻，胃失和降，治疗早期以健脾化湿，通腑降浊为主，方用生大黄8g、旋覆花8g、代赭石、白术15g、太子参20g、蚕砂9g、姜竹茹9g、茯苓10g、泽泻10g、车前子10g、姜半夏10g、白蔻仁4g、砂仁4g、土茯苓15g、藿香6g、佩兰6g，水煎服；后期湿浊已化，胃气趋和，改用脾肾双补法，药用炙黄芪15g、白术15g、山药30g、太子参20g、女贞子12g、旱莲草12g、怀牛膝12g、土茯苓10g、当归9g、制附子6g、砂仁4g。前后治疗37天，精神转佳，复查肾功能，尿常规均已正常，痊愈出院。

第十九章　慢性间质性肾炎

1　概　念

慢性间质性肾炎与急性者相对而言，慢性者病情隐匿，病程迁延，易被误诊、漏诊，多数病人在肾功能明显下降时方才就诊。

本病早期多数缺乏典型症状，至中、晚期才出现夜尿频、遗尿，或尿频、尿急、尿痛，出现肉眼血尿，尿血，水肿，心律失常，多饮。

根据本病的表现，可归属于“消渴”、“劳淋”范畴。

2　临床表现

本病的早期多缺乏典型症状，中、晚期可出现下列症状：

泌尿系：夜尿频，或遗尿，或尿频、尿急、尿痛、尿热伴腰痛，或腰部或上腹部绞痛，肉眼血尿，尿中有坏死组织排出。

消化系：口干、多饮、纳呆、腹胀、便秘，有药疹者可出现恶心呕吐。

循环系：心律失常，肢体湿冷，甚至心跳骤停。

神经系：表情淡漠，嗜睡，甚至神志不清，或烦躁不安，或抽搐，或肢体麻痹，软瘫等。

血液系：贫血面容，口唇苍白，指甲苍白。

总之，临床体征可有：①腰酸腰痛，②肌无力，③心律失常，④贫血，⑤水肿，⑥高血压。

3 实验室检查

(1) 尿液检查　少量蛋白，白细胞，常无管型和红细胞，可测出尿糖，氨基酸；肾小管浓缩功能障碍时尿比重明显下降；肾小管酸中毒时尿 pH 降低或升高。

24 小时尿蛋白定量测定多数病人不超过 1.5g，且常 $<0.5g$。

尿白蛋白及 lgG 增加不显著，以尿 β_2 微球蛋白异常增多为主，其测定值 $>1000ng/ml$，有诊断意义。

(2) 血液检查　生化检测血肌酐、尿素氮异常升高，二氧化碳结合率明显下降，电解质紊乱。

(3) 肾盂静脉造影，当显示双侧肾脏大小不等，肾外形不规则，肾盏变形或肾乳头缺损时，则应考虑慢性间质性肾炎的可能。

(4) 对临床表现隐潜，肾功能逐渐下降的病人，可作肾穿刺活组织检查。

4 诊断与鉴别诊断

〔诊断依据〕

(1) 病史　可有慢性肾盂肾炎或尿路梗阻病史；

可有长期接触肾毒素或用药史；

既往有肾小管功能不全的疾病。

(2) 症状与体征　泌尿系：夜尿、多尿、遗尿、尿频、尿急、尿痛、尿热伴腰痛，或腰部或上腹部绞痛，肉眼血尿，尿中有坏死组织排出。

消化系：口干多饮，食欲减退，腹胀，便秘，甚至恶心呕吐。

循环系：心律失常，肢体湿冷、甚或心跳骤停。

神经系：淡漠、嗜睡、神志不清、烦躁不安、抽搐，或肢体麻痹、软瘫。

贫血面容，口唇苍白，指甲苍白。

水肿，高血压。

（3）实验室检查，可见脓尿、血尿、蛋白尿、管型尿、氨基酸，渗透压下降，尿 β_2 微球蛋白增多。

血 BUN、Cr 升高，Co_2CP 下降，电解质紊乱。

（4）肾盂静脉造影显示尿路梗阻，肾脏大小异常。

（5）肾穿刺活组织检查见肾小管间质炎性损害伴肾小球硬化。

〔鉴别诊断〕

本病应与慢性肾小球肾炎、慢性肾盂肾炎相鉴别。

5 病因病机

本病本虚而标实。本虚指五脏柔弱，肾亏精少；邪实指湿热、毒邪、瘀血。

邪之所凑，其气必虚。湿热毒邪乘虚入肾，以致肾失开合，气化失调，致水津与精微物质的输布、分清泌浊失司及水液出入不循常道；肾病及脾，脾肾同病，水谷精微不得化生精血，升降输布失调，则精微物质外泄失度；肾病及肝，肝肾同病，肝不藏血，肾不藏精，筋脉失养；病延日久，则湿浊化生。

如湿热伤肾，耗气伤阴，肾气不固，遂见多尿、夜尿、引水自救，口渴多饮，病似“劳淋”、“消渴”，虚火灼伤肾络或气虚无力摄血，故尿中夹血；若气虚及阳，脾肾阳虚，精微外泄，尿中混有蛋白；精血亏耗，筋脉失养，则肢体麻木、痿废；若脾肾阳虚，五脏不得温化，湿毒内蕴，病至晚期有类关格，恶心欲呕，尿少尿闭。

总之，慢性间质性肾炎病因复杂，初期湿热毒邪较甚，有湿、热、毒之偏盛不同；后期有气阴两伤，中、晚期可以补虚，以滋阴益肾，调理脾胃为主，亦可寓补于攻，以防伤正。

6　辨证论治

〔**辨证求因**〕

（1）湿热留恋

主证：尿热，尿频，尿急，尿痛，或兼有血尿，口干，多饮，夜尿多，腰痛乏力，手足心热，舌质红，苔黄燥，脉沉细而数。

辨证：湿热下注，三焦气化失司，决渎失常，膀胱炽热，故尿热、尿频、尿急、尿痛，血见热则妄行，故兼有血尿；湿热蕴结，脾肾阴液耗损，故口干而多饮；阴损及阳，脾肾气阳两虚，三焦失于温化，故夜尿多，腰痛乏力；湿热日久，阴津耗伤，故手足心热；舌红苔黄燥，脉沉而细数，均为湿热内蕴之征象。

求因：湿热留恋，耗伤肾阴。

（2）邪毒伤肾

主证：口干，烦渴，多尿，夜尿，腰痛，乏力，尿赤，发热，舌质红，苔薄白，或无苔，脉细数。

辨证：湿热邪毒久留则伤阴，故口干烦渴；邪毒既伤阴亦耗气，导致气阴两伤，故多尿、夜尿，腰痛乏力；湿热毒邪下注，膀胱火炽，又血热外溢，故见尿赤、发热；舌质红为伤阴，苔薄白为伤气，脉细数为阴虚。

求因：邪毒伤肾，气阴两虚。

（3）肝血不足

主证：头昏乏力，口干不欲多饮，四肢麻木，肢体瘫软，或手足微颤，面色萎黄，形体清瘦，心动悸，舌质红，苔白，脉细弦。

辨证：肝藏血，主疏泄。精藏于肾，肾主骨生髓。精即血，血即精，精血皆为精微物质所化生。肝血不足，当然肾精亦亏，精血两亏，脑髓失养，故头昏乏力，口干不欲多饮，四肢麻木，肢体瘫软，手足颤动，此乃肝风内动，水木失养所致；肝主筋但血不足，精也亏，肌肉百骸无以濡养，故面色萎黄，形体消瘦；肝肾同源，水不济火，则心动悸而不安；舌红苔白脉细弦，均为肝血不足，肝风内动之征象。

求因：肝血不足，肝风内动。

(4) 脾肾阳虚

主证：头昏乏力，面色萎黄，食欲不振，腰膝酸软，形寒肢冷，小便清长，大便溏软，下肢水肿，舌淡苔白，脉象濡细。

辨证：脾肾阳虚则寒内冷，脾不健运，肾不封藏。脾喜燥而恶湿，肾既主元阴又主元阳，脾肾阳虚，五脏不得温煦，精微亏乏，血亦乏源。髓海不足则头昏乏力，脾不转输精微，则面色萎黄；脾主四肢，肾主腰，脾肾阳虚，阴寒内盛，则腰膝酸软，形寒肢冷，小便清长，大便溏软；阳虚水泛，则下肢水肿；舌淡苔白，脉象濡细，均为脾肾阳虚，水湿逗留之征。

求因：脾肾阳虚，水湿逗留。

〔审因论治〕

(1) 湿热留恋，耗伤肾阳

治法：清利湿热，佐以滋阴凉血。

代表方剂：二妙散合小蓟饮子加减。

原方药味：

二妙散（《丹溪心法》）：黄柏、苍术。

小蓟饮子（《济生方》）：生地黄、小蓟、滑石、木通、蒲黄、藕节、竹叶、当归、栀子、炙甘草。

临床处方：苍术 10g、黄柏 15g、生地 30g、砂仁 6g、滑石 30g、小蓟 30g、白茅根 30g、竹叶 6g、通草 6g、当归 10g、栀子 10g、甘草 6g。

水煎服，每日 1 剂。

（2）邪毒伤肾，气阴两伤

治法：清热利尿，益气养阴。

代表方剂：清心莲子饮加减。

原方药味：

清心莲子饮（《和剂局方》）：石莲子、人参、黄芪、茯苓、柴胡、地骨皮、麦门冬、车前子、甘草。

临床处方：黄芩 10g、麦冬 10g、地骨皮 10g、车前子 10g、炙甘草 6g、莲子 10g、茯苓 15g、炙黄芪 15g、太子参 10g。

水煎服，每日 1 剂。

（3）肝血不足，肝风内动

治法：养血柔肝，熄风定惊。

代表方剂：三甲复脉汤加减。

原方药味：

三甲复脉汤（《温病条辨》）：炙甘草、生地黄、白芍、麦冬、阿胶、麻仁、牡蛎、鳖甲、龟板。

临床处方：炙甘草 10g、生地 18g、白芍 18g、麦冬 15g、阿胶 10g、火麻仁 10g、牡蛎 30g、龟板 30g、鳖甲 30g。

水煎服，每日 1 剂。

（4）脾肾阳虚，水湿逗留

治法：温补脾肾，化气行水。

代表方剂：金匮肾气丸加减。

原方药味：

金匮肾气丸（《金匮要略》）：熟地黄、山药、山茱萸、泽泻、茯苓、丹皮、附子、肉桂。

临床处方：制附子 10g、肉桂 6g、熟地 15g、山萸肉 10g、山药 15g、茯苓 30g、泽泻 15g、丹皮 10g、黄芪 30g、白术 10g、炒杜仲 30g、仙茅 12g、仙灵脾 12g、牛膝 15g、车前子 15g。

水煎服，每日 1 剂。

7 其他疗法

〔**食疗良方**〕

方 1 扁豆山药粥

组成：白扁豆 15g、山药 30g、粳米 30g。

功效：健脾祛湿。

主治：慢性间质性肾炎。

用法：将扁豆、山药、粳米加水煮粥。

方 2 荠菜粥

组成：新鲜荠菜 250g（干品 90g）、粳米 100g。

功效：凉血止血。

主治：慢性间质性肾炎。

用法：将荠菜洗净切碎，同粳米加水煮粥。

方 3 黄芪炖甲鱼

组成：甲鱼 1 只（约 500g）黄芪 60g。

功效：益气养阴。

主治：慢性间质性肾炎。

用法：先放甲鱼于热水中游动，使其排尿，然后将其杀死，切开洗净，去内脏，与黄芪 60g、水适量炖熟。食用甲鱼肉，喝汤。

方 4 桑椹蜜膏

组成：桑椹子 100g 蜂蜜 250g。

功效：滋补肝肾。用于肝肾阴虚心烦失眠。

主治：慢性间质性肾炎。

用法：桑椹子浓煎，加蜂蜜收膏。

〔**民间验方**〕

组成：土茯苓 30～60g 防己 15～30g 绿豆衣 30g 甘草 10g。

功效：清热利温解毒。

主治：慢性间质性肾炎。

用法：水煎服。

方2　大黄粉

组成：大黄粉

功效：清热解毒，降低血尿素氮。

主治：慢性间质性肾炎肾功能不全氮质血症期。

按语：大黄延缓肾衰的机制包括：使肠道减少吸收合成尿素的原料氨基酸；影响氮代谢；促进尿素、肌酐从肾脏排泄，对残存肾单位起保护作用，从而延缓肾单位的病程进展。

方3　菊花茶

组成：杭菊50g　枸杞子（适量）。

功效：平肝清热。

主治：慢性间质性肾炎高血压。

用法：用开水泡成茶，每日饮用。

〔**中成药**〕

甘露消毒丹

口服，每次6~9g，每日3次。

知柏地黄丸

口服，每次1丸，日2次。

下消丸

口服，每次6~9g，每日3次。

八正合剂

口服，每次15~20ml，每日3次。

8　当代名家经验

〔**名家论萃**〕

陈知新等认为：

本病以肾虚为本，因劳损过度或久病失养使肾气亏耗，失其封藏固摄之权，故见夜尿增多、蛋白尿，神疲腰酸等症。因人有禀赋不一，且气阴互根，肾气亏耗日久既可发展成肾阳不振，亦可造成肾阴亏虚，进而导致阴阳两虚。

王国栋认为：

由于先天不足，肾气素亏，外邪屡犯，肾虚愈甚，每因劳累，引发淋证，是为劳淋，劳淋不已，终致脾肾受损。或由于长期服用某些药物或接触环境毒物，由于归经等原因，损伤肾脏，每使肾气耗伤，脾肾受损。

陈智新等认为：

本病血瘀为标，其机制为气虚鼓动血脉无力，血行迟涩或阴血衰少，血脉不充，亦可使脉道涩滞，血行不畅，故出现血瘀之证为之标实。王国栋认为本病以虚损为主，同时兼有外邪，水湿及瘀血，呈虚中夹实之证。

陈智新等应用辨证论治治疗慢性间质性肾炎、慢性肾小球肾炎所致的肾小管损害 30 例，辨证分为肾气虚、肾阴虚、肾阳虚、阴阳两虚 4 型，治以中药补肾活血化瘀，分别予以益气活血、养阴活血、温阳活血、温阳滋阴活血中药，结果完全缓解 10 例，总有效率 86.7%，明显优于单纯保肾康治疗对照组。

〔**名医验方**〕

喻春华等将 16 例药物性间质性肾炎分为治疗组 8 例及对照组 8 例，治疗组采用激素加黄芪、金水宝，对照组单用激素。结果显示治疗组完全缓解 100%，对照组 75%。

叶任高认为本病多以湿热为患，脏腑受损，治疗以清热利湿，切忌伤阳败胃之品，以保存津液，顾护肾气。因此，对本病的治疗，在用西药的基础上配合使用中药治疗，可达事半功倍之效。如认为乳头坏死，中医多由湿热为患，而致脾肾亏虚，气滞血瘀，治疗先以清利湿热为主，继以调理脾胃，佐以活血化瘀。

方用三仁汤清利湿热；参苓白术散加巴戟天10g、仙茅10g、菟丝子10g健脾益肾；益肾汤活血化瘀。高钙、低钾血症肾脏病，除西药治疗外，叶氏根据其有烦渴多饮，小便量多的特点，按“消渴”论治。常选用滋阴补肾的中药如花粉、沙参、生地、女贞子、旱莲草、玄参等。

9　医案举例

岳美中医案　劳淋

郑某，女性，30岁，干部，1960年12月10日来中医研究院门诊治疗。

患者于1957年3月间出现不明原因的尿频症状，每昼夜约13～14次，尿道烧灼痛，尿后且有数滴鲜血，当时诊为急性膀胱炎。虽经治疗，但嗣后每年均有同样的急性发病2次；1960年2月间发作更重，除尿血、尿频、尿痛外，并有发热、脸肿及腰痛症状，尿培养大肠杆菌阳性，诊断为“肾盂肾炎”。经用中西药治疗后虽有好转，但尿频、尿痛、腰痛及脸肿仍不時出现，有时更有头痛与失眠。此外，患者于1958年因子宫肌瘤做子宫部分切除术，术后月经尚调，但左下腹有时绵绵作痛。体检：脉滑数，舌淡无苔，面色略发晦，血压108/68毫米汞柱，心肺正常，肝脾未触及，双肾亦未触得，膀胱位无明显压痛。尿培养大肠杆菌阳性，尿常规有痕迹蛋白，白细胞偶见，诊断为慢性泌尿系感染（肾盂肾炎及膀胱炎）。中医诊为劳淋，用清补兼施法治疗。处方：干地黄12g、生黄芪12g、车前子12g、牛膝9g、菊花9g、茯苓9g、泽泻9g、猪苓9g、枸杞12g、陈皮45g、甘草9g。

上方加减服月余，尿频症状明显减轻。1961年1月13日作膀胱镜及输尿管插管检查，膀胱尿所见稍浑，膀胱粘膜充血，右侧输尿管口肿胀，引流较差，分别检查所得之两侧肾盂尿，各有红细胞 20⁺/高倍视野，偶见白细胞及上皮细胞。酚红排泄试验，右侧出现时间为 5 ~ 7 分钟（浓度 + ~ + + +），左侧则为 2 分钟（浓度 + ~ + + + +），分别作普通培养皆无细菌生长。当时尿频、尿痛虽减，但左下腹仍有时绵绵作痛，系有瘀滞之征，遂以当归芍药散合桂枝茯苓丸作汤以疏和气血，进退服 10 余剂后，腹痛解，但仍感倦怠，腰痛，溲黄，脉滑数。处方：内托生肌散加味，补虚消瘀利湿清热，方为：生黄芪 12g、丹参 9g、天花粉 18g、乳香 9g、没药 9g、生杭芍 12g、滑石 12g、木通 3g、栀子 3g、生甘草 9g。

上方进退服半年，尿频、尿痛相继基本消失，尿检常规正常，尿培养亦无细菌生长。后以纳呆体倦用香砂养胃丸等缓调，患者迄今一年除有时感冒腰痛外，未有急性再发，病情稳定。1962 年 9 月尿培养仍无细菌生长，酚红排泄试验 1 小时 55%，血蛋白氮 38.7 毫克%，现正在善后调理中（《岳美中医案集》）。

10　文献选录

《叶任高肾脏病临床备要》：

叶氏说慢性肾盂肾炎是慢性间质性肾炎的主要原发病（78.6%）。

“经对 28 例慢性间质性肾炎进行尸体解剖发现，慢性肾盂肾炎是我国慢性间质性肾炎的主要原发病（78.6%）。而对 944 例尿毒症的病因分析提示，33% 是间质性肾炎。而大约 90% 的慢性间质性肾炎的基础疾病是可以治疗的。如慢性肾盂肾炎、反流性肾脏病、止痛剂肾脏病、重金属中毒、高钙血症肾脏病、低钾血症肾脏病，治疗后其肾脏病可改善或停止恶化。故对慢性间质性肾炎的基础疾病应早期诊断，早期治疗。”

第二十章 尿酸性肾病

1 概 念

尿酸性肾病是指由高尿酸血症所致的肾损害，称为尿酸性肾病。85%的病人，在30岁以后发病，男性多于女性。

当高尿酸血症时，尿酸沉积在肾髓质，可引起间质性肾炎，也可在远端小管及集合管形成结晶而阻塞泌尿道，至晚期可导致间质纤维化及肾萎缩。若尿酸沉积于关节，或软组织及皮下组织，可引起严重的关节炎及痛风结石。

尿酸性肾病，初起以四肢关节肿痛、腰痛、尿血、淋证为主要表现，发展到后期，则以尿少、呕吐、水肿为特征。

据国外统计，本病占尸检病例的0.2%。

尿酸性肾病，临床上分为慢性尿酸性肾病急性尿酸性肾病、尿酸性肾结石三种类型。本书主要讨论慢性尿酸性肾病。本病可归属于中医学“痹证”、“淋证”、“血证”、“关格”等范畴。

2 临床表现

慢性尿酸性肾病起病隐袭，患者常感腰部酸痛，有轻度浮肿，中度血压升高，蛋白尿发生率为47.6%~100%，多为轻度蛋白质及少量红细胞。晚期因肾小球受累，肾功能呈进行性恶化，出现氮质血症表现。

急性尿酸性肾病，常见于白血病、淋巴瘤或恶性肿瘤化疗、放疗过程中，因肿瘤组织破坏，核酸分解代谢亢进，尿酸快速增高所致。起病急骤，有少尿、无尿及迅速发生的氮质血症表现。尿中有大量尿酸结晶及红、白细胞。如不及时治疗，病情将迅速恶化而死于急性肾衰。

尿酸性肾结石通常为慢性尿酸性肾病的一项重要表现。较小的结石可随尿排出，常不被患者察觉，较大的结石梗阻尿路时可引起肾绞痛、血尿及继发感染，并可出现肾盂肾炎的临床表现。

肾外表现主要为痛风性关节炎及痛风结石，甚至关节畸形。有尿路结石者，肾区可有压痛和叩击痛。痛风石见于关节附近或耳廓处皮下，如破溃形成瘘管，常经久不愈。

3 实验室检查

患者尿液呈酸性（pH >5.5），镜检可见尿酸结晶。有少量蛋白及红、白细胞。如有继发感染，可有脓尿及菌尿。

4 诊断与鉴别诊断

〔**诊断依据**〕

（1）中年以上男性病人，常有痛风性关节炎或痛风结节，尿酸性尿路结石。

（2）尿和肾功能检查呈慢性间质性肾炎表现。

（3）血尿酸 >420μmol/L（男）或 >360μmol/L（女），尿尿酸 >1.0g/d。

（4）急性尿酸性肾病见于恶性肿瘤化疗中，常表现急性肾衰。

〔**鉴别诊断**〕

慢性尿酸性肾病应与下列疾病相鉴别：

（1）慢性肾盂肾炎　慢性肾盂肾炎多伴有尿频、尿急、尿痛，而尿酸性肾病约60%合并有尿路感染，尤其是尿酸结石梗阻引起感染者更为常见，但慢性肾盂肾炎血尿酸正常，有助于鉴别。

（2）肾结石可由尿路感染、异物、水电解质代谢紊乱等原因引起，尿酸结石是其中一种，但有高尿酸血症，与其他结石形成原因不同，且X线检查尿酸结石不显影。

（3）慢性肾功能衰竭　慢性肾功能衰竭可伴有高尿酸血症，有以下特点：①男女发病无显著性差异；②发病年龄较集中，多见于30～50岁；③尿酸排泄较少，多<400ml/24h；痛风病史较少见。其病变主要在肾小球，肾小球滤过功能障碍的发生先于肾小管功能障碍，很少发生痛风性关节炎。而尿酸性肾病病变在肾间质髓质，肾小管功能障碍先于肾小球功能障碍，血尿酸和血肌酐升高不成比例，血尿酸/血肌酐>2.5（单位为mg/dl），24h尿酸排出量增加，且常伴有尿酸结石及严重关节病变或痛风石。

（4）急性肾功能衰竭以少尿、无尿及迅速发生的氮质血症为特征，与急性高尿酸血症肾病的临床表现相似，但急性高尿酸血症肾病初期24h尿酸排出量增加，尿检有多形结晶伴有脓尿、血尿、其尿酸和肌酐之比>1，而其他原因引起的急性肾衰之尿酸和肌酐之比<0.9，有鉴别意义。

5　病因病机

中医传统认为，由于素体虚弱，卫外不固，复感外邪，风寒湿热留住经络关节，淫居脉道之中，内外相因，日久邪气缠绵不去，血滞成瘀，深入骨骼脉络而现痹证；

痹证进一步发展，病邪郁久化热，或病邪由浅入深，由经络而入脏腑，步步深入，处处为营，则产生相应的脏腑病变。

邪伤肾阴，则阴虚内热，煎熬津液，尿中杂质结为砂石，则为石淋；湿热浸淫，阻滞气机产生腰痛；热伤肾络，迫血妄行则产生血尿。

故病变初期邪在经络关节，后期则伤及脏腑，既可表现为肾虚内热，砂石阻滞，又可表现为肾气亏损，封藏不固，甚至脾肾双亏，水湿内停而见水肿；湿浊滞留中下二焦而见呕吐，少尿，出现“关格”危候。

6 辨证论治

本病的辨证，当辨虚实寒热及标本，根据本虚标实具体病情，则补虚泻实，或先补后泻，或先泻后补，或补泻兼施，灵活立法。攻邪以清热利湿、理气活血、通经活络、通腑降浊为法；扶正以健脾化湿，壮腰补肾为要。

〔辨证求因〕

(1) 瘀热痹阻

主证：关节疼痛，痛处不移，灼热红肿，或蛋白尿、血尿、轻度水肿，困倦乏力，舌淡红或黯红，边尖有瘀点或瘀斑，脉弦数。

辨证：本证多见于痛风性关节炎伴轻度肾损害者。风湿或寒湿侵袭经络关节，不通则痛；日久入络，血瘀气滞，故痛处固定不移，灼热红肿；脾肾不足，精微转输与固摄失调，血热外溢，水液泛溢，故出现蛋白尿、血尿和水肿；脾肾两虚，水谷不得化生精微，精血又不得封藏，肌肉骨骼不得濡养，故困倦乏力，舌淡红则脾肾两虚；舌黯红则为气滞血瘀之征，因有瘀血阻滞，故舌之边尖有瘀点瘀斑；脉弦数则为肝肾同病之征。

求因：瘀热痹阻，不通则痛。

(2) 湿热下注

主证：下肢关节疼痛，小便灼热不畅，腰酸疼痛，尿中或夹砂石，腰痛尿血，寒热起伏，口苦咽干，尿少色黄，舌质红，苔黄腻，脉滑数。

辨证：本证多见于尿酸性肾病以尿酸性肾结石伴感染者。湿热下注，膀胱气化失调，下肢瘀滞，故关节疼痛，小便灼热不畅，腰酸疼痛，尿有砂石；下焦湿热，热迫血行，故腰痛尿血，忽寒忽热，起伏不定；热灼津液，津液不能上承，故口干口苦咽燥；膀胱因热郁，气化失司，故尿少色黄；舌红苔黄腻脉滑数均为湿热下注之征象。

求因：湿热下注，气化失司。

(3) 脾肾亏虚

主证：关节疼痛不显，面色萎黄，神疲乏力，腰膝酸软，夜尿清长，颜面或下肢水肿，舌质淡胖，苔白腻或白滑，脉沉缓。

辨证：本证常见于慢性尿酸性肾病有轻度肾功能损害者。脾肾气阳两虚，五脏百骸温化失调，精微之运化与水湿之温化不得作为，故疼痛轻，而面色萎黄，神疲乏力，腰膝酸软，夜尿清长，颜面及下肢水肿；舌淡胖，苔白或腻或滑，均为脾肾亏虚之征象。

求因：脾肾亏虚，水湿不化。

(4) 脾肾虚衰

主证：畏寒肢冷，恶心呕吐，得食更甚，口中尿臭，胸闷腹胀，大便溏薄或秘结，心悸气喘，神情淡漠，或烦躁不安，面浮尿少，舌淡胖，苔白腻，脉沉弦。

辨证：本证常见于痛风性肾病出现肾功能衰竭者。脾肾气阳虚衰，寒自内生，四肢肌肤不得温化，故畏寒肢冷；脾阳不足。胃失和降，故恶心呕吐，得食更甚；肾阳不足，下焦浊气上逆，故口中尿臭；脾胃气机升降失调，故胸闷腹胀；脾阳不足，水湿内停，健运失司，古人说脾得阳始运，故脾阳虚而大便溏薄，或秘结；心肾水火不济，胸气不利，治节不行，肾不纳气，故心悸气喘，神情淡漠或烦躁不安；脾肾虚衰，下焦气化不利，阳虚水湿外溢，或水道不畅，故面浮而尿少；舌淡胖，苔白腻，脉沉弦，皆为脾肾虚衰，湿浊留滞之征象。

求因：脾肾虚衰，湿浊留滞。

〔审因论治〕

(1) 瘀热痹阻，不通则痛

治法：活血祛瘀，通络止痛。

代表方剂：桃红四物汤合三妙丸加减。

原方药味：

桃红四物汤（《医宗金鉴》）：熟地黄、当归、白芍、川芎、桃仁、红花。

三妙丸（《医学正传》）：苍术、黄柏、牛膝。

临床处方：桃仁 10g、红花 10g、当归 12g、熟地 12g、白芍 12g、川芎 12g、苍术 10g、黄柏 12g、川牛膝 12g、益母草 30g。

若关节肿痛甚者加羌独活各 10g、威灵仙 15g、秦艽 10g、海风藤 12g、络石藤 12g 以通络止痛；寒痛剧烈，入夜尤甚，得温则舒，加川乌（后下）5g、乳香、没药各 10g 以祛寒活血止痛；血尿者加白茅根 30g，小蓟 30g 以凉血止血。

水煎服，每日 1 剂。

（2）湿热下注，损伤肾络

治法：清热利湿，通淋排石。

代表方剂：八正散合石韦散加减。

原方药味：

八正散（《和剂局方》）：车前子、瞿麦、萹蓄、滑石、栀子、甘草、木通、大黄。

石韦散（《证治准绳》）：石韦、木通、车前子、瞿麦、滑石、桑白皮、甘草、赤茯苓、冬葵子。

临床处方：萹蓄 15g、瞿麦 10g、车前子 30g、金钱草 30g、海金砂 15g、石韦 10g、生大黄 10g、栀子 10g、甘草 6g、川牛膝 10g、黄柏 10g、苍术 10g、鸡内金粉 48g（冲服）。

若寒热起伏加金银花 30g、紫花地丁 30g、蒲公英 15g 以清热解毒；血尿量多，尿色深红甚则夹有血块者加小蓟 30g、白茅根 30g、藕节 10g、蒲黄 12g 以凉血止血；若尿血不止，耗伤正气；面色萎黄，舌质转淡，可去大黄，加黄芪 15g、当归 12g、地黄 12g 以调补气血而标本兼顾。

水煎服，每日 1 剂。

（3）脾肾亏虚，水湿不化

治法：温补脾肾，化气行水。

代表方剂：济生肾气丸合参苓白术散加减。

原方药味：

济生肾气丸（《济生方》）：附子、官桂、白茯苓、泽泻、山茱萸、山药、车前子、川牛膝、丹皮、熟地黄。

参苓白术散（《和剂局方》）：莲子肉、薏苡仁、砂仁、桔梗、白扁豆、白茯苓、人参、甘草、白术、山药。

临床处方：熟附子 6g、桂枝 6g、桔梗 6g、川牛膝 12g、车前子 30g（包煎）、太子参 12g、白术 12g、砂仁 6g、薏苡仁 20g、甘草 6g、山药 12g、山萸肉 12g、茯苓 12g、熟地 12g。

若伴关节疼痛加当归 12g、红花 10g、桃仁 10g 以养血活血。

水煎服，每日 1 剂。

（4）脾肾虚衰，湿浊留滞

治法：温阳泄浊，补益脾肾。

代表方剂：温脾汤合真武汤加减。

原方药味：

温脾汤（《备急千金要方》）：大黄、炮附子、干姜、人参、甘草。

真武汤（《伤寒论》）：茯苓、白芍、白术、生姜、炮附子。

临床处方：熟附子 10g、太子参 15g、白术 12g、茯苓 10g、生大黄 10g（后下）、姜半夏 12g、川朴 10g、白芍 12g、苏叶 10g、陈皮 10g。

若神志淡漠加菖蒲 10g、郁金 10g 以化湿开窍；若呕吐频繁，不能进药，可用中药大黄灌肠方：生大黄 30g、熟附子 15g、龙骨 30g、牡蛎 30g、蒲公英 30g。水煎灌肠，以温阳泄浊。

水煎服，每日1剂。

7 其他疗法

〔**显效时方**〕

方1 温肾解毒汤

组成：紫苏30g、党参15g、白术15g、半夏9g、熟附子（先煎）9g、黄连3g、砂仁（后下）3g、六月雪30g、绿豆30g、丹参30g。

功效：温补脾肾，荡涤三焦浊气。

主治：慢性尿酸性肾病肾功能衰竭。

用法：水煎服，每日1剂。

下肢肿加半枝莲；皮肤瘙痒加白藓皮、地肤子；腰痛，尿中管型加扦扦活；腹水加黑白丑粉，小茴粉、生大黄粉冲服。

方2 肾衰泻毒汤

组成：人参10g、川芎10g、枸杞子10g、黑牵牛子10g、白牵牛子10g、白术12g、茯苓12g、黄芪30g、熟地黄30g、丹参15g、山药20g、大黄6～20g。

功效：泻浊解毒，利水通尿，补肾祛瘀。

主治：肾功能衰竭。

〔**民间验方**〕

方1 清氮汤

组成：大黄10～30g，蒲公英、牡蛎、丹参各30g，熟附子15g。

功效：温阳散寒，活血利水。

主治：慢性肾功能衰竭。

用法：水煎2次，浓缩至150毫升，行保留灌肠。每天灌一次，病重者每次2次，7天为1个疗程。

〔**中成药**〕

新癀片，口服，每次4~6片，每日3次。

用于痛风性肾病痛风急性发作。

8 当代名家经验

〔**名家论萃**〕

时振声论道：

祖国医学对肾结石的认识，仍归入“石淋”范畴，其病因病机与膀胱湿热、气滞血瘀、肾气亏损有关。由于饮食不节，恣食膏粱厚味，辛辣炙煿，肥甘酒热，以致湿热火毒内生，湿热流注下焦，日久结为砂石而成。湿热内阻，气血失畅，或砂石内结，气滞血瘀或热伤血络，迫血妄行，再加之过服苦寒清利之剂，可因肾阴亏损，或长期血尿以致肾气亏乏，肾虚不能化气，终致砂石积聚。

〔**名家验方**〕

三金石韦汤（时辰声）

组成：金钱草、海金沙各30g，鸡内金、石韦、女贞子、旱莲草、瞿麦、滑石各10g，车前子20g（包煎），冬葵子、牛膝、泽兰、王不留行各10g，活血和络，畅行气血并有止痛之效。全方以祛邪为主，未忘扶正，是治标之剂，也适合平时之用。

9 医案举例

时振声医案　痛风性肾病系气阴两虚　夹湿瘀证

徐某，男，61岁。

初诊：1995年3月19日。患者述1987年实发右足大趾红肿热痛，去某医院诊为“痛风性肾病”，予别嘌呤醇治疗好转，但尿检一直异常。刻诊：腰酸胀，神疲乏力，下肢稍肿，纳可，口干喜饮，手足心热，大便调，尿黄，舌淡有齿痕，脉弦细。尿常规：PRO +2，BLD +3，血生化：BUN6.2mmol/L，Cr125μmol/L，UA633.9μmol/L。

〔辨证〕气阴两虚，夹瘀夹湿。

〔治法〕气阴双补，兼利湿化瘀。

〔方药〕参芪地黄汤加减。太子参15g、生黄芪15g、生地10g、茯苓15g、泽泻15g、焦山楂30g、苏叶10g、丹参30g、生侧柏30g、马鞭草30g、桑寄生15g、石韦15g、白花蛇舌草30g。

服药1月后，症状好转，尿常规：PRO ± ~ +1、BLD +1 ~ +2，仍按原方继服1月。

服药20余日不慎感冒，咽干咽痒，头痛咳嗽，舌红苔薄腻，脉浮细数。尿常规：PRO +4，BLD +3，RBC6 ~12/HP。属气阴两虚，令外感风寒湿热之邪，以祛邪为主，方用银翘散加减。银花30g、连翘10g、桔梗6g、前胡10g、牛蒡子10g、杏仁10g、橘红10g、浙贝母10g、荆芥穗10g、淡竹叶10g、薄荷6g（后下）。

上方服5剂后感冒平复，感腰痛，手胀，脚稍肿，腿沉，口苦不粘，口干嗜饮，大便偏稀日1~2次，尿黄，舌黯红，脉弦细。为脾肾气阴两虚之证，现脾虚突出，水湿、湿热、瘀血兼夹。改健脾利湿，佐活血化瘀，清热凉血之剂。方用当归芍药散加味：当归10g、川芎10g、赤芍15g、白术10g、土茯苓30g、泽泻15g、桑寄生15g、牛膝10g、车前子30g（包煎）、赤小豆15g、冬瓜皮30g、生侧柏30g、马鞭草30g、焦山楂30g、生苡仁30g、萆薢10g。

上方连服2月，诸症减轻，血生化：BUN、Cr、UA均正常，尿检多次PRO（－）~（±），BLD（－），仍以本方加减调治，随访至今未复发。（《江苏中医·时振声教授治疗痛风性肾病的经验》1997，18（1）：5）

朱良春医案　痛风系浊毒留滞关节，瘀痺不利

周某，男，28岁。

初诊：1979年8月9日。诉10年前右足趾不慎扭伤后，两趾关节对称性肿痛。是年7月下旬发现右足拇、食指有多个结节，且液化流淡黄色液体，查血尿酸952μmol/L，病理活检确诊为痛风。此后上肢、指关节、髋、膝、踝关节疼痛，每于天气变化痛甚，素怯冷，面黄无华，曾服"别嘌呤醇"，因副作用停用。现：舌淡苔薄，脉细数。查：T37.5℃，ESR32mm/h。尿检：PRO（+）。

〔辨证〕浊毒留滞关节，瘀痹不利。

〔治法〕活血化瘀，降泄浊毒。

〔方药〕土茯苓45g、萆薢20g、全当归、汉防己、桃仁泥、炙僵蚕各10g、甘草5g。

服药60剂后，复查血尿酸12mg%，ESR12mm/h，尿检正常。患者手足之结节，肿痛渐消，又服30剂，唯感关节稍痛，血尿酸降至6mg%（《中华名医名方新传》）。

10　文献选录

《伤寒论·太阳篇》：

"风湿相搏，骨关节烦疼掣痛，不得屈伸，近之则痛剧，汗出短气，小便不利，恶风不欲去衣，或身微肿者，甘草附子汤。"

《丹溪心法·痛风》：

"痛风者，四肢百骸走痛，方书谓之白虎历节风证是也……遍身骨节疼，昼静夜剧，如虎啮之状，名曰白虎历节风。"

第二十一章　肾动脉粥样硬化

1　概　念

肾动脉粥样硬化多见于60多岁以上的老年人，其乃全身动脉硬化的一部分，可引起顽固性高血压。临床以血中胆固醇，甘油三脂、β－脂蛋白增高为特征。根据本病的临床表现，可归属于中医学“眩晕”、“胸痹”、“腰痛”范畴。

2　临床表现

蛋白尿微量，氮质血症，动脉闭塞，肾血管性高血压、肾绞痛，尿闭，发热等，临床上常同时具有其他器官的动脉粥样的表现，如冠心病、眼底动脉硬化等病变。

3　实验室检查

（1）血中胆固醇、甘油三脂、β－脂蛋白增高。

（2）主动脉粥样硬化、眼底动脉硬化。

（3）冠心病的表现。

（4）肾动脉管狭窄。

（5）多普勒超声检查有助于判断肾动脉血流情况和血管病变。

4　诊断与鉴别诊断

〔诊断依据〕

（1）实验室各项检查。

（2）凡年龄在55岁以上者突然出现高血压症状，应考虑肾动脉粥样硬化的可能。

〔**鉴别诊断**〕

肾动脉粥样硬化应与肾小动脉硬化和肾动脉狭窄相鉴别。

（1）肾小球硬化，多有明显的高血压病史。

（2）肾动脉狭窄可由腔骨病变和腔外病变引起。所谓腔内病变，如动脉炎、先天性异常等，腔外病变如腹主动脉瘤、嗜铬细胞瘤等。

5 病因病机

肾动脉粥样硬化的病因病机较为复杂，但归纳起来，不外乎气血阴阳的不足和痰瘀互结内阻。气血为本，痰瘀为标，属于本虚而标实。

6 辨证论治

对于本病，治宜分清虚实。

〔**辨证求因**〕

（1）肝阳上亢

主证：尿液轻微异常，眩晕，头痛，急躁易怒，失眠多梦，口苦，舌红，苔薄黄，脉象弦数。

辨证：本证多见于肾动脉粥样硬化的初期水液则轻微异常。肝肾同源，肾阴不足，可导致气郁滞。肝气郁久化火伤阴，则致肝肾阴虚。阴虚内热，肝阳上亢，则眩晕头痛，急躁易怒。五志过极便是火，导致心肾不济，则失眠多梦、伴有口苦。舌红苔黄，脉弦数，均为肝阳上亢之征象。

求因：肝阳上亢，虚风内动。

（2）痰浊阻滞

主证：尿液轻度异常，头晕头重，胸闷，恶心，肥胖体重，舌苔白腻，脉象濡滑。

辨证：因于湿头重如裹，脾气虚则湿滞。湿郁生痰，痰阻血络头晕、胸闷，痰浊碍胃则恶心。体重肥胖乃是脾虚痰盛，湿浊内阻的表现。舌苔白腻，脉濡滑均为痰浊阻滞的征象。

求因：痰浊阻滞，运化失常。

（3）肾精不足

主证：尿检异常，精神萎靡，健忘，腰膝酸软，遗精，耳鸣。

偏于阴虚者，手足心热，舌红少苔，脉象细数。

偏于阳虚者，手足心冷，形寒肢冷，舌淡苔白，脉细无力。

辨证：肾精不足，阴虚所致，则阴虚阳亢，手足心热。肾生骨，骨生髓，脑为髓海，故肾精不足，精神萎靡而健忘；腰为肾之关，膝为肾之键，肾精不足，关键不利故酸软；阴虚阳亢，相火旺盛故遗精，肾开窍于耳，肾精不足则脑转耳鸣。

求因：肾精不足，阴虚阳亢。

（4）气滞血瘀

主证：心悸、胸闷、胸痛，心律失常，腰部刺痛。舌紫暗，边有瘀点或瘀斑，脉沉涩。

辨证：肾动粥样硬化的后期，其病机主要为痰瘀互结，气血运行不畅，冠状动脉亦常常随之硬化或硬化加重，故心悸、胸闷，胸痛，心律失常；气滞血瘀，肾血流量不足，血流严重受阻，故腰部刺痛。其脉象舌象亦皆为气滞血瘀之征。

求因：气滞血瘀，肾脉不通。

〔审因论治〕

（1）肝阳上亢，虚风内动

治法：平肝熄风，补益肝肾。

代表方剂：天麻钩藤饮加减。

原方药味。

天麻钩藤饮（《杂病证治新义》）：天麻、钩藤、石决明、栀子、黄芩、川牛膝、杜仲、益母草、桑寄生、夜交藤、朱茯神。

临床处方：天麻 20g、钩藤 15g、石决明 30g、栀子 10g、杜仲 10g、桑寄生 15g、牛膝 15g、夜交藤 10g、丹皮 15g。

若眩晕明显者可加龙骨 30g、牡蛎 30g、珍珠母 30g、以潜阳熄风；阴虚明显者加杞菊地黄丸；肾精严重亏耗者，可加用大定风珠。

水煎服，每日 1 剂。

参考意见：临床亦可选用滋阴潜阳的镇肝熄风汤（《医学衷中参西录》）。

（2）痰浊阻滞，脾湿不运

治法：祛痰熄风，运脾化湿。

代表方剂：半夏白术天麻汤加减。

原方药味：

半夏白术天麻汤（《医学心悟》）：半夏、天麻、茯苓、橘红、白术、甘草、生姜、大枣。

临床处方：法半夏 15g、白术 15g、天麻 15g、陈皮 10g、茯苓 15g、山楂 15g、水蛭 10g、䗪虫 10g。

若痰多者加旋覆花（包煎）12g、代赭石 30g、竹茹 12g 等，或加用温胆汤；脾虚者加用四君子汤。

水煎服，每日 1 剂。

（3）肾精不足，阴虚阳亢。治法：偏于阴虚者：滋补肾阴；
偏于阳虚者：温补肾阳。

代表方剂：偏于阴虚者：左归丸；
偏于阳虚者；右归丸。

原方药味：

左归丸（《景岳全书》）：大熟地、山药、枸杞子、山萸肉、川牛膝、菟丝子、鹿角胶、龟板胶。

右归丸（《景岳全书》）：熟地黄、山药、山茱萸、枸杞子、菟丝子、鹿角胶、杜仲、肉桂、当归、制附子。

临床处方：

偏于阴虚者：熟地 25g、山萸肉 15g、菟丝子 15g、牛膝 15g、龟板 20g、鳖甲 15g、丹皮 10g、地骨皮 10g，水煎服。

偏于阳虚者：熟地 20g、山萸肉 15g、杜仲 10g、鹿角胶 15g、丹参 15g、当归 10g、仙茅 10g、仙灵脾 10g、菟丝子 10g、枸杞子 10g，水煎服。

（4）气滞血瘀，肾脉不通

治法：活血化瘀，疏通血脉。

代表方剂：少腹逐瘀汤加减

原方药味：少腹逐瘀汤（《医林改错》）：小茴香、干姜、没药、川芎、肉桂、赤芍、五灵脂、当归、延胡索、生蒲黄。

临床处方：桃仁 15g、红花 10g、枳壳 10g、川芎 10g、丹参 50g、莪术 15g、当归 15g、熟地 20g、赤芍 15g、穿山甲 10g、乌药 10g、香附 10g。

若肾功能受损者加大黄 9g、益母草 18g 等；气虚者加用四君子汤、黄芪。

水煎服，每日 1 剂。

7 其他疗法

〔**食疗良方**〕

方 1 山楂茶

组成：鲜山楂 60g。

功效：活血化瘀，消食。

用法：水煎代茶饮。

主治：肾动脉粥样硬化。

方 2 山楂粥

组成：山楂 40g、粳米 100g。

用法：将山楂、粳米放入锅内，加适量清水，煮成粥，然后加入适量白糖，每日服1剂。

〔**中成药**〕

金匮肾气丸

口服，每服1丸（9g），日2次。

血脂康

口服，每次2粒，日2次，饭后服用。

藻酸双脂钠

口服，每次50～100mg，日3次。

8 当代名家经验

〔**名医验方**〕

方1 益气化瘀补肾汤（朱良春）

组成：生黄芪30g、仙灵脾10g、石韦15g、熟附子10g、川芎10g、红花10g、全当归10g、川续断10g、怀牛膝10g。

功效：益气化瘀，温阳利水，补肾培本。

主治：络脉瘀滞，肾动脉硬化。

来源：《名医名方录》第一辑。

方2 补气活血汤（张史昭）

组成：生黄芪50g、川芎30g、炒地龙10g、制大黄6～10g、当归12g。

功效：补气活血，通络清热。

主治：肾动脉粥样硬化。

来源：《浙江中医杂志》2000年第11期。

方3 益气滋肾化瘀汤（时振声）

组成：党参15g、生黄芪15g、当归10g、赤芍15g、川芎10g、生地10g、女贞子10g、旱莲草10g、石韦30g、白花蛇舌草30g、益母草30g、白茅根30g、桑寄生15g。

功效：益气滋肾，活血清利。

主治：肾络瘀阻，动脉硬化。

来源：《名医名方录》第二辑。

9 医案举倒

时振声高血压病案

袁某，女，44岁，干部，门诊病例。

患者素有高血压病史，一般血压维持在180～190/120mmHg。近因工作劳累，血压上升到220/120mmHg，自觉头晕纳差，腹胀便稀，脉象弦而小滑，舌质稍红。因久服滋腻药物，以致脾气不运，胃纳呆滞，上腹痞满，痰湿内停，虚风内作，拟健脾燥湿，化痰祛风，处以半夏白术天麻汤加减：半夏10g、苍术、白术各10g、天麻10g、生黄芪15g、陈皮10g、太子参15g、泽泻30g、茯苓30g、干姜3g、黄柏6g、枳实10g。

上方服用4剂后，头晕已止，痰量减少，纳食增加，便稀已止，腹胀减轻，原方又服4剂，饮食如常，腹胀消失，血压降为160/90mmHg。

半夏白术天麻汤为李东垣方，用于痰厥头痛。脾虚不运，痰湿上逆而见头晕头痛者，用之有卓效。本例原系肾阴亏损，肝阳上亢，过服滋养肝肾之剂，以致脾气不运，胃纳呆滞，脾失运化则痰湿内停，蒙蔽清阳而致头晕，脾不能运则腹胀便稀。本例以半夏白术天麻汤合枳术丸治疗，参芪、二术以健脾，陈皮、半夏以化痰，茯苓、泽泻以利湿，天麻以祛风，枳实以降气，干姜与黄柏则一热一寒。辛开苦降，以消胃纳呆滞及上腹痞满，故服药后使脾气健运，痰湿得去，痞胀得消，虚风得息，诸症消失（《时振声中医世家经验辑要》）。

10 文献选录

《景岳全书·眩晕》：

丹溪则曰无痰不作眩，当以治痰为主，而兼用他药。余则曰无虚不能作眩，当以治虚为主，而本酌兼其标。孰是孰非，余不能必，姑引经义（上气不足，髓海不足）以表其大意如此。

《医学从众录·眩晕》：

盖风者非外来之风，指厥阴风木而言，与少阳相火同居，厥阴气逆，则是风升火动，故河间以风火立论也，风生必夹木势而克土，土病则聚液而成痰，故仲景以痰饮立论，丹溪以痰火立论也，究之肾为肝母，肾之藏精，精虚则脑海空虚而头重，故《内经》以肾虚及髓海不足立论也，其言虚者，言其病根，其言实者，言其病象，理本一贯。

第二十二章　良性小动脉性肾硬化

1 概　念

良性小动脉性肾硬化，又称良性肾硬化症。由于动脉供血不足，继发地引起肾小球、肾小管间质的缺血性病变，造成某些肾小球硬化、肾小管萎缩和间质纤维。临床上大部分引发高血压的病因都有可能引发本病，一旦小动脉性肾硬化症形成，可使高血压持续和加重。

根据本病的临床表现，可归属于中医学“水肿”、“眩晕”、“关格”范畴。

2 临床表现

本病引起严重肾功能不全者仅占 1%，而表现心脏肥大者占 74%，有充血性心力衰竭者占 50%，心绞痛者占 16%，脑血管意外也较肾功能不全者多。

一般来说，临床上肾损害的表现不明显。较为常见的是死于心和脑的损害，而不是死于尿毒症。约 5% 发展为恶性高血压者，则很快发展为尿毒症而死亡。

3 实验室检查

（1）仅有轻度蛋白尿（24 小时尿蛋白定量 $<1g$）及少量管型。

红细胞及白细胞一般不增多。

（2）眼底检查

可有小动脉痉挛狭窄，但出血及渗出少见。

（3）肾硬化早期无肾功能不全的表现，肾小球滤过率正常，仅有肾血浆流量降低。

（4）酚红排泄试验减低的病人，90%有肾小动脉病变，而排泄正常的病人，仅有轻微的肾血管损害。

4　诊断与鉴别诊断

〔诊断依据〕

在诊断本病时，一般要具备长期高血压（约有15年左右）病史和心脏、眼底视网膜动脉硬化的证据。

〔鉴别诊断〕

本病需与慢性肾炎相鉴别。

（1）长期患高血压，以后出现蛋白尿及尿沉渣镜检异常，甚至发展至肾功能不全者，可诊断为良性肾小动脉硬化症。

（2）如先有尿沉渣异常，24小时尿蛋白定量>1g，伴有水肿，然后出现高血压者，则以慢性肾炎的可能性为大。

若病史不清楚，二者较难鉴别，而肾脏大小正常者可作肾活检以明确诊断。

5　病因病机

本病的病因病机，中医认为：

（1）年迈体弱，精血亏少。

（2）情志不畅，肝气郁结，肝阳上亢。

（3）嗜食肥甘，生痰成浊，致使经脉受阻，髓海不足。

本病的基本病机是本虚而标实，病情迁延，正气不足，邪实阻滞。

6　辨证论治

本病总属本虚标实。急者多偏于表实，以熄风、潜阳等治标为先；缓者以补养精血为主，以本图治。

〔**辨证求因**〕

（1）阴虚阳亢

主证：头晕头痛脑胀，心烦失眠多梦，面色潮红，手足心热，低热盗汗，大便秘结，小便短赤，腰膝酸软，健忘乏力，口苦，泛泛欲呕，肢麻振颤，舌红，苔薄黄，脉象弦细。

辨证：阴虚阳亢，水不涵木，有肝风内动，清阳不升，则头晕、头痛、脑胀；水不济火，心火亢盛，则心烦失眠多梦，阴虚阳亢，腠理开泄，血运上行，则面潮红、手足心热，低热盗汗；热入肠腑，则大便秘结，膀胱炽热则小便短赤；元阴不足，则腰膝酸软，髓海不足，则健忘乏力；热入少阳，胆胃不和，则口苦，泛泛欲呕；水不涵木，肝风内动，精血亏损，则肢麻振颤；舌红苔黄，脉弦细，均为阴虚阳亢，水不涵木的征象。

求因：阴虚阳亢，水不涵木。

（2）肾气不固

主证：头晕，腰酸，夜尿频或不禁，尿后余沥，或有男子滑精，女子带下清稀，舌淡苔薄白，脉沉弱，均为肾气不固之征象。

求因：肾气不固，三焦不得温化。

（3）痰瘀交阻

主证：头眩头痛，腰酸乏力，腹胀纳呆，恶心欲呕，面色晦暗无华，唇舌紫暗瘀斑，苔白腻，脉象濡滑或弦涩。

辨证：痰浊壅盛，瘀血内阻，日久痰瘀交阻，则血运不畅，气机升降受阻，清阳不升则眩晕，瘀血阻络则头痛；肾硬化则腰酸乏力；脾胃气机升降受阻则腹胀纳呆，胃有痰湿则恶心欲呕；面色、舌色、脉象均为痰瘀交阻，血运不畅的象征。

求因：痰瘀交阻，血运不畅。

〔审因论治〕

(1) 阴虚阳亢，水不涵木

治法：滋阴潜阳，熄风通络。

代表方剂：天麻钩藤饮合二至丸。

原方药味：

天麻钩藤饮（《杂病证治新义》）：天麻、钩藤、石决明、栀子、黄芩、川牛膝、杜仲、益母草、桑寄生、夜交藤、朱茯神。

二至丸（《扶寿精方》）：女贞子、旱莲草。

临床处方：天麻15g、钩藤10g、石决明30g、川牛膝15g、桑寄生15g、旱莲草30g、益母草30g、桃仁10g、红花10g、水蛭10g、乌药10g。

肝火盛者加野菊花以清肝泄火；有阳亢动风之势加龙骨、牡蛎、珍珠母以镇肝熄风；便秘者加火麻仁、何首乌以润肠通便。

水煎服，每日1剂。

(2) 肾气不固，三焦不得温化

治法：益气助阳，温化三焦。

代表方剂：五子衍宗丸合桂枝茯苓丸加减。

原方药味：

五子衍宗丸（《丹溪心法》）：枸杞子、菟丝子、五味子、覆盆子、车前子。

桂枝茯苓丸（《金匮要略》）：桂枝、茯苓、丹皮、桃仁、芍药。

临床处方：菟丝子15g、五味子10g、枸杞子15g、覆盆子15g、金樱子15g、桂枝10g、茯苓15g、丹皮6g、赤芍20g、桃仁10g、红花10g、车前子10g、益母草30g。

恶心呕吐，腹胀纳呆者，加木香、藿香、法半夏以健脾化湿；浮肿、心悸、尿少者，加泽泻、猪苓以利尿泄浊；肌肤甲错、皮下瘀斑而瘀血者，加当归、水蛭、䗪虫以活血化瘀。

水煎服，每日1剂。

（3）痰瘀交阻，血运不畅

治法：燥湿化痰，活血化瘀。

代表方剂：二陈汤合血府逐瘀汤加减。

原方药味：

二陈汤（《和剂局方》）：陈皮、半夏、茯苓、甘草。

血府逐瘀汤（《医林改错》）：桃仁、红花、当归、生地黄、川芎、赤芍、牛膝、桔梗、柴胡、枳壳、甘草。

临床处方：柴胡10g、枳壳10g、当归10g、赤芍15g、生地10g、川芎10g、桃仁10g、红花10g、牛膝15g、桔梗6g、陈皮15g、半夏15g、茯苓15g、甘草6g。

腰痛者加三七粉（冲）以加强活血止痛之功；水肿者加猪苓、茯苓皮以健脾利水。

水煎服，每日1剂。

7 其他疗法

〔民间验方〕

方1 天麻钩藤汤

组成：天麻18g、钩藤30g。

功效：熄风定眩。

主治：眩晕症。

用法：水煎服。

方2 绿豆衣6g、桑叶30g、荷叶30g。

功效：熄风定眩。

用法：水煎代茶。

方3 钩藤饮

组成：钩藤12g、荔枝干15g、冰糖9g。

功效：定风止痛。

主治：头晕头痛。

用法：水煎，一日 2 次，饭后服。

〔**中成药**〕

复方丹参滴丸

口服或舌下含服，每次 10 粒，每日 3 次。

复方罗布麻片，每次 1 ~ 2 片，每日 3 次，口服。

杞菊地黄丸，口服，每次 8 粒，每日 3 次。

速效救心丸，口服或舌下含服，每次 5 ~ 10 粒，每日 3 次。

8　当代名家经验

〔**名家论卒**〕

杨霓芝论治肾硬化症：

良性小动脉性肾硬化多见于 60 岁以上的老年人，中医认为“年四十而阴气自半也”，年老体弱，肾阴渐耗，肝失所养，肝阴亦不足，肝肾阴虚，肾失封藏，精微下泄而出现蛋白尿，同时每多兼见头晕眼花、耳鸣、腰膝酸软等肾虚之症。本病是一种慢性演变性疾病，病程长，根据中医久病多瘀的理论，结合临床所见，患者多兼见面色晦暗，舌质黯或边有瘀点瘀斑，肝肾阴虚，瘀血内阻为主要特点，治疗上应紧扣这个病机特点，以滋补肾阴为主，同时不忘加强活血化瘀，方药以六味地黄汤为主方，酌加丹参、桃仁、红花、三七等活血化瘀之品。

时振声论肾动脉硬化症：时氏认为肾动脉硬化症是根据肾脏微观变化而命名的，临床表现也无特异之处，中医学无相应的病名，根据其发生发展的演变过程，病因与脏腑失调，气滞血瘀和肾气衰败等有关。病位初在肝肾，以后肾病及脾，最后累及心与肺，证候性质为虚中夹实，阴损及阳则命火不生脾土，致脾肾衰败，内伤虚损，“自下而上”，最终病及心与肺，五脏俱败。

同时，肝之疏泄有助于气血周流，若疏泄不利，气滞血瘀，

"血不利则病水"，肾络痹阻，水液内停，外可溢于肌肤，内可泛于中州凌于心肺，故在脏腑病传的同时相应的病理产物也随之产生，进一步妨碍脏腑功能。①脏腑失调：老年肾虚或七情过用。脏腑功能失调，使气机紊乱，升降失常，阴阳偏盛偏衰，可见肝阳上亢，甚则肝风内动。肝肾同源，肝阳上亢，下及肾阴，导致水不涵木，呈肝肾阴虚。肾主水，主封藏，肾寓水火，舍真阴真阳，阴损及阳，阳损及阴，受病则失于主水，失于封藏，见水液代谢失常，出现少尿；水肿，或多尿，夜尿及尿中精微物质下泄。若阴阳两虚，命火不生脾土，运化无力，湿浊上泛，见厌食纳呆，恶心呕吐。病及心肺，宗气不足，见心慌胸闷气短，甚则见阳气虚脱的危候。②湿瘀交阻：本病多病程缠绵，久病入络，更兼肝失疏泄，筋脉拘急，血行不畅，滞而不行，络脉痹阻，气化不利，水液代谢失其常度，水湿内停，呈湿瘀交阻之势，又水湿交阻，气滞血停，亦致瘀血。此即"血可病水，水可病血"之意。③肾气竭绝："五脏之伤，穷必及肾"。虚劳自下而上者"一损损于肾，"说明肾脏极易受损。肾为先天之根本，肾间动气与生命活动息息相关。肾气匮乏，气化无力，生机所存无几。又肾为胃之关，胃主受纳，关门不开，浊邪不降，久则格拒不纳，呈关格之候（《时氏中医肾脏病学》）。

〔**名医验方**〕

方1　滋肾方（杨霓芝）

组成：熟地15g、山茱萸12g、女贞子15g、泽兰12g。

主治：良性小动脉性肾硬化。

方2　黄芪人参汤（钟玉衡）

组成：黄芪100g、人参20g、山药5g、芡实25g、薏苡仁25g、覆盆子15g。

主治：水肿，大量蛋白尿属气虚不固者。

9　医案举例

黄春林医案　脾肾两虚，湿浊瘀阻

张某，女，72岁。患者发现高血压11年，间断有头晕头痛，长期服用降压药，近3年出现反复双下肢浮肿伴夜尿频，1996年5月11日来诊，查Bcr：765 μmol/L，BUN：8.1mmol/L，尿蛋白（+++）。

辨证：脾肾两虚，湿浊瘀阻。

治法：健脾益肾，活血化瘀。

方药：党参18g、白术12g、茯苓15g、甘草6g、广木香12g、刘寄奴15g、干地黄18g、牡丹皮15g、怀山药15g、金樱子25g、杜仲20g。

每天一剂，翻渣煎服。配合口服中成药：尿毒康1小包，每天3次；通脉口服液2支，每天3次；大黄胶囊1粒，每天3次，连服1个月，病人下肢浮肿消，夜尿减，头晕头痛消，复查Bcr132μmol/L，BUN7.8μmol/L，尿蛋白（+）（《心肾疾病临证证治》）。

10　文献选录

《医门法律·水肿门》：

经胃二阳结谓之消，三阴结谓之水……三阴者，手足太阴脾肺二脏也。胃为水谷之海，水病莫不本之于胃，经乃以属之脾肺者，何耶？使足太阴脾，足以转输水精于上，手太阴肺足以通调水道于下，海不扬波矣。唯肺二脏之气，结而不行，后乃胃中之水曰畜，浸灌表里，无所有到也；是则脾肺之权，可不伸耶，然其权尤重于肾。肾者，胃之关也。肾司开阖，肾气从阳则开，阳太盛则关门大开，水直下而为消。肾气从阴则阖，阴太盛则关门常阖，水不通为肿，经又以肾本肺标，相输俱受为言，然则水病，以脾肺肾为三纲矣。

《临证指南医案·眩晕门》：

华岫云按："经云诸风掉眩，皆属于肝，头为六阳之首，耳目口鼻皆系清空之窍，所患眩晕者，非外来之邪，乃肝胆之风阳上冒耳，甚则有昏厥跌仆之虞。其症有夹痰、夹火、中虚、下虚、治胆、治胃、治肝之分。火盛者，先生用羚羊、山栀、连翘、花粉、玄参、鲜生地、丹皮、桑叶，以清泄上焦窍络之热，此先从胆治也。痰多者理阳明，消痰如竹沥、姜汁、菖蒲、橘红，二陈汤之类。中虚则兼用人参，外台茯苓饮是也。下虚者，必从肝治，补肾滋肝，育阴潜阳，镇摄之治是也。至于天麻、钩藤、菊花之属，皆系熄风之品，可随证加入，此证之原，本之肝风，当与肝风、中风、头风门合而参之。

《泌尿科专病中医临床诊治·评述》：

良性小动脉性肾硬化是肾脏病中的一个常见病。目前西医对该病的治疗主要是运用对肾脏血流动力学有利的降压药（如ACE1、钙拮抗剂等），有效地控制血压，有一定疗效。中医治疗方面以辨证施治为主，目前治疗多采用熄风、潜阳、清火，化痰及补益肝肾，健脾等治疗为主，取得良好的效果。

第二十三章　肾结石

1　概　念

肾结石是指肾及输尿管结石而言，是泌尿系统的常见病。肾结石形成时多位于肾盂或肾盏，会渐渐排入输尿管和膀胱。

本病的发病率有明显的地区性。我国南方发病率高于北方，多发于20~40岁的男性。

肾结石的主要化学成分，可分为草酸钙结石、磷酸铵镁结石、尿酸结石、尿酸盐结石、胱氨酸结石等。肾结石的发病率，近年来有日趋增高之势。

肾结石预后差。因为由于结石的梗阻，可引起梗阻平面以上的输尿管及肾盂肾盏发生进行性加重的积液及感染，梗阻不解除。最后还可使大部肾实质萎缩，甚至引起尿毒症。故其预后较差。

肾结石临床以肾绞痛、胀痛、血尿为特征。

绞痛发作时，坐立不安，恶心呕吐。如继发感染，可有尿频、尿急、尿痛。

肾结石的疼痛部位在腰部，疼痛可沿输尿管为主放射。输尿管结石所在部位以绞痛为主，其痛向大腿的肌肉、腹股沟放射。男性可向阴茎、阴囊放射痛，女性向阴部放射痛，常在排尿时突然中断为特征。尿道结石多见于男性，表现为尿道疼痛，尿流不畅，有时一滴一滴排尿。

肾结石的模径大于0.6cm者，较难排出，多数学者主张手术治疗。但复发率高。据文献所示，其5年复发率为8%~12%，20年复发率高达78%~80%，因此，探讨中医治疗就显得很有必要。

根据肾结石的临床表现，依然归属于中医学“石淋”、“血淋”范畴。

2 临床表现

肾结石有三大临床表现：疼痛、血尿、尿砂石。

（1）疼痛　临床有隐痛、胀痛、钝痛、绞痛。如结石转移到近膀胱处，可伴有尿频、尿急、尿痛。

（2）血尿　在急性肾绞痛时常伴有明显镜下或肉眼血尿。

（3）尿砂石　可排出大小、形状、数目、色泽不一的结石或砂粒。

（4）可有发热、尿路刺激征。

（5）体征　急性肾绞痛发作期，呈急性病容，全身出冷汗，脉搏加快，患侧腹壁肌呈不同程度的紧张，肾区明显触及痛，肠鸣音存在。急性梗阻则少尿、无尿，临床表现多样，有时与尿毒症相似。

3 实验室检查

（1）尿液检查　镜检有红细胞，在绞痛后对诊断有帮助。24 小时尿做钙、磷、尿酸、胱氨酸定量和晨尿 PH 检查，有助于结石的病原诊断。

尿培养及药物敏感试验对并发感染者可提供有用的资料。

（2）X 线检查　腹部平片检查，可以发现不透光结石的存在，以及结石的部位、大小、形状和数目。

（4）B 超检查　有诊断意义，还可了解肾积水程度和肾实质的厚薄。

（5）CT 检查　肾图能决定梗阻的存在，肾扫描可了解结石位置。

(6) 静脉肾盂造影、膀胱镜检查及逆行肾盂造影对本病的诊断有价值。

(7) 结石成分分析　对防治措施有重要参考价值。

4　诊断与鉴别诊断

〔诊断依据〕

诊断可依据：

(1) 病人的病史。

(2) 各项检查。

(3) 详细了解肾结石的部位、大小、形状、数目，以及有无感染、梗阻和结石对肾功能的影响等。

(4) 寻找引起结石的原因。

〔鉴别诊断〕

肾结石应与急性胃肠炎、急性阑尾炎、肠梗阻、宫外孕、胆道蛔虫等相鉴别。

因为肾绞痛常伴有恶心、呕吐，以及肠麻痹症状，易与急性胃肠炎、急性阑尾炎、肠梗阻、宫外孕、胆道蛔虫等混淆。所以临床务必鉴别准确，不可掉以轻心。

5　病因病机

肾结石的病因病机与膀胱湿热、气滞血瘀、肾气亏损有关。

膀胱湿热之由：①下阴不洁，湿热之邪乘下阴不洁，侵入膀胱，使膀胱湿热蕴结；②饮食不节，损伤脾胃，酿湿生热，下注膀胱；③情志失调，恼怒伤肝，气滞不畅，气郁化火，或气火郁于下焦膀胱等，令膀胱湿热蕴结。

湿热蕴结，煎熬日久可成石淋。

气滞血瘀与情志失调，恼怒伤肝有关。气滞血瘀，可使肾与膀胱脉络不畅，瘀滞日久，砂石积滞可成石淋。

肾气亏损可由房劳过度，禀赋不足，久病不愈等，使脾肾亏虚，脾气不足，中气下陷，肾气不固，统摄失常。日久砂石积滞可成石淋。

6　辨证论治

〔辨证求因〕

肾结石的辨证论治，可以分为以下3种类型。

（1）膀胱湿热

主证：小便排出砂石或小便艰涩窘迫疼痛，或排尿突然中断，或尿中带血，腰腹绞痛，苔薄黄或淡，脉细弱。

辨证：湿热蕴结膀胱，煎熬尿液，结为砂石，随尿排出则可见砂石；不能随尿排出则小便艰涩疼痛；阻塞尿道时则尿流突然中断；结石损伤脉络则可见尿中带血；结石阻滞，气血不通则腰腹绞痛；苔黄为湿热所致，脉细弱为热盛伤阴之征。

求因：膀胱湿热，砂石积聚。

（2）气滞血瘀

主证：腰腹绞痛，痛引会阴，小便艰涩，尿中带血，舌暗红，有瘀点瘀斑，脉沉涩。

辨证：气滞血瘀，血脉不通则腰腹绞痛，肝经分布于会阴部则痛引会阴；气滞血瘀，下焦气化不利，热蕴膀胱则小便艰涩，膀胱脉络受损则尿中带血；舌暗为热瘀所致，瘀点瘀斑为气滞血瘀之征；脉沉涩为血瘀之象。

求因：气滞血瘀，砂石积聚。

（3）肾气亏虚

主证：腰腹冷痛，四肢不温，小便艰涩，夜尿频多，舌淡胖，脉沉弱。

辨证：气虚则寒则腰腹冷痛；四肢为诸阳之会，气虚阳不足，则四肢不温；砂石阻滞，则小便艰涩；气虚肾阳不足，则阴盛故夜尿频多；舌淡胖为气虚之征，脉沉弱为肾气亏虚之象。

求因：肾气亏虚，三焦不得温化。

〔**审因论治**〕

（1）膀胱湿热，砂石积聚。

治法：清热利湿，通淋排石。

代表方剂：石韦散加减。

原方药味：

石韦散（《证治汇补》）：石韦、冬葵子、瞿麦、滑石、车前子。

临床处方：金钱草30g、石韦15g、冬葵子15g、瞿麦15g、滑石30g，车前子、海金砂各35g，鸡内金粉6g（药汁冲服）、甘草5g、白芍10g

水煎服，每日1剂。

参考意见：金钱草、海金沙用量均在30～60g。结石过大，久攻不下，不要再攻，改以其他疗法。临床可选用已故名医周凤梧教授的自拟经验方“内金胡桃膏”（《当代名医临床秘诀》）：胡桃仁500g（烤或蒸，轧碎）、鸡内金250g（炮，研细粉）、蜂蜜500g。

用法：将蜜熬开，入胡桃仁、鸡内金粉搅匀，再熬5分钟即得，装瓶备用，每服1汤匙，每日3次，饭前服后多饮温开水。

功效：补气养血，溶石通淋。

治疗肾结石，在生活调护方面，要注意多饮水，每天饮水量可达1500～3000ml，以降低尿内盐类比重，减少沉淀，并起到一定的冲洗作用，促进输尿管蠕动，有利结石排出。

（2）气滞血瘀，砂石积聚

治法：行气活血，通淋排石。

代表方剂：沉香散合桃仁承气汤加减。

原方药味：沉香散（《丹溪心法》）：沉香、石韦、滑石、王不留行、当归、冬葵子、白芍、陈皮、甘草。

桃仁承气汤（《伤寒论》）：桃仁、桂枝、大黄、甘草、芒硝。

临床处方：沉香10g、石韦30g、滑石15g、冬葵子15g、王不留行10g、当归10、赤芍30g、大黄5g、桃仁15g、桂枝8g、金钱草30g、海金沙30g、鸡内金粉6g（药汁冲服）。

水煎服，每日1剂。

参考意见：临证金钱草、海金砂、鸡内金等三金汤治疗结石症常需加入，疗效可征。

(3）肾气亏虚，三焦不得温化

治法：温通肾阳，通淋排石。

代表方剂：金匮肾气丸加味。

原方药味：金匮肾气丸（《金匮要略》）：熟地黄、山茱萸、山药、丹皮、茯苓、泽泻、附子、肉桂。

临床处方：熟地24g、山萸肉12g、山药12g、丹皮10g、茯苓10g、泽泻10g、制附子5g、肉桂3g、金钱草30g、海金砂30g、鸡内金30g、牛膝15g、王不留行10g、益母草30g。

水煎服，每日1剂。

7 其他疗法

〔**综合治疗法**〕

方1 综合治疗方

药物组成：金钱草60g、车前子30g。

治疗方法：煎成2热水瓶汤液，以此代茶饮，每日1剂。同时配合耳压法及跳跃运动。

①耳压法：取耳穴：神门、交感、皮质下、肾、输尿管、膀胱、松肌点。

用橡皮膏粘王不留行籽贴在耳穴上，每周2次，左右耳轮轮换贴，每日用手按压耳穴8次以上。

②跳跃运动：患者每日自行跳跃3次以上，每次不少于200跳。

肾、输尿管结石用中药、耳压及跳跃综合治疗；膀胱结石仅用中药、耳压法治疗。

功效主治：排石通淋。主治泌尿系结石。

临床运用：总有效率为90%。

方剂来源：《肾病效方265首》。

方2　脐敷系列方

药物组成：

Ⅰ号方：麝香0.3g、血竭1g。

Ⅱ号方：麝香0.3g、肉桂粉1g。

治疗方法：上两方分别混合研成细末，闭封贮藏阴凉处备用。用时按组方剂量将药物于脐部（神阙穴），以4×4cm橡皮膏覆盖粘贴即可。

功效主治：化气，利尿，开闭。主治外伤性（脊髓受压、脊髓休克、腰部挫伤等所致）尿潴留。其中Ⅰ号方适用于实证，正虚气化无力者用Ⅱ号方。

临床运用：本组15例，年龄21~81岁，多数伴有不同程度的截瘫或不全截瘫，出现外伤性尿潴留，经用上方外敷，结果：9例治愈（敷药3~5天小便通利，并能自控排尿）；5例有效（小便通利，但停药12小时后小便仍潴留）；1例无效。

方剂来源：《肾病效方265首》。

方3　排石系列方

药物组成：①排石Ⅰ号方：海金砂、车前草各30g，大黄（后下）、乳香、没药、郁金、木香、鱼脑石各10g，鸡内金（研冲）9g，夏枯草、土牛膝、白芍各15~24g。

②排石Ⅱ号方：金钱草、滑石、车前子各30g，三棱、莪

术、山甲、白芷各12g，皂刺、青皮、厚朴、川牛膝、枳壳各10~15g。

治疗方法：上方分别水煎2次，日1剂，分早晚2次服。同时配合针刺疗法：肾结石、输尿管结石针刺病侧肾俞穴，膀胱结石针刺膀胱俞。强刺激，采用泄法，不留针。

功效主治：清热祛湿，消石通淋，缓急止痛。主治泌尿系结石，其中Ⅰ号方主要用于输尿管及膀胱结石，Ⅱ号方主要适用于肾结石。

临床运用：本组302例，年龄22~62岁。其中肾结石103例，输尿管结石146例。膀胱结石53例，全部病例伴有肾绞痛发作。结果：治愈率69%，好转率16.7%，总有效率为85.7%。肾绞痛经针刺后10分钟缓解率84.1%，排石止痛疗效确切。

方剂来源：《肾病效方265首》。

8 当代名家经验

〔**名家论萃**〕

时振声论肾结石的治疗：

对于肾结石的治疗，一般应根据病人的具体情况而定。初起多为湿热、气滞，属实证，宜通利，使结石及早排除，忌补涩；日久病情多呈虚象，或虚中夹实，宜用补法或攻补兼施。而在实际临床上多是几种情况交错出现，故应仔细分辨，随证加减治疗，才能取效。

一般生活调护方面，要注重多饮水，每天饮水量可达1500~3000ml，以降低尿内盐类比重，减少沉淀，并起到一定的冲洗作用，促进输尿管蠕动，以利结石排出。饮食宜清淡，忌肥腻、辛辣、刺激性食品。亦可根据结石性质，注意调节饮食，显影含钙多者，应减少乳制品及钙剂；不显影者，多为尿酸或胱氨酸结石，尿酸结石应减少海产品和动物内脏、豆类、菠菜等的食入量，并碱化尿液，使尿PH值维持在6.5～7.0之间；胱氨酸结石应减少含蛋氨酸饮食，碱化尿液，使尿PH值维持在7.4～8.0之间；草酸钙结石，避免食入含高草酸的饮食，如菠菜、土豆、浓茶、巧克力、胡椒面、核桃等，另外钙饮食亦能降低草酸钙的形成，使尿液碱化；磷酸钙结石，要控制磷的摄入，少吃肥肉、蛋黄等食品，要使尿液碱化；磷酸镁胺结石，要控制磷酸盐及镁剂，碱化尿液，均有利于结石排出和溶解（《时振声中医世家经验辑要》）。

〔名医验方〕

方1　内金胡桃膏（周凤梧）

组成：胡桃仁500g（烤或蒸，轧碎）、鸡内金250g（炮，研细粉）、蜂蜜500g。

用法：将蜜熬开，入胡桃仁、鸡内金粉搅匀，再熬5分钟即得，装瓶备用，每次服1汤匙，每日3次，饭前服后多饮温开水。

功效：补气养血，溶石通淋。

主治：泌尿系统结石。

方2　消坚排石汤（张琪）

组成：金钱草50～75g、三棱15g、莪术15g、鸡内金15g、丹参20g、赤芍15g、红花15g、丹皮15g、瞿麦20g、滑石20g、车前子15g、桃仁15g。

用法：将上诸药共置水中浸30分钟，再煎30分钟，每剂2次，2煎药液混合。每日1剂，早晚分服。

功效：清热利湿，行气活血，消积下石。

主治：泌尿系统结石。

方3　金珀消石散（马骥）

组成：海金砂100g、苏琥珀40g、净芒硝100g、南硼砂20g。

用法：以上诸药共研极细末，密箩筛过后，装瓶备用。每日3次，每次以白开水送服5~10g。

功效：利尿通淋，活血散瘀，排石止痛。

主治：砂石淋。(以上见《当代名医临床秘诀》)

9 医案举例

周凤梧医案 肾结石

郭某，女，53岁。

突发肾区绞痛，伴呕吐，尿检红细胞、白细胞各（++)，经X钱拍片发现右输尿管下段有0.3cm×0.4cm结石阴影，经多方治疗绞痛变为持续隐痛，呕吐缓解，予用“内金胡桃膏”半月，腰痛缓解，胃口大开，摄片示结石已下至膀胱右下方，再服至第17日突然尿道不适，继而重坠，随尿排出绿豆大灰黑色结石1枚，告愈（《当代名医临床秘诀》)。

刘猷枋医案 肾结石

赵某，男，38岁，工人，1971年5月23日初诊。

主诉：左侧腰部疼痛6~7年，有时发作较重。

病史：患者于1965年突发激烈的左腰部疼痛，伴血尿，当地医院查X线腹部平片示左肾下柱状结石，约1.5厘米×1.0厘米大小，给予中西药物治疗，6年来仍有左腰痛，伴有肉眼血尿。当地医院1971年4月8日X线腹部平片及静脉肾盂造影显示，左肾下盏结石增大，约3厘米×3厘米大小，下盏被结石充填，边缘粗糙，漏斗部狭窄。拟行左肾部分切除或全切术。遂来我院泌尿科诊治。

现症：患者侧腰部酸胀疼痛，舌质暗，脉涩。所带X线腹部平片示左肾下极结石，嵌顿6年，且渐增大。

中医诊断：腰痛。辨证属瘀血内阻，气滞血瘀。

西医诊断：左肾下盏结石，慢性炎症纤维化，左肾下盏梗阻积水。

治法：破血祛瘀，行气导滞。

处方：化瘀尿石汤加减。三棱6g、莪术6g、皂角刺6g、山甲片6g、川牛膝9g、厚朴6g、枳壳6g、桃仁泥9g、川牛膝9g、车前子9g、白芷6g、海金砂9g、王不留行6g。14剂，水煎，分3次服，每日1剂。

二诊：患者治疗13天后，6月7日X线平片示大结石1个，约1.2厘米×1.0厘米，移动下降至左输尿管第二狭窄处，左肾下盏部位可见多块小结石堆积，前方减三棱、莪术、皂刺、山甲片、赤芍、厚朴、枳壳，加广东金钱草30g、冬葵子9g、芒硝3g。14剂，水煎，分3次服，每日1剂。

三诊：患者治疗38天，7月15日拍X线平片示大小结石都降入输尿管下段，呈圆柱状。上方加制大黄9g，三棱、莪术各9g。服法同前。继续治疗1个月，做膀胱镜剪开左侧输尿管口，1次顺利排出小结石61块。1块大结石受阻于后尿道，经做膀胱小切口取出。结石标本，大结石1块，1.2厘米×1.0厘米，深棕色，表面粗糙尖端为刺入漏斗部之尖头，61块小结石，棕色，呈光滑之关节面，系继发结石，结石成分为草酸（+++）、钙（+++）、磷酸（+）。X线腹部平片复查无异常所见（中国中医研究院广安门医院《专家医案精选》）。

10 文献选录

《诸病源候论·石淋》：

石淋者，淋而出石也。肾主水，水结则化为石，故肾容沙石，肾虚为热所乘，热则成淋，其病之状，小便则茎里痛，尿不能卒出，痛引少腹，膀胱里急，砂石从小便道出，甚者塞痛令闷绝。

血淋者，是热淋之甚者，则尿血，谓之血淋。

《医宗必读·淋证》：

〔医论〕

石淋者，有如沙石，膀胱蓄热而成，正如汤瓶久在火中，底结白碱也。

血淋者，心主血，心移热于小肠，搏于血脉，血入胞中，与溲俱下。

石淋清其积热，涤去砂石，则水道自利。宜神效琥珀散、如圣散、独肾散，随证选用。

血淋有血瘀、血虚、血冷、血热之分。小腹硬满，茎中作痛欲死，血瘀也，一味牛膝煎膏，酒服大效，但虚人能损胃耳，宜四物汤加桃仁、通草、红花、牛膝、丹皮。血虚者，血色鲜红，心与小肠实热，脉必数而有力。

〔方药〕

神效琥珀散：治水道涩痛，频下砂石。

琥珀、桂心、滑石、大黄、葵子、腻粉、木通、木香、磁石，等分，为细末，每服6g，灯心、葱白煎汤调服。

如圣散：治砂石淋。

马蔺花、麦门冬、白茅根、车前子、甜葶苈、柕金香、连翘，各等分、为细末，每服12g，水煎服。

独肾散：治砂石淋。

黄蜀葵：为细末，每服3g，水煎服，食前米饮调服。

石韦散：治砂石淋。

石韦、赤芍各15g、白茅根、木通、瞿麦、芒硝、葵子、木香各30g、滑石60g，每服12g，水1盅，煎六份服。

第二十四章　前列腺结石

1　概　念

前列腺结石是指发生在前列腺腺泡和腺管的结石。本病好发于40岁以上男性，50～65岁间最多见。由于前列腺结石大部分不引起任何症状，故有“静石”之称。

临床当疾病发作时，病人可出现尿频、尿急、尿痛，小便黄赤，少腹拘急等症状。

前列腺结石常与尿路结石同时存在。有学者统计636例尿路结石中，34例有前列腺结石，占5.3%。亦有学者综述305例腺结石，其中50例同时有尿路结石。前列腺结石准确的发病率不清楚。近年来，经直肠前列腺超声检查表明，中年人前列腺结石发生率为75%，在老年人中可达到100%。临床上称形成于前列腺腺泡和腺管的结石为真性结石；而存在前列腺尿道段或存在于与后尿道相通的腺腔的结石为假性结石。假性结石主要来源于泌尿系结石。

前列腺结石常伴有前列腺炎及前列腺增生，这里需要说明的是，前列腺结石是在前列腺组织内形成，而不是在增生的前列腺组织内。

前列腺结石常被误诊为癌肿，但前列腺结石可与癌肿同时存在。

前列腺结石可归属于中医“石淋”范畴，若与前列腺增生、尿道炎并存时可归属于“淋证”、“癃闭”等。

2 临床表现

前列腺结石病人，当结石形状大，数目多，或伴随其他疾病时，则常出现症状。

（1）如伴随前列腺增生或尿道狭窄者，可有排尿困难，尿细无力，尿淋沥或尿频等。

（2）伴随慢性前列腺炎或精囊炎者，可有腰骶部、会阴、阴茎、耻骨、腹部、肛门部不适或疼痛，排便时肛门疼痛加重，尿道口有分泌物，坐于硬物上使会阴部疼痛加剧，或阳痿、早泄、性欲低下，射精疼痛，血精和阴茎异常勃起等。

（3）与后尿道炎及尿路感染并存时，可有尿频、尿急、尿痛，或有血尿，尤其是终末血尿及排尿困难等。

（4）伴随前列腺周围炎或脓肿时，可出现寒战、发热、尿潴留，会阴部及直肠部疼痛。

（5）有些小结石会自行排入尿道，排出前后病人多呈现会阴、阴茎和背部钝痛。

（6）伴随精囊结石精囊炎时，有血精、勃起疼痛、阳痿、阴茎异常勃起或排精时会有阴部不适等。

3 实验室检查

（1）肛门直肠指检　70%的患者有前列腺增大，变硬。结石小者数目又少，可触不到结石；结石大者可摸到结石或质硬的结节；结石多发者，囊袋内有多个结石，占据腺腔大部；约有18%～20%的病人可推动结石移动而引起磨擦感或捻发音；约有18%～22%的病人，前列腺表面呈结节状；若结石较大时，可触到硬性结节肿块，此时需与前列腺癌鉴别。

（2）尿道探条检查　可发现后尿道假性结石，探条尖端可能会触及到质硬的结石。

施用此法的同时，作直肠指检常可触及到一般方法所不能发现的结石。

（3）膀胱镜检查　可观察到前列腺尿道部肿胀，精阜表面不光滑，呈慢性炎症表现。

膀胱镜通过后尿道时有的有结石样磨擦感。镜中可见到结石自前列腺管口向尿道内突出，或见到结石阻塞尿道，亦可发现假性结石。

（4）骨盆X线前列腺摄片　常常在检查前列腺其他疾病时发现前列腺结石，即使无症状的前列腺结石，也能借X线得到诊断。

（5）B超检查　B超检查可分三种类型：①散在小结石型，其直径<3mm者，多无声影；②弧形强光带型，众多小结石可形成弧形光带；③单个大结石型，5mm以上的强光团，多伴有声影，多发生在前列腺外侧缘。

超声检查简单易行，其意义在于鉴别诊断。内腺后缘之弧形光带可确认为结石。散在小结石需与慢性前列腺炎鉴别，单个大结石应与前列腺癌鉴别。

4　诊断与鉴别诊断

〔**诊断依据**〕

主要依据：①直肠指检；②尿道探条检查；③尿道镜和放射线检查；④B超检查。

〔**鉴别诊断**〕

前列腺结石需与慢性前列腺炎、前列腺增生、前列腺癌相鉴别。

5　病因病机

中医认为前列腺结石的病因病机，主要为肾虚膀胱湿热蕴结所致。犹如《诸病源候论》曰：“若饮食不节，喜怒不时，虚实不调，则脏腑不和，致肾虚而膀胱热也”。“肾主水，水结则化为石”。

6 辨证论治

〔辨证求因〕

（1）膀胱湿热

主证：小便艰涩，余沥不尽，尿频、尿急、尿痛，或尿中挟有砂石，小便黄赤，大便干结，会阴不适，少腹拘急，舌红苔黄腻，脉沉数。

辨证：膀胱藏津液，行气化，通调水道。湿热下注，膀胱气化不行，则小便艰涩，余沥不尽，刺激膀胱则尿频、尿急、尿痛；结石小者可随尿自动排出，故尿中挟有砂石；膀胱湿热，则小便黄赤；热熬津液，肠道不润则大便干结；湿热蕴结，上下气机不利，则会阴部不适，少腹气滞则拘急疼痛；热则舌红，湿热蕴结则苔黄腻；脉沉数亦为湿热蕴结之象。

求因：膀胱湿热，气化不行。

（2）气滞血瘀

主证：急躁易怒，胁肋胀满，小便艰涩不通，或尿细如线，滴沥不爽，射精痛，有血精，舌黯有瘀点瘀斑，脉弦涩。

辨证：肝气郁滞，气不条达，则急躁易怒气郁则胁肋胀满；结石郁阻尿道则小便艰涩，尿细如线，射精痛，热伤脉络则有血精；气滞血瘀则舌质暗有瘀点瘀斑，脉象沉涩。

求因：气滞血瘀，结石阻滞。

（3）肾气亏虚

主证：夜尿频，小便清长，尿失禁，排尿无力，畏寒肢冷，性欲减退，阳痿早泄，腰膝酸软且疼痛，舌淡苔白，脉沉数细无力。

辨证：肾气亏虚，元阳亦虚；膀胱不得温化蒸发，则夜尿频，小便清长，阳虚则尿失禁，自溢不能控制；气虚则排尿无力；肾气亏虚，元阳不足，命门火衰，则畏寒肢冷，性欲减退，阳痿早泄，腰膝酸软；结石阻络，不通则腰痛；气虚血亦不足，则舌淡，阳不足则苔白；肾气不足，精血亏损则脉象沉细无力。

求因：肾气亏虚，气化不利。

（4）肾阴不足

主证；手足心热，多梦遗精，口干心烦，眩晕耳鸣，尿少黄赤，会阴隐痛，舌红苔少，脉象细数。

辨证：肾阴不足，相火旺盛，则手足心热，梦多遗精；阴虚内热，津液耗损则口干，水不济火则心烦；阴虚水不涵木，肝阳上亢则眩晕耳鸣；膀胱湿热则尿少黄赤；结石阻络，气滞不通则会阴部隐痛；阴虚内热则舌红苔少，精血亏虚则脉细数。

求因：肾阴不足，气化不行。

〔审因论治〕

（1）膀胱湿热，气化不行

治法：清热利湿，通淋化石。

代表方剂：八正散加减。

原方药味：

八正散（《和剂局方》）：木通、瞿麦、车前子、萹蓄、滑石、甘草、大黄、栀子、灯心草。

临床处方：瞿麦 15g、车前子 15g、萹蓄 15g、滑石 20g、益母草 30g、大黄 6g、桃仁 10g、水蛭 10g、栀子 10g、黄柏 10g、金钱草 15g、海金砂 15g、鸡内金粉 9g（药汁冲服）。

若尿血、血精者，加小蓟、白茅根、旱莲草；会阴不适，少腹拘急者，加川楝子、元胡、赤芍、甲珠。

水煎服，每日 1 剂。

（2）气滞血瘀，砂石积聚

治法：行气活血，通淋排石。

代表方剂：沉香散加味。

原方药味：

沉香散（《金匮翼》）：沉香、石韦、滑石、当归、陈皮、白芍、冬葵子、甘草、王不留行。

临床处方：沉香10g、石韦30g、大黄6g、桃仁15g、滑石20g、当归10g、赤芍30g、冬葵子20g、三棱10g、莪术10g、王不留行10g、元胡15g、香附10g、乌药10g、百合30g。

水煎服，每日1剂。

(3) 肾气亏虚，气化不行

治法：温补肾阳，化气排石。

代表方剂：金匮肾气丸加味。

原方药味：

金匮肾气丸（《金匮要略》）：熟地、山茱萸、山药、丹皮、茯苓、泽泻、附子、肉桂。

临床处方：熟地15g、山萸肉12g、山药10g、丹皮8g、茯苓20g、泽泻15g、制附子10g、肉桂5g、金钱草30g、海金砂30g、鸡内金30g、大黄5g、桃仁10g。

阳痿早泄者，加仙茅、仙灵脾、巴戟天、韭子；脾气虚者加人参、黄芪。

水煎服，每日1剂。

(4) 肾阴不足，气化不行

治法：滋补肾阴，化气通淋。

代表方剂：六味地黄丸加味。

原方药味：

六味地黄丸（《小儿药证直诀》）：生地、山茱萸、山药、丹皮、茯苓、泽泻。

临床处方：生地24g、山萸肉12g、山药30g、茯苓15g、丹皮10g、泽泻15g、石韦30g、金钱草30g、海金砂30g、鸡内金30g、益母草30g。

水煎服，每日1剂。

7 其他疗法

〔药茶良方〕

方1 石韦茶

组成：石韦60g、车前子60g、生栀子30g、生甘草15g。

功效：清热解毒，通淋排石。

主治：前列腺结石。

用法：以上4味加水300ml，煎40分钟，去渣取汁，代茶饮。

方2 鸡内金茶

组成：荸荠120g、鸡内金15g。

功效：清热利湿，消坚涤石。

主治：前列腺结石。

用法：水煎代茶饮。

〔药粥良方〕

方1 核桃仁粥

组成：核桃仁50g、粳米50g。

功效：养脾胃，补肾固精，消石通淋。

主治：前列腺结石。

用法：将核桃仁捣碎，与粳米一同入锅加500ml水，用大火烧开，再用小火熬煮成粥，温服，早晚各服1次。凡痰热咳嗽、便溏腹泻者均不宜服用。

方2 核桃蜂蜜内金药汁

组成：核桃1000g、黄芪60g、石韦30g、黄芪60g、石韦30g、鸡内金30g、金钱草250g、白糖250g、蜂蜜250g。

功效：补肾化石，扶石，扶正祛邪。

主治：前列腺结石。

用法：水煎浓汁代粥服。

〔外治法〕

方1　地龙药糊敷脐膏

组成：蜗牛1个、地龙1条。

功效：利尿通淋排石。

主治：前列腺结石。

用法：将以上2味捣烂成糊状。将药糊敷于脐部，然后用消毒纱布覆盖，再用胶布固定，每日换药1次。

方2　瓦松洗小腹方

组成：瓦松100g。

功效：活血止血消石。

主治：前列腺结石。

用法：以上1味加水煎浓汤，去渣，趁热熏洗小腹部约2小时，凉了可加热。

方3　麝香膏敷穴方

组成：鲜虎杖根100g、乳香15g、琥珀10g、麝香1g。

功效：清热利湿，活血化瘀，通窍排石。

主治：前列腺结石。

用法：以上2味共捣烂成糊状，再加入琥珀粉和麝香，取药糊如枣大小，置于胶布中间，分别敷于神阙穴、小肠俞穴、膀胱俞穴，每穴1张，每日换1次药。

〔预防法〕

方1　多饮水，饮食宜清淡，忌肥腻香燥辛辣之品。

方2　禁房事，注意适当休息。

8　当代名家经验

〔名家论萃〕

宋武安医师论前列腺结石发病因素：

宋氏认为引起前列腺结石发病因素有三个：一是尿路存在分

解尿素的细菌。大肠杆菌及葡萄球菌也可能分泌尿素酶可将尿素分解成氨，而氨水呈碱性，在碱性尿中磷酸镁铵及磷灰石便容易形成结晶而沉淀，容易形成结石。二是泌尿系的感染可通过前列腺管逆行至腺体内，使感染中的细菌团、脓块及坏死组织均可成为结石核心，容易形成感染石。三是阴道内的大肠杆菌或于性交后在男性尿道内生长，如果排尿时外括约肌不能完全松弛，感染的尿液可经前列腺管逆流至前列腺，产生微结石。

杨临玲论前列腺与脏腑的关系：

从脏腑看，前列腺主要与膀胱、肾、三焦及肝、脾、肺等脏腑关系密切。肾主精，为先天之本；膀胱与肾相表里，主藏水液，气化则行；肝主疏泄，调理一身之气机，它与肾、膀胱及前列腺同居下焦；三焦主气化，运行水液；脾为后天之本，运化水湿；肺主肃降，通调水道。这些脏腑都与前列腺的藏精、气化功能关系密切。

从经络循行看，前列腺主要与冲、任、督、足太阳、足少阳、足厥阴等经脉密切相关。其中，冲、任、督脉同起胞中，一源三歧，肾经“贯脊入腹属肾络膀胱”，膀胱经“入循膂，络肾属膀胱，”肝经“绕阴器，入腹中”等等。这些经脉循行都与前列腺发生联系。

宋氏认为前列腺疾病病机的中心环节是“精虚毒瘀”。因此“培精祛毒”是治疗该类疾病的基本法则。通过培精可助前列腺生精、藏精、泻精及气化功能。通过祛毒，可以祛湿利浊，清热解毒，行气活血疏通经络。培精祛毒同施，毒祛精生，精盛毒不可干，从而扶正祛邪，力起沉疴。

石志超氏紧紧抓住“精血瘀凝”这一病机关键，拟定“通精化瘀，活血通络”的治疗法则，组成经验方“前列安丸”治之。药物组成：水蛭、蜈蚣、柴胡、红花、当归、牛膝、王不留行、黄芪、甘草、白芍、萆薢、益母草、蒲公英。（以上参见

《现代名中医前列腺治疗绝技》)。

〔名医验方〕

方1　金珀消石散（马骥）

组成：海金砂100g、苏琥珀40g、净芒硝100g、南硼砂20g。

用法：以上诸药共研极细末，密箩筛过后，装瓶备用，每日3次，每次以白开水送服5~10g。

功效：利尿通淋，活血散瘀，排石止痛。

主治：砂石淋。

方2　内金胡桃膏（周凤梧）

组成：胡桃仁500g（烤或蒸，轧碎)、鸡内金250g（炮，研细粉)、蜂蜜500g。

用法：将蜜熬开，入胡桃仁、鸡内金粉搅匀，再熬5分钟即得，装瓶备用，每次服1汤匙，每日3次，饭前服后多饮温开水。

功效：补气养血，溶石通淋。

主治：泌尿系统结石。(以上参见《当代名医临床秘诀》)。

9　医案举例

宋武安医案　前列腺结石

张某，男，汉族，30岁。某法院干部，已婚。1996年9月15日来诊。主诉：排尿等待，尿频2年余。患者2年来进行性排尿等待，尿频、排尿间断，尿不尽，尿末滴沥及会阴部不适。经本地医院CT检查诊断为前列腺结石，给予中草药、PPA、前列康、氟哌酸等药物治疗，病情未见好转。患者既往身体健康，无明显发病诱因。有烟酒嗜好。查体：T36.5℃。肛诊：前列腺中等程度触痛，双侧叶隆起，以左侧叶隆起较明显，左侧叶与中央沟处可触及约1.5cm×1.0cm硬结；前列腺表面光滑，中央沟存在，周边饱满，大小约6cm×4cm。辅助检查：B超显示前列腺大小约5.8cm×3.5cm，内有一约1.2cm×0.8cm大小的强光反射钙化斑，回声不均质。化验：尿常规正常，前列腺液常规白细胞每高倍视野8～20个，红细胞3～5个，卵磷脂小体50%。宋氏诊断：前列腺结石。治疗方法：给予前列腺内注射疗法，配方为庆大霉素8万U（2ml）加维生素C0.25（2ml）及地塞米松5mg（1ml），每周注射1次，2次为1个疗程。配合中成药淋浊丸（组方为黄柏、蒲公英各15g，萆薢、薏苡仁、石韦各20g，丹参15g、牛膝10g、琥珀3g）和环丙沙星、灭滴灵等药物口服。一疗程后间隔2周，患者症状明显减轻，复查前列腺B超显示大小约4.3cm×3.2cm，内部可见约0.5cm×0.3cm的强光反射钙化斑点。继予第2疗程治疗，3次注射完毕后，除给上述药物口服外，每周行前列腺按摩1次，连续按摩4次，患者无任何不适感，症状消除。前列腺肛门指诊无压痛，弹性可，中央沟存在，未触及硬结，大小约4.0cm×3.0cm，无强光反射斑点，内部回声均质。化验前列腺液白细胞每高倍视野2～8个，卵磷脂小体65%。结果治愈。

陈寿元医案　前列腺结石

王某，男，47岁，1998年11月5日就诊。尿急、尿频、尿痛、下腹部胀痛不适3月余。3年前患者因小便淋漓涩痛、腰膝酸痛不适曾到医院诊治，确诊为“前列腺炎”，经西医抗感染配合中药治疗达3个月，复查此病痊愈。1998年8月，患者饮酒后突然感到尿急、尿频、尿痛、下腹部胀满不适，又服氟哌酸胶囊，三金片等药物治疗，但病情仍无好转。刻诊：小便淋沥涩痛，时有血尿，少腹疼痛，口苦咽干，舌苔黄腻，脉细弦。查腹软，双肾区无叩击痛。B超检查示前列腺探及0.6cm×0.8cm大小的强光团回声，后伴声影。诊断结论：前列腺结石声象图。尿常规：蛋白（－）、WBC2～3/HP、RBC（＋/HP）。西医诊断：

前列腺结石。陈氏诊断：石淋。辨证属肾虚，湿热蕴结下焦，气血瘀阻。治以补肾固本，化石通淋，清利湿热，活血止痛。处经验方二草排石汤：猫须草 60g，金钱草、海金砂（包煎）、山药各 30g，琥珀（研末吞服）、枣皮、延胡索、石韦各 15g，黄柏、牛膝、熟地、茯苓各 20g，丹皮、车前子各 12g，丹参 18g。每日 1 剂，水煎，每次服 100ml，每日 3 次。服上药 2 剂后诸症有明显好转，故仍投原方 1 个月，诸症已消。B 超检查示：双肾、膀胱，输尿管、前列腺无异常。随访至今未复发。

10　文献选录

《诸病源候论·石淋候》：

石淋者，淋而出石也。肾主水，水结则化为石，故肾容砂石，肾虚为热所乘，热则成淋。

《医宗必读·淋证》：

石淋者，有如砂石，膀胱蓄热而成。石淋清其积热，涤去砂石，则水道自利。

膀胱者，州都之官，津液藏焉，气化则能出矣。风寒湿邪气容于胞中，则气不能化出，故胞满而水道不通。

《罗氏会约医镜·论淋癃》：

石淋由欲火煎熬，七情郁结，及饮食燥热而然。

神效琥珀散，治石淋，砂淋。琥珀、肉桂、滑石、大黄、葵子、腻粉、木通、木香、磁石，等分研末，每服 6g、灯心、葱白汤调服。

六一散治石淋。滑石 180g、甘草 30g、共研细末，或加辰砂 9g（细研水飞），空心水调服。

第二十五章　良性前列腺增生症

1　概　念

良性前列腺增生症即前列腺增生，亦称前列腺肥大，是一种特殊的组织病理性疾病。其发病年龄多在50岁以上，发病率占老年男性70%～75%为老年人的常见病，亦为难治之症。该病临床主要表现：排尿困难，小便量少，点滴而出，甚则小便闭塞不通，伴小腹坠胀不适。目前已肯定导致本病发生的两大因素：一是高龄，二是具有正常功能的睾丸。因为在青春期前去势者，前列腺不发育，也不会发生本病；40岁以前切除睾丸者，极少发生前列腺增生。睾丸功能正常的男性，随着年龄增长，前列腺也随之增长、增大。随着我国人口老年化，前列腺增生症愈来愈多，成为老年人的常见病多发病。亦是引起老年男性下尿路梗阻的常见病因之一。

根据前列腺增生症的临床表现，可归属于中医“癃闭”、“淋病”等范畴。

2　临床表现

前列腺增生症的临床表现，大致可分为刺激症状，梗阻症状和其他症状。

（1）刺激症状　本病常见的刺激症状有尿频、尿急、尿痛、夜尿增多，急迫性尿失禁等。膀胱的有效容量减小，使排尿的间隔缩短，尿频也是逐渐加重。下尿路梗阻50%～80%的病人伴有急迫性尿失禁。如伴有膀胱结石或感染，则尿频更加明显，且伴有尿痛。

（2）梗阻病状　本病常见的梗阻症状有排尿困难、排尿踌躇、尿线变细、间歇性排尿、终末尿滴沥，尿不尽感等。

所谓排尿踌躇，就是有尿意时，尿液不能立即排出，从试图排尿到尿流开始时间延长，称为排尿踌躇，时间从数秒至数分钟。残余尿愈多，表示尿路梗阻程度愈重。

（3）其他症状

①血尿：60 岁以上良性前列腺增生患者大多出现肉眼血尿，偶见大量血尿。

②尿路感染：下尿路梗阻而出现尿潴留，易发生尿路感染，继发下尿路感染时，尿急、尿频、排尿困难等症状加重，并伴有尿痛；合并膀胱结石时症状更为明显并可伴有血尿。继发上尿路感染时，出现发热、腰痛及至全身中毒症状，肾功能也将进一步受到损害。

③肾功能损害

临床表现为食欲不振，贫血，血压升高，嗜睡，意识迟钝及氮质血症等。

④膀胱结石

膀胱结石引起会阴痛、尿流突然中断，易合并感染，常有轻重不同的血尿。

3　实验室检查

（1）尿液分析　应常规作尿液细菌培养和药物敏感试验。

（2）生化检查　血中尿素氮、肌酐升高，血和蛋白及红细胞计数下降，甚至电解质紊乱。

（3）X 线检查　腹部平片可观察膀胱有无结石；静脉尿路造影可观察两侧输尿管口间距是否增大，输尿管下段呈钩形弯曲，并可了解肾和尿管积水情况；膀胱造影可观察腺体的大小及形态；尿路造影可显示前列腺尿道段的狭窄等。

（4）放射性核素肾图检查　可了解双肾功能和尿路梗阻情况，前列腺增生病变未引起上尿路梗阻时，肾图呈正常图形；当梗阻累及上尿路时，显示双侧肾损害及梗阻图形。

（5）膀胱镜检查　可了解尿道、前列腺、膀胱及膀胱颈的情况。

（6）CT 检查　一般不需要 CT 检查，必要时可作为鉴别诊断。

4　诊断与鉴别诊断

〔诊断依据〕

需依据年龄、病史、选用几项必要的检查，如直肠指诊、B 超、X 线、尿流率测定等即可明确诊断。

而膀胱镜检查，CT 扫描、磁共振成像等检查，只限于鉴别诊断时应用。

〔鉴别诊断〕

前列腺增生症的临床症状与以下几种疾病的临床症状有相似之处，应注意鉴别。

（1）神经源性膀胱功能障碍　该病临床表现有尿急及急迫性尿失禁症状，而前列腺增生症则是排尿踌躇及充溢性尿失禁。

（2）膀胱颈纤维化增生　该病病史长，排尿困难，临床表现与前列腺增生相似，但检查前列腺并不增大，膀胱镜检查时膀胱颈后唇抬高，后尿道与膀胱三角区收缩变短，这是最可靠的科学鉴别诊断方法。

（3）尿道狭窄　用尿道扩张器探查，该病尿道口径缩小，尿流率测定曲线为平台曲线，尿道造影可见狭窄段尿道僵直变细。检查前列腺体不见增大。

（4）前列腺癌　该病临床表现有小便困难的症状，但直肠指检，前列腺不对称，表现有高低不平的硬性结节。单用“指检”法是不能准确作出鉴别诊断的，须作腺体组织活检，还须B超、CT检查帮助鉴别。

（5）膀胱癌　该病3/4以上病人以无痛性血尿为第一症状，其次有排尿困难，或膀胱激惹症状，但直肠指检，前列腺无异常。通过膀胱镜及CT检查可确诊。

（6）前列腺结石　该病有尿频、排尿困难等症状，但直肠指检前列腺质韧，可摸到质地坚硬的结节，有结石摩擦感，B超或腹平片（KUB）可进一步确诊。

（7）前列腺囊肿　该病为先天性病变，临床发现较晚，可有尿频，尿线细而无力，大的囊肿可形成急性尿潴留，直肠指检在前列腺底部正中可扪及囊肿，B超、CT检查均可显示囊肿特征。

（8）膀胱结石　该病有排尿困难、血尿、尿频和尿急，有时结石堵塞，排尿可突然中断，若改变体位，则可尿出。腹部平片可确诊结石的有无。若膀胱结石是继发于前列腺增生，作其他检查可见腺体增生。

5　病因病机

本病的病因病机主要有：

（1）湿热蕴结　湿热的来源：①外感湿热之邪，蕴结于膀胱；②嗜饮醇酒，过食辛辣厚味，湿热酝生，流注膀胱；③或阳性体质，湿热素盛、湿热下注、蕴结膀胱，湿热导致三焦气化不利，则小便不畅，滴沥而下，形成癃闭；④肺热壅盛，肺失通调水道，下输膀胱之职，导致癃闭发生。

（2）肝郁气滞，血瘀内阻　肝主疏泄，喜条达，能调畅一身之气机，若有情志郁结，肝气不畅，气机不得疏泄，气郁日久化火生热，热与湿合，湿热下注，膀胱气化失调，小便滴沥不畅，于是发生癃闭。

(3) 脾气不足，元气亏虚　肺主治节，脾主运化，肾主封藏，先天禀赋不足，复感后天邪气，肺不能通调水气，脾不能运化水湿，肾不能排泄水液，导致上中下三焦气化不利，湿热内蕴，瘀血阻络，小便出路不畅，滴沥而下。

(4) 肾阳亏耗　房事不节，过耗精血，或湿热伤阴，或久病肾阴暗耗，阴亏则阳无以化，故小便时踌躇不得，或充盛急迫而失禁。

综上所述，可知老年男性肾精不足，易导致排精泄浊的功能不足，出现败精为浊，浊阻气滞，气滞为瘀的病理变化，日久蓄血瘀结成块，形成癥积，日渐增大，阻于膀胱，影响膀胱正常气化，发为前列腺增生，这是本病发生的关键，肾虚气弱，蓄血瘀结膀胱，最终都能影响膀胱气化功能的正常发挥，出现排尿困难的种种临床表现。所以，本虚标实为本病病机特点之一。本虚主要指肾虚气弱，涉及肺、脾、肾三脏；标实主要指蓄血瘀结和膀胱潴留的水湿，涉及肾之腑膀胱。水湿潴留，既是蓄血瘀结，尿道不通的直接是肾虚气弱，不能化气于“州都”的结果，气血同病，则为该病病机的另一个特点。从该病的发病过程看，病由气分渐至血分，一旦血分之病变形成，又反过来影响到气分，导致气血同病。

6　辨证论治

〔辨证求因〕

(1) 湿热蕴结

主证：小便频数，赤热短涩，点滴不通，终末尿浑浊，尿道滴白，会阴部疼痛，小腹胀满，大便秘结，口干口苦或口粘，或口渴不欲饮，舌质红，苔黄腻，脉滑数。

辨证：病程初期，病在气分，病情以热为主，湿在其中，湿热蕴结膀胱，气化失司，故尿频、灼热，尿赤有血尿，热则封藏不固，而尿道滴白，尿浊之因亦为热所致，尿道梗阻，点滴不通，且尿浑浊亦为湿热所为；热则湿郁血瘀，气机升降不畅，故会阴部疼痛，小腹胀满，口干口苦口粘腻，因湿热内居故口渴不欲饮；热则伤津，肠道津亏大便秘结；舌红苔黄腻，脉滑数均为湿热蕴结之征象。

求因：湿热蕴结，膀胱气化不利。

（2）气滞血瘀

主证：尿频、尿急，或点滴不通，尿细如线，小腹及会阴部刺痛，急躁易怒，胁腹胀满，舌质紫暗，舌有瘀点瘀斑，脉沉涩或弦涩。

辨证：病程或早期或后期，早期病在气分而多气郁，后期病在血分而多血瘀，初期多胀满，后期多胀痛或刺痛；病在气分则尿急、尿频；病入血分则小便不通，尿细如线，尿踌躇欲来则止，止而复淋沥；舌紫暗，瘀点瘀斑，脉弦涩皆为气滞血瘀之征象。

求因：气滞血瘀，气化失司。

（3）脾肾气虚

主证：小便不通，或点滴不爽，或小便踌躇，排尿无力或尿失禁，腰膝酸冷无力，面色苍白，大便溏薄，舌质淡，苔白，脉沉弱。

辨证：脾肾气虚，进而阳气亦不足，气阳两虚，膀胱不得气化，故小便不通，点滴不爽，气虚阳弱故排尿无力或尿失禁；肾阳不足故腰膝酸冷无力；脾肾阳虚故大便溏薄，面色苍白；舌淡苔白，脉沉弱均为脾肾气虚之征象。

求因：脾肾气虚，三焦气化不利。

（4）肾阴亏虚

主证：小便不利，尿少赤热，排尿不爽或尿闭不通，头晕目眩，腰膝酸软，手足心热，舌红少苔，脉象细数。

辨证：阴虚内热，内热久则化火，阴虚内热，肝火旺盛，故小便气化不行，尿少赤热，下焦不得气化，湿热瘀血内阻，故排尿不爽，或尿闭不通；舌红少苔脉数均为肾阴亏虚的表现。

求因：肾阴亏虚，气化不利。

〔**审因论治**〕

（1）湿热蕴结，膀胱气化不利。

治法：清利湿热，利尿通淋。

代表方剂：八正散合玉女煎加减。

原方药味：

八正散（《和剂局方》）车前子、瞿麦、萹蓄、滑石、栀子、甘草、木通、大黄。

玉女煎（《景岳全书·新方八阵》）：生石膏、熟地、麦冬、知母、牛膝。

临床处方：知母 10g、生石膏 15g、牛膝 30g、车前子 15g、萹蓄 15g、滑石 20g、海金砂 15g、大黄 6g、栀子 10g、石韦 30g、水蛭 10g、土元 10g。

若发热加柴胡 10g、银花、连翘各 10g；大便秘结者加白芍 20g（或大黄 8g）。

水煎服，每日 1 剂。

另用桑枝、柳枝、葱白不拘量煎水熏洗阴部及外生殖器。

（2）气滞血瘀，气化失司

治法：疏肝理气，活血通淋。

代表方剂：血府逐瘀汤合沉香散加减。

原方药味：

血府逐瘀汤（《医林改错》）：柴胡、枳壳、赤芍、甘草、桃仁、红花、桔梗、牛膝、熟地、当归、川芎。

沉香散（《丹溪心法》）：沉香、石韦、滑石、王不留行、当归、葵子、赤芍、甘草、陈皮。

临床处方：柴胡 12g、沉香 10g（后下）、枳壳 10g、陈皮 15g、赤芍 10g、王不留行 10g、桃仁 10g、当归 10g、滑石 15g、大黄 5g、海金砂 12g。

若肝郁化火者加龙胆草 10g，以清肝泻火；胁腹胀痛甚者加郁金 15g、香附 10g 以疏肝理气，解郁散结。

水煎服，每日 1 剂。

（3）脾肾气虚，气化不利

治法：温阳益气，化气通淋。

代表方剂：济生肾气丸合四君子汤加减。

原方药味：

济生肾气丸（《济生方》）：附子、茯苓、泽泻、山茱萸、山药、车前子、丹皮、官桂、川牛膝、熟地。

四君子汤（《和剂局方》）：人参、白术、茯苓、炙甘草。

临床处方：熟地 24g、太子参 20g、山萸肉 12g、白术 15g、山药 20g、茯苓 15g、泽泻 15g、丹皮 10g、制附子 5g、肉桂 5g、车前子 20g、牛膝 15g、炙甘草 6g、穿山甲 12g、王不留行 15g、益母草 30g、沉香 10g、柴胡 10g、桃仁 10g、红花 10g、水蛭 10g。

水煎服，每日 1 剂。

（4）肾阴亏虚，气化不利

治法：滋阴补肾，利尿通淋。

代表方剂：六味地黄汤合大补阴丸加减。

原方药味：

六味地黄汤（《小儿药证直诀》）：熟地黄、山萸肉、山药、丹皮、泽泻、茯苓。

大补阴丸（《丹溪心法》）：黄柏、知母、熟地黄、龟板、猪脊髓。

临床处方：生地黄 18g、知母 12g、黄柏 12g、山萸肉 12g、龟板 30g、鳖甲 30g、丹皮 15g、茯苓 10g、泽泻 15g、益母草 30g、桃仁 10g、红花 10g、大黄 5g、海金砂 15g。

水煎服，每日 1 剂。

7 其他疗法

〔药膳治疗〕

方 1 杜仲猪腰汤

组成：肉苁蓉 20g、川杜仲 30g、猪腰 1 只。

用法：加水煲熟，油盐调味后食用。

功效：温肾阳利小便。

主治：前列腺增生症。

方 2 黄芪煲鸡汤

组成：黄芪 30g、鸡（鸭）肉 100g。

用法：加水适量，煲至肉烂，油盐调味，食肉饮汤。

功效：益气利尿。

主治：前列腺增生症。

方 3 赤小豆 60g、鲤鱼 1 条（约 150g）。

用法：加水煲熟，油盐调味，食肉饮汤。

功效：清热利湿，利尿通淋。

主治：煎列腺增生症。

方 4 田螺车前草汤

组成：田螺 150g、赤小豆 30g、车前草（干品）30g（或鲜品 60g）。

用法：加水煲熟，油盐调味后食用。

功效：养阴利尿通淋。

主治：前列腺增生症（参见《现代名中医前列腺治疗绝技》）。

〔民间验方〕

方1　小白菜汤

组成：小白菜500g、薏苡仁60g。

用法：先煮苡米至熟，再加小白菜，煮熟即可，加盐调味后食用，每日2次。

功效：利小便，清热祛湿。

主治：前列腺增生症。

方2　六一散

组成：滑石300g、甘草50g。

用法：研细末，合为散剂。用灯芯、竹叶、通草各15g，水煎200ml，分3次送服六一散，每次30g。

功效：利尿通淋。

主治：前列腺增生症。

方2　益母草60g、滑石30g。

用法：水煎代茶频服。

功效：活血化瘀，利尿通淋。

主治：前列腺增生症。

8　当代名家经验

〔名家论萃〕

钱道乾论前列腺肥大：

钱氏认为肾气亏虚证较单纯，易于治疗；阴虚火旺因肾精亏耗，比较棘手；下焦湿热证病情急而正不甚虚，清利常能奏效。钱氏认为该病的根本原因在肾亏，除有“火”象外，在大多数情况下用肾气丸可治。此外，戒烟、戒酒，不吃或少吃刺激性食物，保持大便通畅，避免过劳、着凉等对于治疗该病都有意义。

邓伦国论用八味丸治疗前列腺肥大：

邓氏论曰：“肾者主水，受五脏六腑之精而藏之”。命门居肾中，统司水火，为人体生命之根本。所以命门之火谓之元气，命门之水谓之真阴。五液充则形体赖以强壮，五气治则营卫赖以和调。该患者系高龄之人，真阴本亏、元阳衰微、津涸气馁、不能传递，以致尿频便结、阳虚阴结，故邓氏处以水火两调之剂。用八味丸去丹皮凉血之品，加杜仲、牛膝、破故纸、巴戟天、火麻仁补益肝肾、强筋骨之药，既补阴以滋干涸，又温化以培阳气，使肾中水火渐充而形体得健、营卫已和，因此，腰疼足冷尿难便秘均能得治。

〔**名医验方**〕

方1　柴胡通关汤（施汉章）

组成：柴胡10g、香附10g、知母10g、黄柏10g、肉桂4g、昆布10g、海藻10g、莪术10g、蜣螂虫10g、杏仁10g。

用法：先将上药用水浸泡30分钟，再煎煮30分钟，每剂煎2次，将2次煎出的药液混合，每日1剂，早晚分服。

主治：前列腺增生引起的尿潴留。

功效：疏肝理气，破瘀散结，调整阴阳，通利水道。

方2　化瘀补肾汤（陈树森）

组成：仙灵脾15g、补骨脂15g、黄芪20g、丹参15g、赤芍15g、桃仁10g、红花10g、紫草10g、海藻15g。

用法：每日1剂，分3次服。第3煎药液分早晚2次，加温到42～43℃放盆中坐浴，每次20～30分钟。

功效：补肾益气，化瘀软坚，通利水道。

主治：老年前列腺增生症属肾虚血瘀者。

方3　疏肝散结汤（邱会河）

组成：柴胡10g、牛膝10g，当归15g、赤芍15g、丹参15g、牡蛎6～9g、海藻15g、昆布15g、海浮石（先煎）15g、玄参15g、贝母（亦可用川贝粉3g代）12g、夏枯草15g、肾精子5粒（以肉桂包裹，于第1次时吞服）。

用法：水煎服，日1剂。

主治：前列腺增生属痰瘀凝滞者。

功效：疏肝理气，软坚散结，活血化瘀。

方4　宣导通闭汤（查玉明）

组成：黄芪75g、车前子30g、甘草20g、升麻7.5g、怀牛膝25g、淫羊藿15g、滑石25g。

用法：每剂煎4次，头煎药用水浸泡半小时后煎煮。首煎沸后，慢火煎30分钟，二煎沸后20分钟，每次煎后100ml。两次药液混合在一起，分两次早晚餐后1小时服用。

功效：益气升清，利水通闭。

主治：癃闭，小便不利（老年前列腺肥大）。

方5　清热通淋汤（张子淋）

组成：当归9g、白芍9g、栀子9g、赤茯苓9g、甘草梢9g、生地12g、木通9g、竹叶、滑石12g、萹蓄9g、瞿麦9g。

用法：水煎服，日服1剂。

功效：清热利湿，育阴通淋。

主治：气化不利，膀胱湿热，小便涩痛，小腹急满，淋沥不畅，咽干口渴，大便秘结（如前列腺炎、前列腺肥大者）（以上诸验方参见《当代名医临床秘诀》）。

9　医案举例

谢昌仁医案　前列腺肥大系湿热阻滞，瘀血凝结，膀胱气化不利

陈某，70岁，退休工人，患者小便不畅，次频势急，茎中作痛，努挣难出，大便5日未行，小腹胀痛难忍，日夜呻吟不安，舌黄中根厚腻，尿检：蛋白（+），脓球（++），红血球（+）。

西医诊断为前列腺肥大，曾服己烯雌酚不但无效，反而导致两乳增大似馒头，痛苦万状。谢氏辨证为湿热阻滞，瘀血凝结，膀胱气化不利，肠腑滞塞不通，治以清热逐瘀，通腑利尿。方用桃核承气汤加味。处方：赤芍12g、土牛膝12g、蒲公英12g、车前草12g、桃仁6g、大黄6g（后下），风化硝6g（后入），桂枝6g、甘草6g，3剂。3日后复诊时诉，服药后约2小时解出大便半痰盂，小便随之而出，小腹胀痛顿减，一身轻松。上方连服半年，小便保持畅解，大便亦通，复查尿常规正常，仅有脓球极少，两乳增大亦消失如常。

王永冰医案　前列腺肥大系肝肾精亏，痰瘀互结

潘某，男，61岁，1991年10月16日诊。患者5年来小便淋沥，夜尿频数，尿意不尽，点滴准出，伴阳痿早泄，梦遗精滑。到某院检查诊为前列腺肥大，给服前列康，效果不明显。近年来续娶一46岁之女为妻，甚苦于阳痿遗精，前来求治。刻诊：眼眶暗黑，精神疲乏，舌质红，苔白，中部稍黄厚，脉沉细弦。王氏诊断为阳痿，辨证属肝肾精亏，痰瘀互结。治以补肾育阴，活血化瘀祛痰。方选菟丝子汤、麦味地黄汤、消瘰丸合方化裁。处方：茯苓30g、淮山药30g、牡蛎30g、菟丝子15g、枸杞15g、麦冬15g、五味子10g、熟地黄10g、枣皮12g、丹参15g、浙贝15g、海浮石15g、王不留行15g、路路通15g、夏枯草25g。服药7剂，梦遗滑精明显减轻，守方继服1个月，排尿通畅，尿频明显缓解。拟方：枸杞15g、菟丝子15g，淮山药30g、苡米30g、茯苓30、芡实20g、枣皮15g、潼蒺藜12g、鹿角片15g、夏枯草25g、仙灵脾30g、牡蛎30g、王不留行15g。服药剂，性功能恢复，排尿通畅。继续服此方1个月巩固疗效。半年后来复诊，病情稳定。

周健医案　用桂枝茯苓丸化裁治疗前列腺增生症

张某，男，65岁，退休干部，1997年9月16日诊。曾患淋证，近日外出劳累，当晚即感腰膝酸软，排尿不畅。清晨膀胱充盈而胀，排尿不出。用手按压小腹，小便断续排出。诊见小腹胀满如鼓，舌暗紫，苔薄白，脉细弦。B超检查示：前列腺5.2cm×6.8cm肛指触诊，前列腺两叶均匀增大，质中等度硬。周氏处经验方：桂枝10g、丹皮10g、桃仁10g、茯苓12g、赤芍10g、川牛膝20g、补骨脂15g、黄芪30g、浙贝母15g、炮山甲6g（研末冲服）、琥珀3g（研末冲服）。5天后自觉排尿通畅，仍于原方出入20余剂，随访一年未复发。

按语：前列腺增生症临床以小便无力，排尿困难，尿频或尿闭为主症，属祖国医学“癃闭”范畴。周氏认为浊瘀搏结，凝结成块，阻于下焦是其主要病机。桂枝茯苓丸具有活血化瘀，消癥散结之功效。周氏以之加减治疗该症，取得了满意的疗效。由于老年病人正气虚损，不耐攻伐，故加黄芪以益气通淋。李中梓曰：“瘀破血结，引血下行；加炮山甲、浙贝母活血通经，软坚散结；琥珀活血通淋，消癥结。诸药共济，相辅相成，故邪去正安，小便自利（以上诸案均见《现代名中医前列腺治疗绝技》）。

10　文献选录

《灵枢·本输》：

“三焦……实则癃闭，虚则遗溺”。

《素问·灵兰秘典论》：

膀胱者，州都之官，津液藏焉，气化则能出矣。

《诸病源候论·小便不通候》：

小便不通，由膀胱与肾俱有热故也。……肾与膀胱既热，热入于胞，热气大盛，故结涩令小便不通。

《证治汇补·癃闭》：

肺中伏热，不能生水，而气化不施者；有久病多汗，津液耗者，有肝经忿怒，气闭不通者；有脾虚气弱，通调失宜者；瘀血者，疏导兼行。

第二十六章　急性肾功能衰竭

1　概　念

急性肾功能衰竭，简称急性肾衰，是指肾脏或肾外病变所致的肾功能突然降低，而以氮质血症和水电解质紊乱及酸碱平衡失调等为特征的临床综合征。病因分为肾前性、肾后性和肾实质性三大类。本病具有典型的临床过程，一般分为三期，即少尿期、多尿期和恢复期。

急性肾衰，属危急重症，其发病率高，死亡率也高。以病因与死亡关系分析，外科组死亡率为53.6%，其中严重创伤、挤压伤、灼伤死亡率为80.5%；内科组死亡率为28.8%，死因以感染为高。

根据急性肾衰临床表现，可归属于中医学“关格”、“癃闭”等范畴。

2　临床表现

本病的临床过程，一般都经过少尿期、多尿期和恢复期3个阶段。

（1）少尿期　尿量 < 400ml/d，也有无尿者，即尿量 < 100ml/d，同时可见血肌酐、尿素氮等代谢废物增加，二氧化碳结合力下降，患者常有尿毒症的表现。

此期平均7～10天，亦有短至2天或长达4周者。少尿期越长，肾脏损害越严重。

①整日完全无尿者极少见；②尿色深而混浊；③轻度蛋白尿、数量不等的白细胞、红细胞、上皮细胞及碎片和颗粒管型；

④尿比重常为1.010～1.015之间，早期可达1.018。

氮质血症逐渐加重，到后期血 BUN 可达 71.4mmol/L（200mg/dl），血肌酐每日升高 176.8μmol/L（2.0mg/dl），若 BUN 每日升高8.93mmol/L（25mg/dl），或者血肌酐每日升高超过176.8μmol/L（2.0mg/dl）者，则为高分解代谢型。在外伤、横纹肌溶解或者高热情况下，血尿素氮、肌酐、钾、磷、硫和有机酸的浓度增长较快，病情也较严重。

在少尿期数日后即可见代谢性酸中毒。出现疲倦，嗜睡，深而快的呼吸，食欲不振，恶心、呕吐、胀痛、甚至昏迷。

假设病人不能很好地控制水分的摄入，会出现水中毒，钠潴留。表现全身水肿、肺水肿、脑水肿、充血性心力衰竭等，甚至导致死亡。

可见高钾血症，消化道出血和尿毒症症状。

（2）多尿期　当尿量增加到400ml/d以上，即进入多尿期，显示肾功能恢复。一般病人尿量达2000～4000ml/d，少数可达10000ml/d以上。

尿素氮可在1周后开始下降，可出现低血钾、低血钠、高血钙、脱水等症状。病人易发生全身感染，已有的感染或扩散、恶化。

（3）恢复期　多尿期之后肾功能恢复正常需3个月到1年，甚至长达数年。

（4）非少尿型　部分肾衰者其尿量通常 >600ml/日，称为非少尿型急性肾小管坏死。这类病人尿量虽可 >1000ml/日，但血尿素氮和肌酐却逐渐增加，并可出现尿毒症症状。本型无明显的多尿期，如患者肾小球滤过率增加，血肌酐和尿素氮不再上升，即表示本病已开始恢复。

3 实验室检查

(1) 血象检查　了解有无贫血，以判断有无腔道出血及溶血性贫血征象。

(2) 尿液检查

①尿量改变，少尿期每日尿量可在400ml以下，而非少尿型尿量可正常或增多。

②尿常规，外观呈混浊，尿色深，有时呈酱油色。

③尿蛋白+~++，有时高达+++~++++，常以中、小分子蛋白质为主。

④尿沉渣检查出现不同程度的血尿，以镜下血尿为多见。

⑤尚有肾小管上皮细胞，上皮细胞管型和颗粒管型，及不同程度的白细胞，或色素管型。

⑥尿比重多在1.015以下。

⑦尿渗透浓度低于350mmol/L（350mosm/kg），尿与血渗透浓度之比为1∶1。

⑧尿钠含量高，多在40~60mmol/L。

⑨尿肌酐与血肌酐之比降低，常低于10。

⑩尿尿素氮与血尿素氮之比降低，常低于10。

⑪肾衰指数（RFI）常大于2，RFI=尿钠+（尿肌酐÷血肌酐）。

(3) 肾小球滤过功能检查　血肌酐，少尿期多在353.6~884μmol/L或更高；尿素氮每日升高约3.6~10.7mmol/L。

(4) 血氧分析　主要了解有无酸中毒及其程度及性质，以及低氧血症。血pH低于7.30提示碱中毒存在，碳酸氢钠低于正常提示代谢性酸中毒。

动脉血氧分压特别重要，低于8.0KPa（60mmHg），吸氧不能纠正者应检查肺部，排除肺炎有无成人呼吸窘迫综合征

（ARDS）。

（5）血电解质检查　少尿期和多尿其都应严密监测血电解质浓度，包括血钾、钠、钙、镁，以及氧化物、磷浓度等。少尿期特别警惕高钾血症、高磷血症、高镁血症；多尿期应注意高钾、低钾血症，低钠与低氯血症，以及低钾、低氯性碱中毒。

（6）肝功能检查　除凝血功能外还了解有无肝细胞坏死和其他功能障碍，包括检查转氨酶、血胆红素、白蛋白、球蛋白等。

（7）出血倾向的检查

①血小板计数有无增减及其程度。

②凝血酶原时间延长或正常。

③凝血酶生成有无不良。

④血纤维蛋白原减少或升高。

⑤血纤维蛋白裂解产物有无增加。

4　诊断与鉴别诊断

〔诊断依据〕

（1）就诊史，临床表现，实验室检查，用药史；

（2）血液分析，尿沉渣检查；

（3）血尿的化学分析，包括渗透压、尿素氮、肌酐、钠、钾、氯、尿酸等；

（4）放射学的检查，包括超声波，同位素扫描，CT 扫描，肾盂输尿管造影术；

（5）肾活检。

〔鉴别诊断〕

需与急性肾小球肾炎、急进性肾小球肾炎相鉴别。重症肾炎早期常有明显的水肿、高血压、大量蛋白尿伴明显的镜下或肉眼血尿，和各种管型等肾小球肾炎改变。

对诊断有困难的，拟用免疫抑制剂治疗时应做肾活检以明确诊断。

③与急性肾间质病变相鉴别。鉴别时主要依据急性间质性肾炎的病因，如药物过敏史、明显肾区疼痛、药物引起者尚有发热、皮疹、关节痛等，有时难以鉴别，需作肾活检。

5 病因病机

本病的病因病机，《证治汇补》论述的十分清楚：关格者既关且格，关于下而小便闭，格于上而生呕吐，“此因浊邪壅塞三焦，正气不得升降”，所以“阴阳闭绝，一日即死，最为危候。”由此可知急性肾衰的病因病机：①外因有“温邪热毒”与六淫的侵袭；②内因主要为肾失封藏，精气外泄，抗邪之力低下，最终导致三焦气化不利，症见水肿，少尿或无尿，肾区胀痛，小腹胀满。在尿毒没有出路的情况下：①尿毒犯胃，则呕吐频发；②尿毒上脑，则烦躁神昏；③尿毒凌心，则心悸气喘等。

若正气渐复，少尿转化为尿量增多，则为正气来复，气机宣通，三焦气化已行，虽阴虚正亏，但湿浊尿毒外泄，病已转机。至恢复期的到来，方见曙光。

6 辨证论治

本病发病急骤，来势凶猛，变化迅速，易生变证，所以首当辨认病邪的性质，所侵的部位和途径，邪正双方力量的对比及损伤的程度，要求医者作出明确判断。本病在演变过程中以热证、实证居多，后期以正虚明显。

〔辨证求因〕

少尿期：

(1) 邪毒内侵

主证：突然少尿，甚则尿闭，滴沥不出，神昏，嗜睡，恶心呕吐，舌苔厚腻，脉细滑。

辨证：湿热邪毒内侵脏腑，三焦气化受阻，水湿瘀滞，气机不宣，故少尿、无尿；邪毒入脑故神昏、嗜睡；邪毒入胃故恶心呕吐；苔厚腻，脉细滑乃为湿毒入侵之征象。

求因：邪毒内侵，三焦气化不利。

（2）热毒瘀滞

主证：突发高热，神昏谵语，少尿，吐血，咯血，斑疹紫黑或鲜红，舌质绛紫黯，舌苔焦黄，脉滑数。

辨证：热毒炽盛，邪入心包扰乱心神，故见高热神昏谵语；邪热耗竭津液，故少尿；热伤血络，血液妄行，外溢则吐血、咯血、斑疹紫黑或鲜红；热毒炽盛，故舌质绛紫黯苔焦黄，脉象滑数。

求因：热毒瘀滞邪入心包。

（3）瘀毒内阻

主证：外伤或挤压伤所致出现血尿，尿少尿闭，瘀斑累累，全身疼痛，恶心呕吐，舌紫暗，苔腻，脉涩。

辨证：外伤或挤压使脉络损伤，累及肾脏，气化失常故少尿、无尿；血热血溢故尿血；血瘀脉络不通，故瘀斑累累，全身疼痛；血瘀气滞，脾失健运，胃失和降，故恶心呕吐；血脉瘀阻，故舌瘀紫，脉象涩不流利；浊毒内滞不能外泄，故苔腻。

求因：瘀毒内阻，热结膀胱。

（4）津涸气脱

主证：大汗大泻大失血后，血压下降，尿量减少或无尿，进一步汗出肢冷，舌质淡，脉微细欲绝。

辨证：大汗大泻大失血，阴液耗竭，阳气亦微，阴阳不相顺接，津液枯涸，化源匮绝故尿量减少，营阴心血不足，故血压下降；血汗同源，失血及汗，失汗及血，故进一步汗出肢冷，阳气亦脱，则脉微细欲绝。

求因：津液枯涸，阴竭阳脱。

多尿期：

（1）气阴两虚

主证：疲乏无力，咽干思饮，尿多清长，舌红少津，脉细弱。

辨证：久病及肾，元气大伤，阴阳不足，故疲乏无力，阴虚则口干咽干思饮自救；阳虚则尿多清长，气虚及阳；阴虚内热故舌红少津，气阴不足故脉细弱。

求因：气阴两虚，脾肾不足。

（2）湿热留恋

主证：头晕，心烦，恶心，纳呆，口中粘腻，舌红，苔黄腻，脉实有力。

辨证：余邪留恋，湿热不清，蒙扰三焦，上焦受邪则头晕心烦，中焦受困则恶心纳呆，口中粘腻；余邪不去，湿热内郁则舌红，苔腻且黄，脉实有力。

求因：湿热留恋，三焦不利。

（3）肾阴亏虚

主证：腰酸疲乏，尿多不禁，口干欲饮，舌红少苔，脉细数无力。

辨证：久病及肾，尿多失津，津属阴故谓阴虚；腰为肾府，肾虚精气不足故腰膝酸软疲乏；肾虚膀胱失于约束，肾关开而不合，故尿多不禁；阴亏则热，热熬津液，故口干欲饮；阴虚内热，故脉红少苔，脉象细数且无力，无力为虚，反之有力则为实，本证以虚为主，故脉象细数无力。

求因：肾阴亏虚，膀胱失约。

〔**审因论治**〕

少尿期：

（1）邪毒内侵，气化不利

治法：通腑泄浊，解毒导滞。

代表方剂：黄连解毒汤合苏叶解毒汤加减。

原方药味：

黄连解毒汤（《外台秘要》）：黄连、黄芩、黄柏、栀子。

苏叶解毒汤（《现代名中医肾病治疗绝枝》王瑞道）：苏叶、白术、泽泻、炒麦芽、佛手、大腹皮、枳壳、车前子、黄连。

临床处方：黄连 6g、苏叶 30g、黄芩 6g、白术 30g、黄柏 6g、泽泻 30g、栀子 10g、车前子 30g、大腹皮 15g、佛手 15g、枳壳 15g、炒麦芽 30g。

若蛇毒所伤者加半边莲、夏枯草、紫花地丁、白芷、生甘草。

水煎服，每日 1 剂。

参考意见：如症见恶心呕吐，腹胀纳呆，精神萎靡，尿少，舌苔白厚，脉象滑，血肌酐及尿素氮升高等，这是湿毒壅盛，肾功萎废，治以和胃降逆，利湿解毒，行气降浊。选用药性平和，寒热虚实均宜，无伤正之弊的药物，王瑞道自拟苏叶解毒汤。若病重时，可用附子、大黄、地榆、牡蛎、蒲公英等中药灌肠，使湿毒从后阴而泄。

（2）热毒瘀滞，邪入心包

治法：清热解毒，活血化瘀。

代表方剂：清瘟败毒饮合三黄泻心汤加减。

原方药味：

清瘟败毒饮（《疫疹一得》）：生石膏、生地黄、水牛角、川黄连、栀子、桔梗、黄芩、知母、赤芍、玄参、连翘、甘草、丹皮、鲜竹叶。

三黄泻心汤（《金匮要略》）：大黄、黄连、黄芩。

临床处方：生地 12g、栀子 9g、水牛角 30g、大黄 6g（同煎）、黄连6g、黄芩6g、知母10g、生石膏30g、赤芍30g、桃仁10g、丹皮10g、连翘10g、玄参12g、竹叶10g。

若烦躁狂乱，大热干呕，口燥咽干，谵语不眠者重用苏叶30g、黄连10g、知母15g、生石膏40g、水牛角60g、大黄6g、桃仁15g。胃热者重用石膏；心热者重用竹叶、通草；肺热者加地骨皮、桑白皮。

水煎服，每日1剂。

（3）瘀毒内阻，热结膀胱

治法：活血祛瘀，通腑泄浊。

代表方剂：桃仁承气汤加味。

原方药味：桃仁承气汤（《伤寒论》）：桃仁、桂枝、大黄、芒硝、甘草。

临床处方：大黄10g、桃仁10g、桂枝10g、甘草10g、芒蛸6g、水蛭10g、䗪虫10g、海金砂15g、柴胡10g、枳壳10g。

水煎服，每日1剂。

（4）津液枯涸，阴竭阳脱

治法：养血滋阴，温阳固脱。

代表方剂：生脉散合参附汤加减。

原方药味：

生脉散（《医学启源》）：人参、麦冬、五味子。

参附汤（《妇人良方》）：人参、附子。

临床处方：人参15g、附子10g、麦冬15g、五味子15g、龙骨30g、牡蛎30g。

若脉结代，心动悸者，可合用炙甘草汤。

水煎服，每日1剂。

多尿期：

（1）气阴两虚，脾肾不足

治法：益气养阴，温补气血。

代表方剂：十全大补汤加减。

原方药味：十全大补汤（《和剂局方》）：人参、白术、茯苓、炙甘草、黄芪、肉桂、熟地黄、当归、白芍、川芎。

临床处方：太子参20g、黄芪30g、白术10g、茯苓15g、熟地15g、当归10g、白芍10g、川芎10g、炙甘草10g、肉桂3g、生姜3片、大枣5枚。

若口干咽燥，舌红，阴虚较甚者，去肉桂加麦冬、五味子、石斛；腰无力酸软者加杜仲、枸杞、桑寄生；若湿热留恋不解者，去参芪、肉桂，加陈皮、半夏、炒槐花、大黄炭、猪苓。

水煎服每日1剂。

（2）湿热留恋，三焦不利

治法：清热祛湿化痰，通利三焦。

代表方剂：黄连温胆汤加减。

原方药味：

黄连温胆汤（《备急千金要方》）：黄连、半夏、茯苓、枳实、竹茹、陈皮、甘草。

临床处方：陈皮10g、半夏10g、茯苓10g、枳实10g、竹茹12g、黄连6g、甘草6g、大枣5枚。

若身热，四肢酸楚，胸闷腹胀，尿赤便秘者，用藿香、白蔻、石菖蒲、黄芩、连翘、滑石、茵陈、贝母、薄荷、射干；头痛身重，面色苍黄、胸闷不饥，午后身热，舌白不渴者用三仁汤。

水煎服，每日1剂。

（3）肾阴亏损，膀胱失约

治法：滋阴补肾，调复膀胱气化。

代表方剂：知柏地黄汤加味。

原方药味：知柏地黄汤（《证因脉治》）：黄柏、知母、熟地、山药、山茱萸、茯苓、丹皮、泽泻。

临床处方：黄柏10g、知母10g、麦冬15g、五味子10g、生地15g、山药30g、山茱萸10g、丹皮9g、茯苓15g、泽泻10g。

若肝肾阴虚者加二至丸或鳖甲、龟板；心肾阴虚者加麦冬，人参、五味子、生地、玄参、阿胶、炙甘草；肺肾阴虚者加北沙参、石斛、天花粉、鲜芦根。

水煎服，每日1剂。

7 其他疗法

〔单方验方〕

方1 车前莲藕汁

组成：鲜车前草120g、鲜莲藕240g。

用法：共捣汁，1次服。

功效：清热利尿

主治：急性肾功能衰竭少尿或无尿者。

方2 蝼蛄粉

组成：蝼蛄6个，螳螂虫（去翅足）6个。

用法：研末成粉，分3次白开水冲服。

功效：利尿通闭。

主治：急性肾功能衰竭少尿、无尿者。

禁忌：孕妇忌用。

〔外治法〕

方1 敷脐方

组成：连根葱、生姜各1份，淡豆豉12粒，盐1匙。

用法：共研烂，捏成饼状，烘热后敷于脐部，以纱布敷盖，胶布固定，气透于内，即能通利二便。

功效：利尿，通大便。

主治：急性肾功能衰竭及二便闭塞者。

方2　敷关元穴方

组成：田螺5~7个，去壳捣烂，敷于关元穴。

功效：利尿。

主治：急性肾功能衰竭少尿或无尿者。

方3　药透方

组成：板蓝根30g、大青叶30g、黄芩9g、蒲公英10g、金银花9g、萹蓄9g、大蓟9g、车前子（包煎）9g、泽泻9g。

用法：煎汁与理疗透热疗法结合应用。

主治：急性肾功能衰竭。

方4　保留灌肠方

组成：生大黄15~30g、附子9g、牡蛎30g。常配合清热解毒的六月雪、蒲公英、白头翁、穿心莲，煎肠150~200ml作保留灌肠，每日3次，3~7天为1个疗程。

〔**中成药**〕

方1　清开灵注射液，40ml加入10%葡萄糖注射液250ml中静脉滴注，每日1次。用于邪毒内侵，热毒瘀滞者。

方2　参麦注射液，40ml加入10%葡萄糖注射液250ml中静脉滴注，每日1次。用于气阴两虚者。

方3　大黄胶囊

口服，每次1~2粒，每日3次，用于少尿期各证型患者。

8　当代名家经验

〔**名家论萃**〕

时振声论急性肾衰：

（1）下焦瘀热　时氏认为此证多见于流行性出血热合并急性肾功能衰竭的患者。临床表现有小便赤涩量少，甚则尿闭不通，腹痛呕吐，烦躁谵妄，或其人如狂，身热口渴，尿血便血，呕血鼻衄，大便秘结，艰涩，舌质红或绛紫，苔黄燥或焦黄，脉滑数或细数。此由湿热疫毒蕴结下焦，瘀热互结所致，治宜通腑泻热，化瘀清利为法，方用桃仁承气汤或抵当汤加知母、黄柏、牛膝、滑石、甘草、防己等。

（2）气营两燔　时氏认为多见于各种急性传染病或严重感染合并急性肾衰的患者，症见小便短赤，甚则尿闭不通，兼见高热、烦渴、面红目赤，恶心呕吐，烦躁不安，或神昏谵语，舌质红绛，苔黄或黄燥焦黑，脉数实，由于外感湿热毒邪，邪热炽盛，伤津耗气，并入营伤阴，而耗竭水液所致，治疗宜清气凉营，解毒通利为法，方选犀连承气汤等，药用犀角、黄连、丹皮、赤芍、栀子、大黄、生地、芒硝、甘草等；或用牛黄承气汤，以大黄煎剂灌肠，并口服安宫牛黄丸。

（3）瘀水互结　时氏认为多见于急进性肾炎合并急性肾衰的患者。症见尿少或尿闭，头昏头痛，心悸气短，恶心呕吐，或有水肿腹胀，胸闷等。由于感受外邪，内扰及肾，肾络瘀阻，气化失司，水道不通所致，治疗宜活血通络利水。若偏热者，方选血府逐瘀汤加减。药用生石决明、草决明、当归、生地、桃仁、红花、枳实、赤芍、牛膝、车前子、益母草、白茅根、茯苓、泽泻等；若偏寒者，可用桂枝茯苓丸合防己黄芪汤加减，药用防己、生黄芪、白术、泽泻、桂枝、丹参、茯苓、赤芍、天麻、牛膝、车前子等。

（4）肺热气壅　时氏认为多见于急性肾炎引起的尿少尿闭、水肿等，症见眼睑先肿，继而肢体及全身皆肿、小便短赤，甚或尿闭，恶心呕吐，尿检有血尿、蛋白尿，以血压升高为其特征，舌苔薄白或微黄，脉浮或紧或数，因肺主治节，通调水道，为水之上源。外邪袭肺，肺热气壅，肺失宣降，治节失职，水道不利，故见尿少尿闭，治宜清泄肺热，故见尿少尿闭，治宜清泄肺热，宣通水道，方选清肺饮或麻杏石甘汤合五皮饮，使肺热得清，津液输布，水道通利，小便得出，药用麻黄、杏仁、生石膏、甘草、苏叶、陈皮、大腹皮、茯苓皮、桑白皮、赤小豆、冬瓜皮、白茅根、益母草等。若热毒较甚，可加用清热解毒之剂，如五味消毒饮等。

（5）下焦湿热　症见小便点滴涩滞不通，或刺痛灼热，小腹重胀。身体困重，口苦而粘或口干不欲饮，恶心呕吐，舌苔黄腻，脉滑数。多由湿热下注，壅积于膀胱，膀胱气化不利所致，治宜清利湿热，通闭启癃，方选滋肾通关丸合八正散加减，药用知母、黄柏、肉桂、萹蓄、瞿麦、车前子、通草、滑石、甘草、栀子、茯苓、猪苓、泽泻等。若湿热郁于少阳，症见寒热往来者，可合用小柴胡汤加减。（时振声《中医世家经验辑要》）

〔**名医验方**〕

方1　苏叶解毒汤（王瑞道）

组成：苏叶30g、白术30g、泽泻30g、炒麦芽25g、佛手15g、大腹皮15g、枳壳15g、车前子15g、黄连6g。

功效：和胃降逆，利湿解毒。

主治：肾炎伴肾衰，症见恶心呕吐，腹胀纳呆，精神萎靡，尿少或夜尿多，舌苔白厚，脉象滑，血肌酐及尿素氮升高等。方中主药是苏叶、黄连、用以化湿解毒、和胃降逆；辅以白术、泽泻、车前子利湿解毒；大腹皮、枳壳、佛手、炒麦芽行气降浊。

方2　中药保留灌肠基本方（赵锦艳）

组成：生大黄30g、生牡蛎30g、丹参30g、六月雪30g。

用法：上药用冷水浸泡30分钟，加水适量，煮沸后再煮20~30分钟，取汁150~200ml，瓶装备用。每日1次，保留灌肠1~2小时。药汁温度为37℃左右，接近直肠温度。

功效：降低肌酐、尿素氮。

主治：尿毒症。（方1~2参见《现代名中医肾病治疗绝技》）

方3　徐长卿15g、白茅根9g、木通6g、冬葵子30g、滑石

60g、槟榔6g、瞿麦15g。

用法：将上药共研细末，取15g，加清水煎煮后，冲朴硝3g、每日温服2剂，早晚各1次。

功效：利湿缓泻解毒。

主治：肾功能衰竭（《当代名医临床秘诀》）。

9 医案举例

程门雪医案 关格系气阴两虚证

张某，男，75岁。初诊：1958年8月18日。

诊查：形肉消瘦，不思纳谷，大便难，口苦甜，曾有呃逆，呕吐绿水，脉细弦，苔薄。

辨证：胃中湿浊，气阴两虚。

治法：清养气阴，化痰降逆。

方药：石斛9g、竹沥9g、半夏9g、橘络4.5g、左金丸2.1g（包煎）、炒谷芽15g、玫瑰花12g、煅瓦楞12g、姜汁炒竹茹4.5g、吉林参须2.4g（另煎冲）、旋覆花6g（包煎）、炒枇杷叶9g（去毛包煎）。

二诊：5剂大便已通，口苦甜亦瘥，呕吐止，呃逆停，胃纳不香，形肉消瘦，腹胀足肿。脉细弦，苔薄。根本已伤，高年须防变端，前方出入治之。方药：石斛9g、炒谷芽15g、竹沥半夏6g、橘络4.5g、煅瓦楞12g、左金丸2.1g（包煎）、旋复花6g（包煎）、济生肾气丸12g、炒枇杷叶12g（去毛包煎）、吉林参须3g（另煎冲）。

按：本例上有呃逆、呕吐、下有大便难，是关格之证。腹胀足肿系脾虚，口苦甜则胃中有湿浊，证势虚实夹杂，不能一意养胃健脾治其根本，必须去其胃中湿浊，使能纳食，方可受。老年大虚夹实之证，用药之先后轻重很有出入。仅用吉林参须、石斛二味气味轻清之品以养胃阴，生胃气，治其本虚，而不用白术，山药，甘草等守中之健脾药，含意深远。其余如竹沥、半夏、黄连、姜汁炒竹茹化湿降逆，旋覆花、炒枇杷叶肃肺，橘络、炒谷芽和胃、玫瑰花理气宽胸，也是选取较为轻清之药，虚实兼顾。此外，在清养气阴、和胃降逆、轻清治上的方药中，加入济生肾气丸以固肾气之本，药虽重浊，但用量较轻，故不致碍胃。(《中国现代名中医医案精华》)

沙某，男，20岁。1983年1月24日初诊，住院号：17153。

患者素嗜辛辣荤腻，16天前因感风寒，发热恶寒，咽喉肿痛，继发全身水肿，腰胁及腹痛，头痛心烦，呕吐恶心，尿少不利，某医院诊断为“急性肾炎，尿毒症”，经用抗生素及利尿剂等治疗不效，呕恶不止，心烦腹痛欲死，小便不通，大便已闭结10余日，呕血数日，精神萎靡，舌苔垢腻干燥，脉沉滑。实验室检查，尿常规：蛋白（++），白细胞（0~2），红细胞（0~1），上皮细胞管型（0~1），蜡样管型（0~1）；血象：白细胞15000/dl，中性83%，淋巴14%，嗜酸粒细胞2%，血沉78mim/h；尿素氮68mg/dl；二氧化碳结合力34.8容积%；胰淀酚酶16单位。

辨证：内蕴积热，外感风寒，湿热互结，壅塞三焦，气化受阻。

治法：通腑泻浊，清热利湿。

方药：解毒承气汤加味：大黄15g、槐花30g、金银花30g、蒲公英30g、黄柏10g、丹皮10g、厚朴10g、茯苓30g、泽泻15g、败酱草30g、白芍30g、滑石30g、竹茹6g。水煎服。

二诊：1月29日，服上方2剂，呕吐略减，能转矢气，大便仍未通。此属病重药轻，上方去白芍、厚朴、败酱草、泽泻，加芒硝10g冲入。1剂解下燥屎，腹痛呕吐缓解，但仍恶心，上方加砂仁10g，继服2剂。大便每天3~4次，小便亦通利，腹胀减轻，能进饮食，精神渐安。舌质红，苔薄润，脉沉细有力。证属邪退正虚，宜健脾和胃，清热利湿。方药：黄连5g、黄柏10g、大黄炭10g、厚朴10g、泽泻15g、玉米须30g、白术10g、砂仁10g、茯苓30g、车前子30g（包煎）、山药30g、陈皮10g、甘草10g、水煎服。

三诊：2月1日，服上方3剂，饮食恢复，二便正常，诸症消失。尿常规：蛋白微量，红细胞少量。血象：白细胞6000/dl，中性73%，淋巴25%，嗜酸粒细胞2%；尿素氮11.5mg/dl；二氧化碳结合力67Vol%。再拟健脾补肾之剂以善后。方药：生、熟地黄各20g、茯苓30g、山药30g、白术10g、陈皮10g、厚朴10g、砂仁10g、黄柏10g、大黄炭10g、甘草10g、竹茹6g，连服12剂。2月12日各项检查全部正常，病愈出院，10月追访，患者已上班工作。（《当代名老中医临证荟萃》，第一册）。

10 文献选录

《素问·标本病传论》：

膀胱病，小便闭。

《灵枢·本输》：

三焦者……实则闭癃。

《伤寒论·平脉法》：

关则不得小便，格则吐逆。

《诸病源候论》：

关格是大小便俱不通之证，以大便不通，谓之内关，小便不通谓之外格。

《景岳全书》：

小便不能是为闭，此最危最急症也。水道不通，则上侵脾胃而为胀，外侵肌肉而为肿，泛及中焦侧为呕，再及上焦则为喘，数日不通，则奔迫难堪，必致危殆。

第二十七章　慢性肾功能衰竭

1　概　念

慢性肾功能衰竭，是指肾脏疾病的末期，水、电解质紊乱及酸碱平衡失调，而出现机体自身中毒的症候群，临床上称其为尿毒症综合征。

其临床表现十分复杂，主要有恶心呕吐，口有尿味，尿少、尿闭、贫血、出血及神志异常等。

据统计，本病发病率约占自然人群的 50～100/100 万，预后较差。

根据其临床表现，可归属于中医学“关格”、“癃闭”、“虚劳”范畴。

2　临床表现

（1）水、电解质紊乱，酸碱平衡失调，恶心呕吐、尿少、尿闭，口有尿味。

（2）当肾小球滤过率 < 20ml/min 时，几乎 100% 病人出现神经系统症状，如意识障碍，扑翼样震颤，肌阵挛，躁动，抽搐，昏迷。

（3）呼吸系统出现肺水肿、肺感染、胸膜炎。

（4）高血压、心律失常、贫血、出血、骨痛、近端肌无力。

总之，全身各系统均被累及，临床称此为尿毒症综合征。

3　实验室检查

（1）血液检查　血红蛋白一般在 80g/L 以下，多数仅有 40

~60g/L，正细胞性贫血，白细胞数增加。

（2）尿液检查　尿蛋白多为（+～+++），晚期尿蛋白减少，尿沉渣中可见红细胞、白细胞、上皮细胞及颗粒管型。如发现蜡样管型对肾衰有诊断意义。尿渗透压降低，晨尿在450mmol/L以下，尿相对密度降低为等张尿（尿比重固定在1.010左右）。

（3）肾功能检查　肌酐清除率下降，但血肌酐并不升高。氮质血症期血肌酐虽已升高，但病人无尿毒症临床表现，亦无代谢性中毒。尿毒症期，当肌酐清除率<25ml/min时，血肌酐会明显升高，并伴有代谢性酸中毒。

（4）血生化检查　血浆蛋白降低，总蛋白量在60g/L以下，其中白蛋白的减少尤为明显，多<30g/L。

血钙偏低，在2mmol/L左右，血磷高于1.7mmol/L。血钠、血钾随病情而变化。

（5）其他检查　X线腹平片示肾影缩小。CT提示肾形态，大小，厚度，位置，以及发现肾盂积水、结石、肿瘤等，均有一定诊断阶值。

肾B超检查提示病肾缩小。

4　诊断与鉴别诊断

〔诊断依据〕

1992年全国肾小球疾病座谈会的意见：慢性肾衰可分4个不同的时机。

第一期为肾功能不全代偿期，此期无临床症状，CFR（肾小球滤过率）为80～50ml/min，血清肌酐为133～177μmol/L。

第二期为肾功能不全失代偿期，此期临床出现乏力，轻度贫血，食欲减退。CFR为50～20ml/min，血清肌酐为177～442μmol/L。BUN（血尿素氮）上升超过7.1mmol/L。

第三期为肾功能衰竭期，此期病人出现贫血，代谢性酸中毒，钙磷代谢紊乱，水电解质紊乱。CFR19～10ml/min，血清肌酐为443～707μmol/L，BUN上升至17.9～28.6mmol/L。

第四期为尿毒症期，此期酸中毒症状明显，全身各系统症状严重，CFR < 10ml/min，血清肌酐 > 707μmol/L，BUN在28.6mmol/L以上。

从上述看来，慢性肾衰的诊断并不困难，但由于慢性肾衰症状复杂，突出的临床表现往往是其他非泌尿系统的症状，如贫血，胃肠道不适等，容易漏诊或误诊。

〔鉴别诊断〕

本病应与下列疾病相鉴别：

（1）急性肾衰。

（2）消化道病及肿瘤。

（3）血液病。

（4）尿毒症与糖尿病酮症酸中毒的鉴别。

5　病因病机

慢性肾衰可由多种肾病发展而来，其病程长，病机错综复杂，临床可见正气的耗损与实邪的蕴阻，属本虚标实，虚实夹杂之证。

（1）慢性肾衰的病理过程　湿热是贯穿慢性肾衰始终的致病因素。导致湿热蕴结的原因：①风邪外袭，肺气不宣；②水湿浸渍，损伤脾阳；③饮食不节，湿浊内生，湿困脾阳；④恣意酒色，劳倦过度，肾气内伤，水湿内盛，久伤肾阳。种种因素，使脾肾虚衰，浊邪壅滞三焦，浊邪尿毒不能排出体外，继而并生变证，是慢性肾衰的病理过程。

（2）慢性肾衰的演变过程　由于脾肾损伤及浊毒在体内蕴积程度的不同，因此不同时期其临床表现有所不同，可以脾肾虚衰为主，或以浊毒壅滞三焦为主，或虚实证候并见。病位以脾肾为中心，波及肝、心、肺、胃等诸脏腑。其病机关键是肾的开阖功能失调，膀胱的气化功能失司。肾失开阖，膀胱不能气化，则不能及时疏导、转输、运化水液及毒物，从而形成湿浊、湿热、瘀血、尿毒等邪毒，进而波及五脏六腑、四肢百骸而产生临床诸证。如脾肾气虚，脾肾阳虚，脾肾气阴两虚，肾阴阳两虚等等。肾关因阳微而不能开，则见尿少，小便不通；湿浊毒邪熏蒸，故口中臭秽或尿味；浊毒之邪外溢则皮肤瘙痒；邪毒内阻中焦，脾胃升降失司，湿浊积聚中焦脾胃，则呕吐、腹胀、倦怠；水湿外溢肌肤则见面浮肢肿。由于脏腑表里相关，病情的进展可出现相互影响而见变证，如水湿、浊毒凌心射肺，则见胸闷、心悸、气促、甚则不能平卧；如肾病及肝，肝肾阴虚，虚风内动，则见手足挛急抽搐；如肾病及心，邪陷心包，则昏睡或神志昏迷；若正不胜邪，则可发阴阳离决之危候。

6　辨证论治

本病在辨证上分为脾肾气虚，脾肾阳虚，气阴两虚，肝肾阴虚，阴阳两虚；邪气有湿热、湿浊、水气、血瘀等，而湿热是贯穿始终的病邪。时振声通过对 53 例慢性肾衰病人的中医辨证统计发现，脾肾气虚者占 20.8%，肝肾阴虚者占 11.3%，气阴两虚者占 58.5%，阴阳两虚者占 9.4%。而在正气与邪气方面，多为正虚邪实，寒热错杂，不论是阳虚还是阴虚，往往由于阳损及阴，阴损及阳，而向气阴两虚或阴阳两虚转化者多见。可见慢性肾衰临床错综复杂。至于兼挟湿热、浊毒、血瘀等，各证型中皆可出现。

〔**辨证求因**〕

（1）脾肾气虚

主证：纳少腹胀，恶心呕吐，小便不通，口淡不渴，大便不实，夜尿清长，舌淡，脉沉弱。

辨证：湿毒浊邪下注，膀胱气化不行，则小便不能；湿浊困脾，脾失健运，则纳少，脾胃气机升降失调，则腹胀，胃气不降而上逆则恶心呕吐；脾肾气虚阳气不足，则口淡不渴，胃肠不得肾阳蒸化则大便不实，夜尿清长；脾肾气虚火力不足，则舌淡脉沉弱。

求因：脾肾气虚，湿困脾阳。

(2) 脾肾阳虚

主证：恶心呕吐，小便短少，畏寒肢冷，浮肿，纳少腹胀，便溏，舌淡，脉沉迟。

辨证：湿邪浊毒犯胃则恶心呕吐，下焦阳虚，膀胱气化不行则小便短少；阳虚则寒，故畏寒肢冷；气化不行，水湿外溢肌肤则浮肿；阳虚脾不健运则纳少腹胀而便溏；虚则舌淡，肾阳不足则脉沉迟。

求因：脾肾阳虚，浊毒内聚。

(3) 肝肾阴虚

主证：恶心呕吐，小便不利，头痛头晕，五心烦热，咽干舌燥，大便秘结，舌红少苔，脉沉弦而细数。

辨证：湿热浊毒犯胃则恶心呕吐；膀胱气化不行，水道不畅则小便不利；阴虚阳亢，水不涵木则头痛头晕，此乃浊毒上冲所致；阴虚内热则五心烦热，津不上承则咽干舌燥，肠道津亏不通则大便秘结；阴虚内热则舌红少苔，沉弦为肝肾本脉，细数则为阴虚内热之征。

求因：肝肾阴虚，浊毒内聚。

(4) 阴阳两虚

主证：精神萎靡，极度乏力，头晕眼花，意识模糊，大便稀溏，舌淡，脉微欲绝。

辨证：阴阳两虚，脉微欲绝，精神萎靡，意识模糊，出现阴阳离决之危候，故极度乏力头晕眼花；阴阳两虚，封藏不固，浊毒充斥，则大便稀溏，气血阴阳皆虚衰。

求因：阴阳两虚，三焦功能紊乱。

〔**审因论治**〕

(1) 脾肾气虚，湿困脾阳

治法：补肾健脾，温通脾阳。

代表方剂：加味保元汤。

原方药味：

保元汤（《博爱心鉴》）：黄芪、人参、炙甘草、肉桂。

临床处方：

仙茅20g、仙灵脾20g、炙黄芪30g、太子参30g、炙甘草10g、肉桂5g。

水煎服，每日1剂。

(2) 脾肾阳虚，浊毒内聚

治法：温补脾肾，通阳泄浊。

代表方剂：湿脾汤加味。

原方药味：

温脾汤（《备急千金要方》）：大黄（后下）、炮附子、干姜、人参、甘草。

临床处方：

大黄10g（后下）、炮附子15g、干姜10g、太子参30g、甘草10g、土茯苓30g、赤芍20g、益母草30g。

水煎服，每日1剂。

(3) 肝肾阴虚，浊毒内聚。

治法：滋补肝肾，泻浊解毒。

代表方剂：二至丸合大黄海金砂汤加减。

原方药味：

二至丸（《证治准绳》）：女贞子、旱莲草。

大黄海金砂汤（《河北省医药集锦》）：大黄、海金砂。

临床处方：

女贞子30g、旱莲草30g、大黄15g（后下）、海金砂30g、益母草30g、土茯苓30g。

水煎服，每日1剂。

（4）阴阳两虚，三焦功能紊乱。

治法：双补阴阳，活血化瘀，通腑排毒。

代表方剂：水蛭益肾汤。

原方药味：

水蛭益肾汤（《肾病效方265首》）：水蛭粉、枸杞子、车前子、益母草、丹参、黄芪、桑椹子、银花、白花蛇舌草、山萸肉、附子、大黄。

临床处方：

水蛭粉30g（分3次冲服）、枸杞子30g、车前子30g、益母草30g、丹参30g、黄芪50g、桑椹子15g、银花15g、白花蛇舌草15g、山萸肉10g、制附子10g、大黄10g。水煎服，每日1剂。

参考意见：如尿毒症状明显，或呕吐严重不能进食者，用大黄30g、半枝莲30g、生牡蛎50g、水煎取汁100ml，保留灌肠20分钟，每日1~2次，以每天排便3~4次为宜；其他对症处理：包括利尿、降压、纠正酸中毒等；运用水蛭粉要求做到：①时间宜早（无论病情轻重与否，均宜及时应用）；②剂量宜重（30g以上）；③宜生用而忌炙或入煎剂；④时间宜长（有效病例长期服用，乃至数年之久）；少数患者冲服水蛭粉后恶心呕吐，可装入胶囊后服。

7 其他疗法

〔**通腑泻浊法**〕

方1 大黄粉

组成：大黄粉。

功效：清热解毒，降低血尿素氮。

主治：慢性肾衰氮质血症期。

用法：口服，每次1～3g，每日3次。

方2 大黄水浸剂

功效：促进尿素、肌酐从肾脏排泄。

主治：慢性肾衰。

用法：沸腾白开水浸泡生大黄5g，每次饮4ml，日服3～6次。

方3 番泻叶浸液

用法：番泻叶5～10g加沸手100～150ml，浸泡2小时，去渣滤过，分上下午2～4次服完，连续治疗15～30天。

功效：泻热排毒。

主治：慢性肾衰。

按：服药期间，宜查血钾及心电图，及时补钾。

〔**保留灌肠疗法**〕

方1 温肾解毒汤

组成：生大黄、附子各10～30g、牡蛎30～60g、土茯苓30g。

用法：先煎后3味，取2汁，浓缩至200ml，再入煎生大黄1～3分钟，取汁装瓶备用。保留灌肠宜于下午2～3时进行，速度要慢，控制滴速在每分钟100滴左右，20～30分钟滴完，保留2～4小时。灌肠时间大便以每日2～3次为宜，这可以通过增减生大黄量或煎煮时间来调节。连续2周为1疗程，中间休息5

~7 日，再行第 2 疗程。每 1 个疗程结束，检查血 Cr、BUN。一般治疗 2 ~4 个疗程。

功效：湿补肾阳，解毒泄浊。

主治：慢性肾炎所致氮质血症、尿毒症。

方 2　灌肠降氮汤

组成：大黄 20g，黄芩、生牡蛎各 50g，炙附子 15g。

用法：水煎取汁约 150ml，于每日临睡前滴肛，每日 1 次，14 ~28 天为 1 疗程。若病情较重，可 1 日滴肛 2 ~3 次，药液宜适当保持温度，一般夏季 40℃，冬季 50 ~60℃，以有助于药液被肠道吸收。

功效：清热解毒，通腑泄浊。

主治：慢性肾小球肾炎、慢性肾盂肾炎所致尿毒症。

方 3　大黄牡公汤

组成：大黄（后下）、牡蛎、蒲公英各 30g。

用法：共水煎汁 200ml 左右，保留灌肠，每日 1 次。西医对症处理。

主治：慢性肾衰尿毒症期。

8　当代名家经验

〔名家论萃〕

时振声论肾衰：

时氏论道，根据我们的临床观察及全国各地的经验，急性肾功能衰竭早期少尿期阶段应以通腑攻下、活血化瘀、清热解毒为主要治法；慢性肾功能衰竭阶段应注意在扶正的基础上配合使用大黄，有利于尿少尿闭的治疗（《时振声中医世家经验辑要》）。

慢性肾衰：（1）阳气虚损，多见于慢性肾功能衰竭，病程迁延日久引起的尿少尿闭。治疗宜温阳化气利水。方选真武汤合五苓散，或济生肾气汤加减。（2）湿热壅滞，多见于原为阴虚或气阴两虚的慢性肾功能衰竭患者，多由于阴虚阳亢兼见下焦湿热所致。治宜滋肾清利，方以滋肾通关丸加味。（3）气（阳）阴俱虚，多见于慢性肾功能衰竭晚期出现的尿少尿闭。多由于脾肾衰败，阴损及阳，阳损及阴，致气血阴阳俱虚，不能化气行水所致，治宜阴阳双补，方选参芪桂附地黄汤、济生肾气汤等加减（出处同上）。

〔名医验方〕

方1　清解尿毒茶（赵恩俭）

组成：土茯苓 30～60g、防已 15～30g、绿豆衣 30g、甘草 10g。

用法：水煎 30 分钟，每日 1 剂，频频温服代茶饮。

功效：泄邪解毒，平调肝肾。

主治：肾功能不全尿毒症。

方2　尿毒症方（谢海洲）

组成：西洋参 3g、麦冬 9g、五味子 3g、生熟地各 9g、茯苓 12g、山萸肉 9g、牡丹皮 6g、山药 9g、怀牛膝 9g、车前子 15g、泽泻 12g、炮附子 13g、白茅根 30g、肉桂 1.5g。

用法：补心益肾，化瘀清火。

主治：慢性肾功能衰竭。

方3　二陈二妙加味汤（谢竹藩）

组成：陈皮 10g、半夏 10g、鸡内金 10g、竹茹 10g、茯苓 10g、黄柏 10g、苍术 12g、甘草 6g、白蔻仁 5g、黄连 3g。

用法：水煎服，日 1 剂。

功效：清热燥湿，和胃降逆。

主治：慢性肾衰属湿热内蕴证者。

方4　苏叶黄连汤（谢宗昌）

组成：苏叶 30g、川黄连 5～6g、半夏 12g、丹参 15g、茯苓 15g、玉米须 30g。

用法：水煎服，日1剂，每日2次分服。

功效：和胃降浊解毒。

主治：慢性肾衰尿毒症。

方5　爵床茯苓汤（任继学）

组成：爵床30g、土茯苓100g、白茅根50g、竹茹15g、车前子15g、泽泻15g、仙茅15g、茜草15g、枇杷叶30g、藿香30g、附子5g、甘草5g。

用法：水煎服。

功效：温阳益气，芳香化浊，解毒消肿。

主治：尿毒症气阳两伤证。

〔中成药〕

尿毒清颗粒

功效：通腑降浊，健脾利湿，活血化瘀。

主治：慢性肾衰氮质血症期和早、中期尿毒症。

用法：温水冲服，每日3次，每次服5~10g。

丹参注射液

功效：活血化瘀。

主治：血瘀证。

用法：丹参注射液30ml加入5%葡萄糖液250ml中静滴，每日1次，10天1个疗程。

9　医案举例

时振声医案：

案1、慢性肾衰脾虚肝郁案

王某，42岁，女，住院号18052，因头晕8个月住院。入院前查血色素5.6g%，尿素氮42mg%，二氧化碳结合力44.8体积%，酚红排泄试验0%（2小时），尿常规示：蛋白（+），WBC：0~2个，颗粒管型0~1个，肾图示双肾功能重度受损。

既往有慢性肾盂肾炎病史10余年，诊断为慢性肾盂肾炎、肾功能不全，继发性贫血。入院后主要表现为头晕恶心，时有呕吐，胸闷胁痛，全身乏力，纳食不香，尿量少，大便时干时稀，下肢轻度浮肿，面色苍白无华，舌质淡胖，边有齿痕，舌苔薄腻，脉象沉细稍弦，中医辨证为脾虚肝郁，以舒肝健脾法治之，方用香砂六君子汤合逍遥散加味，以东北人参10g、另煎兑入，每日1剂，治疗后头晕消失，纳食增加，未再恶心呕吐，尿量由原来450ml～2000ml，下肢浮肿全消，胸闷、胁痛亦除，继守原方治疗，共服药55剂，尿素氮降为28mg%，血色素上升为7.9g%，住院2个月，好转出院。继续门诊随诊，迄今已5年，病情稳定，面色红润，尿素氮22mg%，血色素上升为12.8g%，酚红排泄试验增至25%（2小时）。

慢性肾衰以正虚为主者应以扶正为主，本例脾虚肝郁，以香砂六君子汤合逍遥散治之，症状减轻，尿量增加，尿素氮下降，血色素上升，病情稳定。

案2、慢性肾衰阴虚阳亢案

程某，女，41岁，住院号16009，因发现高血压及尿检查不正常史8年，最近以腰痛、面部及下肢水肿1年余而住院。入院后检查：血压：168/106mmHg，尿素氮81.6mg%，二氧化碳结合力44.8体积%，酚红排泄试验4%，（2小时），诊断为慢性肾炎高血压型，慢性肾功能不全。自觉头痛头晕，口干口苦，胸中有热，喜冷饮，有时鼻衄，脉象沉稍弦，舌稍红，有瘀点，中医辨证为肝肾阴虚，肝阳上亢，挟有瘀血，以养阴平肝之建瓴汤加味治疗半月，尿素氮降为54mg%，血压为160/90mmHg，因见舌有瘀点，改用血府逐瘀汤加味，服药26剂后，复查尿素氮39mg%，二氧化碳结合力58.24体积%。

本例患者属肝肾阴虚，肝阳上亢，故以建瓴汤养阴平肝，以扶正为主，可使尿素氮下降，病情稳定。慢性肾衰病人如果血压偏高者，应尽力控制血压，能否控制血压与病情稳定有很大关系，如果血压不能控制，病情将加速恶化。舌有瘀点，虽有瘀血但不重，故仍以扶正治疗为妥。

案3、慢性肾衰脾肾阳虚水肿案

孔某，男，56岁，住院号1857。患者30多年前因居处潮湿，出现两膝关节疼痛及下肢轻度水肿，每因遇冷和劳累加重。20多年前起西藏高原，发现有高血压，十多年前因洗冷水浴后，关节肿痛复发，手指关节逐渐变形，2年前因外感出现气急心悸，呼吸困难，下肢踝关节浮肿，尿蛋白（+++），RBC：0~1个，WBC：0~1个，在北医三院就诊为：类风湿性关节炎，类风湿性心脏病（二尖瓣狭窄闭锁不全、主动脉瓣狭窄）、类风湿性肾病，继发氮质血症及贫血。经系统性治疗后症状缓解，一年前又因外感而复发，经治疗未见缓解，特转来我院求治。

入院前检查尿素氮80mg%，血色素5g%，白蛋白/球蛋白：2.4/3.0，总胆固醇定量295mg%，尿蛋白（++），RBC：0~2个，WBC：0~2个，偶见颗粒管型，肾图示：双肾功能严重受损。主要症状为面部及全身水肿，按之凹陷，腹大如鼓，畏寒肢冷，身软乏力，心慌气短，阵发性呼吸困难，时有恶心呕吐，头晕耳鸣，纳食不香，尿黄而少，舌淡胖润，脉弦缓，兼见涩象，中医辨证为心肾阳衰，水气泛滥，脾阳不足，气血俱损。水为阴邪，非温不化，拟补命门、温脾阳、壮君火以消阴霾，常用真武汤、五苓散、五皮饮加减，服药后尿量逐渐增多，1个月后每日尿量达1500~1700ml，腹围由住院时92cm减至80cm，体重由78kg减为60kg，在治疗过程中又加大制附子用量，每日45g，尿量继续增多，直至腹围减至78cm，体重减为58kg，水肿完全消失，尿素氮由入院后最高的114.6mg%降为43.5mg%，患者仍感神疲乏力，腰酸腿软，脉细软无力，苔薄白而润，此乃水邪虽去，元气未复，宜选用真武汤、减附子量，加入党参、生黄芪、以温补脾肾继续调理，病情得以缓解，尿素氮持续稳定在40～50mg%之间，血色素6.2%。

本例患者入院时脾肾阳虚明显，并有高度水肿，正虚邪实，故宜扶正祛邪，温阳利水，用真武汤、五苓散、五皮饮加减，水肿消退，尿素氮亦见下降，由于其肾功能受损，尿素氮下降至一定程度便不再下降，病情稳定。（以上案例参见时振声《中医世家经验辑要》）。

10 文献选录

《诸病源候论·小便不通候》

小便不通，由膀胱与肾俱热故也。

《症因脉治·阳虚小便不利》：

阳虚小便不利之因，肝主施泄，肾主开阖，肝之真阳虚，则施泄无权；肾之真阳虚，则关门不利，此聚水生病，小便不利之因也。

阳虚小便不利之治，乙癸同源，肝肾同治，以金匮肾气丸、八味丸主之，各经阳虚者，佐以理中汤。

按小便不利，真阳不足者，用肾气丸，真阴不足者，用滋肾丸、知柏地黄丸；热结膀胱者，用五苓散，车前木通汤；心移热于小肠者，用导赤散。此分经用方之大法也。然临症施治，又宜化出法外之法，例如家秘用导赤散以利小便，有三等用法：一加黄芩以清上焦之肺，遵利小便，莫如清肺之法也；一加川连以清中焦之心，遵清心火则小便自利之法也；一加黄柏以清下焦肾经之火，遵热结膀胱当清下焦之示也。又如家秘用清肺饮以利小便，变有几等用法：左关脉数，肝胆有火，加青黛、柴胡；左寸脉数，心经有火，加川连、木通；右关脉数，阳明有火，加干葛、石膏；两尺脉数，肾与膀胱有火，加车前子、黄柏。女如用泻白散以利小便，亦有各条用法：若左关脉数，肝胆见症，加柴胡、黄芩；左寸脉数，心经见症，加木通、川连，右关脉数，肠胃有热，加黄连、大黄；左尺脉数，肾部有火，加黄柏、知母；膀胱有热，加车前子、滑石。按经照脉，对症用药，方能见效。治病当察何经主病，何经兼见，上观唇口眼鼻，则知上焦虚实寒热，下观二便通涩，即知下焦虚实寒热。

第二十八章　肾　癌

1　概　念

肾癌，是指肾脏的恶性肿瘤。分为原发性和转移性两大类。原发性肾癌以肾细胞癌最为常见；转移性肾癌常由肺癌转移而来。

肾癌的高发年龄为40～60岁。偶见于儿童。肾细胞癌占肾脏肿瘤的75%以上，肾盂癌占肾脏肿瘤的20%，男性多于女性。

中医学中提到的“肾岩”，指的是阴茎癌，并非西医学中的肾癌。肾癌的临床特征，20%患者可完全没有症状。常说的肾癌三联征，即肉眼血尿、腹痛、可触及肿物，大多数病人就诊时仅具有其中1个或2个症状。

根据肾癌的临床表现，可归属于中医学“血尿”、“腰痛”、“癥积”范畴。

2　临床表现

肾癌的临床症状：

（1）血尿　血尿是肾癌的重要表现，是肿瘤侵蚀肾盏或肾盂后，肿瘤表面破溃出血所致，所以已不是早期信号。血尿常为无痛性、间歇性全程血尿，血尿可自行缓解，易误诊为肾结核。出血量多时易形成血块，堵塞输尿管时可发生肾绞痛，易误诊为肾结石。老年人血尿常认为前列腺增生。因此对50岁以上血尿的男性病人应注意排除肾癌的可能。

（2）腰痛　腰痛的性质常为钝痛，疼痛的部位可局限在背部肾区或上腹部。

（3）肿块　腰部或腹部肿块是肾癌的另1个主要症状。肿块一般表面光滑、质硬、无触痛，可随呼吸上下运动，肿瘤出血时可有压痛。如肿瘤侵及周围脏器或肌肉组织时，则完全固定不易活动。

（4）发热　极常见。有主张血尿、疼痛、肿块、发热一起称肾癌四联征者。

（5）高血压　高血压约占肾癌病人的10%～40%，切除肾癌后血压可降至正常。

（6）贫血　约30%病人可有贫血。

（7）红细胞增多症　约5%～20%病人发生红细胞增多症。

（8）高钙血症　高钙血症约占3%～13%。其他器官的肿瘤一般只在骨转移时才会有高钙血症，而肾癌即使没有骨转移，血钙亦可增高。

（9）肝功能异常　肾癌病人大约有15%～20%有肝功能异常，但不一定有肝转移。

（10）内分泌失调　如男性乳房发育、秃发、女性停经、毛发增多、性功能亢进或性功能减退、男性无毛症，这些内分泌改变，当肾癌切除后应消退，如未消失则预后不良。

（11）血沉增快　肾癌血沉快见于50%的病人，一般血沉快者应注意有无转移灶，预后不良。

3　实验室检查

（1）B超检查　可以发现和鉴别实质性肿瘤和囊性肿块。

（2）CT检查　诊断肾恶性肿瘤准确度较高，亦能明确肾静脉和淋巴结是否受累。

（3）肾动脉造影　对肾癌的诊断比较可靠。

（4）细针穿刺癌肿活检　此乃创伤性检查，宜慎重。

4 诊断与鉴别诊断

〔**诊断依据**〕

作 X 线检查、B 超检查、CT 检查，多数能够确诊。

〔**鉴别诊断**〕

肾肿瘤须与下列疾病相鉴别：

(1) 肾囊肿，B 超可予鉴别，囊肿少见肉眼血尿。

(2) 肾结核，尿路造影可予鉴别，肾结核多伴有膀胱刺激征，尿中可查到结核杆菌。

(3) 多囊肾，B 超检查可予鉴别，本病多伴有肾功能不全和高血压。

(4) 肾积水，肾盂造影可确诊，肾积水病人很少出现肉眼血尿。

(5) 泌尿系结石，腹部平片及静脉肾盂造影可予鉴别，泌尿系结石多伴肾绞痛。

5 病因病机

肾肿瘤的病因病机中医学从 4 个方面来认识：①正气不足；②七情郁结；③饮食内伤；④邪毒入侵等。

这些病因，使机体阴阳失调，气血逆乱，而致气滞、血瘀、湿热、热毒互为交结，形成本虚标实之证，其病机关键是正气虚损。

6 辨证论治

〔**辨证求因**〕

(1) 湿热蕴结

主证：尿血鲜红，腰痛，坠胀不适，腰腹肿块，伴发热，口渴，纳少，恶心，舌质暗红，舌苔黄腻，脉滑数或弦滑。

辨证：肾癌早期，多属标实，湿热蕴毒，气血瘀阻，血不循经而妄行，故见尿血，又为邪实而热故血色鲜红；腰为肾之府，气血瘀阻不通则腰痛且坠胀不适；气血瘀阻，毒邪内蕴，病位在腰腹部，故可触及肿块；邪毒内蕴，营卫失调，故伴低热不退；热毒伤津，津不上承，故口渴；血瘀则气滞，脾胃气机升降失调，脾不运，胃不纳，湿热犯胃则无食欲，故纳少，胃气不降及恶心。舌暗红，苔黄腻，脉弦滑或滑数，均为湿热蕴结，气血瘀阻之征象。

求因：湿热蕴结，气血瘀阻。

（2）气血瘀阻

主证：腰部刺痛或胀痛，痛处固定，腰部或腹部肿块可触及，尿血或夹有血块，面色晦暗，舌紫暗，或见瘀点瘀斑，脉弦涩或结代。

辨证：气血瘀阻生毒长疮，痛处固定不移，肝气郁滞不通则为刺痛或胀痛，偏重气滞则为胀痛，偏重血瘀则为刺痛，统言之不论刺痛或胀痛，均为气血瘀阻的标志；随着病程的进展，肿块则会日渐增大，故在腰部或腹部可触及到肿块；热毒损络，膀胱脉络瘀阻，可见尿血且挟有血块；面色晦暗，舌质紫暗，瘀点、瘀斑，脉弦涩或结代，均为气血瘀阻的征象。

求因：气血瘀阻，毒邪内蕴。

（3）肾虚毒蕴

主证：腰酸痛，腰腹有肿块，神疲乏力，尿血，低热不退，形体消瘦，纳差，舌淡红，舌边紫暗，有瘀斑，脉沉细无力。

辨证：肾虚则腰酸痛，腰部及腹部肿块是肾癌的主要症状；肾虚气血双亏，则神疲乏力，肿瘤表面破裂则见尿血；肾虚精血耗竭，则阴损低热，毒蕴中焦，胃失和降则纳差；脾胃虚损，转输不利，精微不能充养肌肤则形体消瘦；瘀血内阻则舌有瘀点瘀斑，肾虚则脉细无力。

求因：肾虚毒蕴，形消癌长。

（4）气血亏虚

主证：腰腹肿块日渐增大，疼痛，尿血淡红，心悸气短，神疲乏力，纳呆口干，低热不退，面色苍白，形体消瘦，舌质淡，或有瘀点、瘀斑，脉沉细而数，或虚大而数。

辨证：肾癌晚期气血亏虚，正气不支，病情恶化，则见肿块增大，疼痛加剧，尿血淡红，心悸气短，形体消瘦；脉舌之象，皆为肾癌晚期气血亏虚，正气极度虚衰之征。

求因：气血亏虚，正气不支。

〔审因论治〕

（1）湿热蕴结，气血瘀阻

治法：清热利湿，解毒化瘀。

代表方剂：八正散加减。

原方药味：

八正散（《和剂局方》）：车前子、瞿麦、萹蓄、滑石、栀子、甘草、木通、大黄。

临床处方：木通6g、车前子30g、萹蓄15g、滑石30g、大黄炭10g、瞿麦20g、栀子10g、生地15g、龙葵30g、蛇莓30g、白花蛇舌草30g、甘草梢6g、水蛭10g、虻虫10g。

纳呆者加陈皮、砂仁、炒山楂、炒谷芽；恶心呕吐者加法半夏、竹茹、苏叶、川连；尿血不止者，加生侧柏叶、小蓟、仙鹤草、茜草；手足心热者加二至丸。

水煎服，每日1剂。

（2）气血瘀阻，毒邪内蕴

治法：理气活血，化瘀软坚。

代表方剂：桃红四物汤加减。

原方药味：

桃红四物汤（《医宗金鉴》）：熟地黄、当归、白芍、川芎、桃仁、红花。

临床处方：桃仁10g、红花10g、当归10g、熟地15g、赤芍15g、丹参30g、延胡索15g、枳壳12g、郁金12g、川芎6g、川楝子12g、山慈菇30g、莪术10g、甲珠12g、土鳖虫6g、水蛭10g。

若疼痛剧者，加乳香、没药；出血量多者，加炒蒲黄、阿胶、三七粉（冲兑）。

水煎服，每日1剂。

（3）肾虚毒蕴，形消癌长。

治法：滋肾益气，利湿解毒。

代表方剂：左归丸加减。

原方药味：

左归丸（《景岳全书》）：熟地、山药、枸杞子、山茱萸、川牛膝、菟丝子、鹿角胶、龟板胶。

临床处方：熟地10g、怀山药12g、枸杞子12g、龟板10g、菟丝子10g、女贞子10g、生黄芪30g、土茯苓20g、半枝莲30g、瞿麦20g、马鞭草30g。

若五心烦热，舌红少苔，脉细数者加旱莲草、地骨皮、生地；形寒肢冷，舌淡胖，边有齿痕，脉沉迟者，加制附子、肉桂、淫羊藿、山茱萸。

水煎服，每日1剂。

（4）气血亏虚，正气不支。

治法：补气养血，扶正抑癌。

代表方剂：八珍汤加减。

原方药味：

八珍汤（《证体类要》）：人参、白术、白茯苓、当归、川芎、白芍、熟地黄、甘草。

临床处方：白人参（蒸兑）10g、白术10g、茯苓15g、当归

12g、生地15g、白芍10g、黄芪30g、黄精15g、女贞子10g、枸杞子15g、白花蛇舌草30g、石见穿30g、山慈菇30g、甘草5g。

若兼阴虚者，加熟地、山茱萸、龟板；兼阳虚者，加菟丝子、鹿角胶。

水煎服，每日1剂。

7　其他疗法

〔**民间验方**〕

方1　大小蓟汤

组成：大小蓟各30g。

用法：根、茎、叶全草洗净，捣烂取汁，慢火炖开，加糖饮服。

功效：凉血止血。

主治：肾肿瘤。

方2　琥珀粉冲剂

组成：琥珀粉3g

用法：分2次冲服。

主治：肾肿瘤。

方3　藕节煎

组成：藕节50g。

用法：水煎服，每日服2次。

主治：肾癌。

方4　槐豆煎

组成：槐豆30~60g。

用法：水煎服，每日2次。

〔**敷贴疗法**〕

方1　癌痛散

组成：山柰、乳香、没药、姜黄、栀子、白芷、黄芩各

20g，小茴香、赤芍、公丁香、木香、黄柏各15g，蓖麻仁20g。

用法：共为细末，用鸡蛋清调匀外敷肾穴位，6～8小时更换1次。

功效：止痛。

主治：肾肿瘤。

方2　肾癌止痛散

组成：冰片3g、藤黄3g、麝香0.3g、生南皂20g。

功效：止痛。

主治：晚期肾癌的局部疼痛。

用法：上药共研细末，酒、醋各半调成糊状，涂于腰部肿瘤处，药干则另换之。

方3　乳香止痛液

组成：朱砂15g、乳香15g、没药15g、冰片30g。

功效：止痛。

主治：上药共装入盛500ml米醋的瓶内，密封2天后，取上层清液再装入小瓶备用。用时拿棉棒或毛笔蘸药液涂痛处，稍干后再涂几遍。

疗效：一般用药后10～15分钟疼痛消失，可维持2小时以上。

方4　冰片止痛液

组成：上等冰片50g、白酒（好粮食酒）500ml。

功效：止痛。

主治：肾癌疼痛。

用法：将冰片加入白酒中混合，溶解后将溶液涂搽在疼痛剧烈处，开始用药时，1天可搽10次以上，以后疼痛减轻涂药次数亦酌减。

主治：肾癌疼痛剧烈者。亦可用于其他癌痛。

禁忌：伤口溃烂处禁用。

方5　热熨方

组成：肉桂30g、吴茱萸90g、生姜120g、葱头30g、花椒60g。

功效：止痛。

主治：肾癌术后肾虚腰部冷痛者。

用法：上药共炒热，以布包裹，熨腰痛处，冷则再炒热。

〔放化疗时用方〕

方1　放疗期间多见燥热伤阴之证，治宜益气养阴润燥，方用“百合固金汤”、“沙参麦门冬汤”。

化疗期间，热毒甚者，治宜凉血清热解毒，可选用犀角地黄汤加减；贫血或血象下降明显者，宜大补气血，扶正固本，可选用“十全大补汤”加龟板、阿胶、鸡子黄、黄精、紫河车等药；恶心呕吐者，宜选用温胆汤加苏叶、黄连。

方2　放疗后方

石韦、鸡血藤、北沙参各30g，麦冬、天冬、天花粉、女贞子、黄芪各15g，黄精、枸杞子、炒麦芽、鸡内金各10g，五味子、全蝎各60g。

用法：水煎服，每日1剂，分2次服。

方3　化疗后方

黄芪、太子参、炒麦芽、炒谷芽、神曲、鸡血藤、芦根各30g、半边莲20g、女贞子、茯苓、枸杞子各15g，菟丝子、鸡内金、法半夏、白术、竹茹、陈皮各10g。

适用于各种肾癌化疗后治疗。

用法：水煎服，每日1剂，分2次服。

加减：血尿明显者，加小蓟、白茅根各30g、仙鹤草20g、茜草根15g；小便不利兼有灼热者，加猪苓12g，瞿麦、海金砂各10g；口干明显者，加石斛15g、麦冬12g。

〔中成药〕

(1) 抗癌平丸

功效：清热解毒，活血化瘀，消肿止痛。

用法：每次口服0.5~1g，每日3次，饭后半小时服。

适用于肾癌热毒瘀结者。

(2) 六味地黄丸

(3) 金匮肾气丸

(4) 大黄䗪虫丸

(5) 西黄丸

8 当代名家经验

〔名家论萃〕

潘明继论曰：不论是辨证施治或应用单方验方，中医学治疗都应该贯穿于肾脏肿瘤整个治疗过程中。通过中医的调理，不但为手术、放化疗创造条件，并可以减轻不良反应，同时在消灭、抑制残留肿瘤方面起着关键作用。

〔名医验方〕

张代钊治疗肾癌出血或合并感染基本方药：生地12g、小蓟15g、滑石15g、蒲黄10g、木通10g、藕节30g、竹叶10g、栀子10g、当归9g、甘草3g、猪苓10g、银花9g、太子参15g、白术12g。水煎每日1剂，分2次服。(《癌的扶正培本治疗》)

潘明继治疗肾肿瘤分4型：

(1) 湿热蕴肾，迫血妄行型

治法：清利温热，解毒化瘀。

基本方药：白毛藤20g、蛇莓20g、龙葵20g、白茅根15g、仙鹤草18g、猪苓15g、茯苓12g、滑石15g、萹蓄18g、薏苡仁18g、甘草梢6g、山药15g、白术15g。并随证加减。

（2）癌邪受攻，余邪未清型

治法：益肾健脾，扶正祛邪。

基本方药：党参15g、白术12g、茯苓12g、甘草3g、枸杞子10g、太子参15g、熟地黄15g、黄芪30g、仙鹤草18g、半枝莲15g、大小蓟各15g、猪苓12g、海金砂10g、瞿麦10g。并随证加减。

（3）瘀血内阻，肝肾阴虚型

治法：滋阴补肾，化瘀散结。

基本方药：麦冬12g、天冬15g、北沙参12g、石斛8g、知母10g、枸杞子12g、党参15g、黄精12g、女贞子15g、大小蓟各15g、仙鹤草15g、白毛藤15g、猪苓15g、白术10g、绞股蓝15g、西洋参（另炖）6g。并随证加减。

（4）癌毒走窜，气血两虚型

治法：双补气血，扶正抑癌。

基本方药：黄芪30g、太子参30g、党参12g、茯苓12g、白术12g、甘草3g、生熟地黄各15g、枸杞子10g、女贞子12g、黄精12g、仙鹤草18g、西洋参（另炖）6g、绞股蓝15g。并随证加减。（《癌症扶正培本治疗学》）

9 医案举例

林某，男93岁。1999年9月6日初诊，腰痛，尿血3月余，即到医院诊治。B超示：肾脏占位性病变，性质待查。经肾脏CT检查确诊为肾肿瘤。因患者年老体弱，加之患有多种疾病，不能而受手术治疗，特来求助中医治疗。现症：腰痛尿血鲜红，大便秘结，渴不欲饮，舌红，苔黄，脉滑数。

治宜清热利湿，凉血止痛。处方：黄柏10g、栀子10g、丹皮15g、知母10g、大蓟15g、小蓟15g、怀牛膝10g、薏苡仁15g、萆薢15g、木防已10g、车前草15g、木瓜10g、络石藤5g、水牛角 3g、生地黄 10g。水煎服，每日 1 剂。

复诊（9 月 20 日）：服上方至今，腰痛明显减轻，血尿消失，舌淡，苔薄白，脉细滑。

10 文献选录

《素问》：

少阴……涩则病积溲血。

《金匮要略·五脏风寒积聚篇》：

热在下焦者则尿血。

《类证治裁》：

溺血与血淋异，痛为血淋，不痛为尿血，痛属火盛，不痛属虚。

第二十九章　膀胱癌

1　概　念

膀胱癌是指膀胱恶性肿瘤。膀胱癌居中国男性泌尿系统恶性肿瘤的第一位，居男性常见恶性肿瘤的第八位。其发病年龄多在50～70岁，男性多于女性。

膀胱癌90%～95%为移行性癌，5%～10%为鳞状细胞癌。膀胱癌的早期症状为无痛性血尿。有的病伴有尿频、尿急、尿痛，排尿困难。晚期常见尿中有腐肉样物质排出，小便时突然中断，或排尿困难，时或出现急性尿潴留，尿毒症，伴有乏力，消瘦，严重贫血。根据膀胱癌的临床表现，可归属于中医学“尿血”、“癃闭”、“血淋”范畴。

2　临床表现

（1）血尿　血尿是膀胱癌的初发症状，为无痛性全程血尿。少数病人为前段或终末血尿，甚至挟有血块，如血块阻塞尿道口，可引起排尿困难，形成尿潴留。

（2）膀胱刺激征。

（3）贫血消瘦　久病暗耗，可出现严重贫血，形体消瘦。

3　实验室检查

（1）细胞学检查　尿沉渣涂片染色找癌细胞，其特征为胞核不规则，结构粗糙，但对分化较好的肿瘤，阳性率不高。

（2）影像学检查

①B超检查

阳性率较高，但对于膀胱前壁的肿瘤不易。

②CT 扫描

其准确性及敏感性较 B 超更高，特别并发有淋巴结转移时，CT 能及时明确。

③核磁共振成像检查

能显示更精确的解剖图象。

④膀胱造影

对确定肿瘤是否浸润特别有价值。

⑤静脉肾盂造影

可发现上尿路上皮肿瘤，亦能显示输尿管梗阻。

（3）膀胱镜检查　除了能确诊外，还可以了解肿瘤的位置、数量、大小及形态，并可做病理活检。

（4）病理学检查　可决定治疗方案。

4　诊断与鉴别诊断

〔诊断依据〕

（1）间歇性无痛性血尿。

（2）影像学检查结果。

（3）膀胱镜检查结果。

如有病理结果，明确诊断不难。

〔鉴别诊断〕

注意与泌尿系结石所致的血尿及泌尿系良性肿瘤鉴别。

5　病因病机

膀胱癌的病因病机，乃为正虚邪实，阴虚火旺，瘀血阻滞，膀胱湿热，气化不行。

①喜食辛辣厚味，酿湿生痰化热；房劳伤精，阴虚内热。②肝郁气滞，气滞血瘀，脉络瘀毒，癌肿孳生。

6　辨证论治

辨证要紧紧抓住脾肾气虚，肝肾阴虚，湿热下注和气滞血瘀。

〔**辨证求因**〕

（1）湿热下注

主证：血尿，尿急、尿频、尿痛、腰背酸痛，下肢浮肿，纳呆食少，心烦不寐，大便不畅，舌红，苔黄腻，脉滑数。

辨证：湿热下注，热灼血络，血热外溢则尿血；湿热下注，膀胱气化不行，则出现膀胱刺激症状；湿热下注，气滞血瘀，正气不足则腰背酸痛；气滞血瘀，水液外溢则浮肿；湿热蕴结中焦，则纳呆食少；心烦不宁，神不守舍则心烦少寐；热蕴胃肠则大便不畅；内有湿热则舌红苔黄腻，脉滑数。

求因：湿热下注，邪毒孳生。

（2）脾肾两虚

主证：腰部腹部有肿块，腰痛腹胀，血尿不痛，呈间歇性，腰膝酸软，神疲乏力，纳呆消瘦，舌淡苔薄白，脉沉细无力。

辨证：脾肾两虚气血不足则气滞血瘀，血瘀则肿瘤孳长，腰部腹部可触及肿块，故腰痛胀；肿瘤表面破溃则有无痛血尿且呈间歇性；脾肾两虚则腰膝酸软，神疲乏力；脾不健运，胃不纳化，则纳呆消瘦；脾虚则舌淡苔薄白，肾虚则脉沉细无力。

求因：脾肾两虚，气血瘀滞。

（3）瘀毒蕴结

主证：血尿，尿中有血块、腐肉，味恶臭，排尿困难，或闭塞不通，少腹坠胀疼痛，舌暗有瘀点，脉沉细或沉涩。

辨证：气滞血瘀，毒邪瘀阻膀胱，气化不行，或肿瘤破溃，脉络血溢，则有血尿或尿中有血块，或腐肉样物质，毒邪瘀滞日久，或肿瘤溃烂则气味恶臭；血块阻塞尿道，则排尿困难，或阻塞不通；膀胱癌位居少腹，故坠胀疼痛；血瘀则舌暗有瘀点，血瘀则脉沉细或沉涩。

求因：瘀毒蕴结，淋浊不通。

〔审因论治〕

（1）湿热下注，邪毒孳生

治法：清热利湿，凉血解毒。

代表方剂：仙方活命饮加减。

原方药味：

仙方活命饮（《校注妇人良方》）：白芷、贝母、防风、赤芍、当归尾、甘草、皂角刺、穿山甲、天花粉、乳香、没药、金银花、陈皮。

临床处方：白芷 10g、贝母 30g、赤芍 30g、益母草 30g、当归尾 15g、皂有刺 15g、穿山甲 15g、天花粉 30g、乳香 10g、没药 10g、金银花 30g、连翘 30g、生地 15g、生荷叶 15g、土茯苓 30g。

水煎服，每日 1 剂。

（2）脾肾两虚，气血瘀滞

治法：健脾补肾，活血化瘀。

代表方剂：桂枝茯苓丸加味。

原方药味：

桂枝茯苓丸（《金匮要略》）：桂枝、茯苓、丹皮、桃仁、赤芍。

临床处方：黄芪 30g、仙灵脾 20g、桂枝 15g、茯苓 15g、丹皮 15g、桃仁 15g、赤芍 15g、益母草 30g。

如肾阴虚者，去仙灵脾，加女贞子、旱连草，重用丹皮。

水煎服，每日 1 剂。

（3）瘀毒蕴结，淋浊不通

治法：清热解毒，化瘀通淋。

代表方剂：五味消毒饮合桂枝茯苓丸加减。

原方药味：

五味消毒饮（《医宗金鉴》）：金银花、野菊花、蒲公英、紫花地丁、紫背天葵。

桂枝茯苓丸（《金匮要略》）：桂枝、茯苓、丹皮、桃仁、赤芍。

临床处方：

金银花 30g、蒲公英 30g、桂枝 10g、茯苓 30g、丹皮 30g、桃仁 30g、赤芍 30g、穿山甲 10g、天花粉 30g、益母草 30g、土茯苓 60g。

水煎服，每日 1 剂。

7 其他疗法

〔**药茶**〕

方 1 金钱茶

组成：金钱草 30 ~ 120g

用法：煎汤代茶饮。

功效：利尿。

主治：膀胱癌尿滴沥不通者。

方 2 石韦茶

组成：石韦 30 ~ 120g

用法：煎汤代茶饮。

功效：利尿通淋。

主治：膀胱癌尿不通畅。

〔**单方验方**〕

方 1 蜀葵汤

组成：干蜀葵 40g

用法：水煎服。

功效：利水通淋，清热凉血。

主治：膀胱癌晚期。

方2　三金汤

组成：金钱草60g，海金砂30g，鸡内金、瞿麦、萹蓄各20g、石韦、木通、冬葵子、泽兰各12g，滑石25g，赤芍15g，甘草梢10g。

用法：水煎服。

功效：清热利湿，活血化瘀。

主治：膀胱癌。

方3　三蛇解毒汤

组成：白花蛇舌草、龙葵、白英、土茯苓、蛇莓、蛇六谷、土大黄各30g。

用法：水煎服。

功效：清热解毒，消瘀散结。

主治：膀胱癌。

〔**中成药**〕

方1　八正散合剂

本药为口服液，每次15～20ml，每日2～3次。

方2　西黄丸

口服，每日1丸，开水送服。适用于膀胱癌。

〔**外敷治疗**〕

（1）药用刺猬皮15g、血竭30g、红花30g、生乳香10g、阿魏10g、桃仁30g、生没药30g、冰片6g。

用法：上药共研细末，用酒、醋各半调成糊状，敷于病变相应体表处，24小时换药1次，7日为一疗程，可反复应用。

（2）祛腐生肌膏（熟石膏、黄柏、炉甘石、苍术、地榆、防己、延胡索、郁金、木瓜、白芨、珍珠粉。共为细末，水调为膏）敷于局部，并内服扶正之剂。

适用于膀胱癌术后形成窦道者。

〔**疼痛的治疗**〕

方1 复方止痛散

元胡、白芍各15g、制乳香、制没药、血竭、红花、儿茶、刺猬皮各10g、麝香2g。共为细末，放入胶囊装瓶备用，每日3次，每次6~10粒。口服。

方2 桃红乳没散

桃仁、红花、生乳香、生没药各30g、血竭20g、阿魏10g、冰片6g。共为细末，用酒、醋各半调成稠糊状，敷于痛处，每24小时换药1次，7日为一疗程。可反复应用。适用于膀胱癌疼痛者。外用。

〔**放化疗时期用药**〕

方1 放疗后用药——基本方：

半枝莲、白英、薏苡仁各30g、茯苓、赤小豆各20g，绞股蓝18g，太子参15g，麦冬、天冬、石斛、王不留行各12g，沙参、赤芍、丹皮、黄柏各10g，大黄、白术各9g，甘草4g。水煎，每日1剂，分2次服。本方益气养阴兼以活血化瘀散结，适用于放疗后阴伤虚热者。

方2 化疗后用药基本方

太子参10g、黄芪30g、当归10g、白术10g、菟丝子15g、牛膝10g、桃仁6g、红花3g、赤芍9g、焦山楂10g、炒神曲10g。水煎服，每日1剂，早晚2次服用。本方健脾益肾，活血化瘀。适用于化疗后白细胞和血小板减少者。

〔**饮食疗法**〕

方1 多饮茶水，忌酒。

方2 赤小豆内金粥

组成：赤小豆50g、鸡内金粉15g。

用法：煮赤小豆成粥，放入内金粉调匀，服用。

方3　大麦加水煮粥，熟时加入白糖或红糖，调匀，作早餐或点心。

方4　银耳20g，水炖服，每天1次。

方5　石燕30g、茜草10g、共煮汤，以汤代水煮粥，时时食用。适用于尿血甚多的膀胱癌患者。

8　当代名家经验

〔名家论萃〕

雷永仲论膀胱癌：

雷氏认为膀胱癌的病理机制主要是湿热下注，气滞血瘀，结而成瘕。

李曰庆认为凡外受湿热邪者，或风邪入于小肠，心火下行移热于小肠，或湿热下注，膀胱气化不利，瘀积成毒，相当于外源性或职业性发病者；而肾虚气化不利，或饮食不节，水湿不化，瘀积成毒，湿毒化热下注膀胱，同时肾虚不能摄血，而有血尿，相当于自身代谢异常发病者。临床辨为肾虚证、湿热证，瘀毒证。主以益气滋肾，收敛摄血治疗肾虚证；湿热证治以清热利湿，解毒通淋；瘀毒证治以解毒祛瘀，清热通淋。

王沛诊氏认为，本病的发生主要由于素体肾气不足，加以嗜好烟酒辛辣之品而引起。高年肾气渐衰，膀胱气化无力，长期嗜好烟酒辛辣之品，损伤脾胃，湿热内生，下注膀胱，湿热蕴结，气机不利，血行瘀阻，湿热瘀毒结于膀胱而发病。临床主要辨证分为湿热下注证，瘀毒蕴结证、脾肾两虚证、阴虚内热证。治疗湿热下注证，主以清热利湿，凉血止血为法，药用小蓟饮子加减。治疗瘀毒蕴结证，主以活血化瘀，清热解毒，方取失笑散合三妙散加减。以健脾益肾，软坚散结为法治疗脾肾两虚证，药用四君子汤合六味地黄丸加减；阴虚内热证治以滋阴清热，化瘀止痛，方以大补阴丸加减。

〔名医验方〕

（1）膀胱癌方（凌耀星）

组成：萆薢 12g、萹蓄 12g、泽泻 12g、薏苡仁 12g、黄柏 12g、龙葵 30g、白英 30g、土茯苓 30g、白花蛇舌草 30g、蛇六谷 30g、茜草 15g、大小蓟各 15g、车前子 9g、生草梢 5g。

用法：水煎服，每日 1 剂。

功效：清热解毒，祛邪通淋。

主治：膀胱癌。（《当代名医临床秘诀》）

（2）膀胱癌辨证经验方（蒋益兰）

方 1　阴虚火旺型基本方：

小蓟 30g、鲜生地 30g、蒲黄炭 30g、藕节 15g、淡竹叶 6g、栀子 10g、三棱 10g、莪术 10g、半枝莲 30g、石见穿 30g、田七粉（兑服）6g、蚤休 30g、甘草 6g、知母 10g、山茱萸 15g、丹皮 12g、旱莲草 15g。

方 2　脾气亏虚基本方：

小蓟 30g、鲜生地 30g、蒲黄炭 30g、藕节 15g、淡竹叶 6g、栀子 10g、三棱 10g、莪术 10g、半枝莲 30g、石见穿 30g、田七粉（兑服）6g、蚤休 30g、甘草 6g、白参（另蒸兑服）10g、黄芪 15g、升麻 6g、茯苓 15g、白术 10g。

方 3　湿热内蕴基本方：

小蓟 30g、鲜生地 30g、蒲黄炭 30g、藕节 15g、淡竹叶 6g、栀子 10g、三棱 10g、莪术 10g、半枝莲 30g、石见穿 30g、田七粉（兑服）6g、蚤休 30g、甘草 6g、木通 10g、萹蓄 10g、瞿麦 10g、金钱草 30g。

治疗结果：晚期膀胱癌 56 例，其中用药者 36 例，其余采用化疗，结果瘤体稳定率中药组 86.1%，化疗组为 75%；1 年生存率中药组为 83.3%，化疗组为 80%，4 年生存率中药组为 54.5%，化疗组为 33.3%。本组 48 例尿血患者，均为肉眼血尿，以治疗后小便潜血试验转阴或好转为有效，其有效率中药组为74.2%（23/31），化疗组为52.9%（9/17）；尿频缓解者有效率中医组为80.9%（7/21），化疗组为54.5%（6/11）；下腹痛苦减轻或消失者有效率中药组为80%（8/10），化疗组为50%（4/8）。生活质量的标准，根据生活质量各项指标的证分进行综合评价，总分评价分为好、中、差三个等级，即好：≥41分；中：21～40分；差：≤20分。以治疗前后等级提高为生活质量改善，中药组为91.7%（33/36），化疗组为40%（8/20），中药组明显高于化疗组。提示中药治疗在改善症状，提高生活质量上有明显优势。

9 医案举例

凌耀星医案　膀胱癌属术后气血受损，湿浊蕴结下焦

杨某，男，50岁。1985年2月因有无痛性肉眼血尿，经膀胱镜检诊断为膀胱癌。术后3个月复发。就诊时少腹部坠胀疼痛，按压时加重，小便不畅，茎痛难忍，尿色暗红，淋漓不止，神疲肢软。尿检：红细胞满视野，白细胞8～10/HP。舌苔根腻，舌边尖红，脉细数无力。辨证属术后气血受损，又遭电灼之伤，耗损阴液，气阴不足，是其本；膀胱癌肿系湿浊蕴结下焦所致，虽经手术与电烙，其邪浊热毒余孽未尽，急则选治标。当拟清热解毒，祛邪通淋为治。用经验方：萆薢12g、萹蓄12g、泽泻12g、薏苡仁12g、黄柏12g、龙葵30g、白英30g、土茯苓30g、白花蛇舌草30g、蛇六谷30g、茜草15g、大小蓟各15g、车前子9g、生草梢5g。水煎服，每日1剂。用上方加减服药3个月，尿血渐止。尿液镜检红细胞6～8/HP，白细胞4～6/HP，其他体征均减轻。经膀胱镜复查，未见赘生物再生。患者肢软乏力，遂加入益气养阴之品，坚持治疗8年，膀胱镜检均为阴性。参加全天工作后，并无劳累感。继续服用上述药物，并随症加减。

10 文献选录

《内经》：

胞移热于膀胱，则癃溺血。

《金匮要略》：

热在下焦者，则尿血，亦令淋秘不通。

《景岳全书》：

溺孔之血，近者，出自膀胱，其证溺时必孔道涩痛，小水红赤不利……溺孔之血，其来远者，出自小肠，其证则溺孔不痛，而血随溺出，或痛隐于脐腹，或遂见于脏腑……。

《丹溪心法》：

大抵小便出血，则小肠气秘，气秘则小便难，痛者为淋，不痛者为尿血。

《医学入门》：

尿血乃心移热于小肠。

《类证治裁》：

痛属火甚，不痛属虚。

《素问》：

膀胱病，小便闭。

《中医防治泌尿及血液系统肿瘤》：

实证者可致尿血，虚证者亦可尿血，前者多伴疼痛，后者多无疼痛。

第三十章　前列腺癌

1　概　念

前列腺癌是老年男性疾病，50 岁前很少发生。多数前列腺癌发生在前列腺腺体的周边，远离尿道，故早期前列腺癌常无症状。症状一旦出现，表明局部已属晚期或已有远处转移。肿瘤增大引起尿路梗阻时，临床表现与前列腺增生症相似。

前列腺癌为腺癌，起源于腺细胞。是欧美国家最常见的肿瘤之一。在美国，本病的发病率占所有恶性肿瘤的第一位。我国前列腺癌发病率虽远低于西方国家，但近年来有显著增长趋势。因此，需要寻求更敏感的方法早期发现前列腺癌。

前列腺癌一般可分 3 个类型：①潜伏型：小而无症状，不转移，常见于尸检；②临床型：有局部症状，侵犯明显，而转移较晚；③隐蔽型：原发病灶小，不易被发现，但常有早期广泛转移。

根据前列腺癌的症状，可归属于中医“癃闭”、“淋证”、“尿血”范畴。

2　临床表现

前列腺癌自然发展规律难于预测，临床表现变化多端，也不象其他的恶性肿瘤那样均以险恶结果告终，大多数患者肿瘤可以潜伏很长时间，甚至终身不被发现。

一旦肿瘤增大到能引起尿路梗阻时，临床表现与前列腺增生症相似，如尿频、尿急、尿流中断，尿线细，排尿困难甚至尿失禁、尿潴留。晚期则因肿瘤侵犯不同的器官而引起相应的症状。

如肿瘤侵及射精管可引起血精症及精液量的减少；肿瘤突破包膜，侵犯阴茎海绵体的盆腔神经丛的分枝引起阳痿；压迫输尿管引起肾积水、少尿或尿毒症；癌细胞沿输尿管淋巴组织扩散，引起恶性腹膜后纤维化；压迫直肠则可引起排便困难；盆腔淋巴结转移及髂静脉受压可引起下肢水肿；骨转移则可引起转移性骨痛、病理性骨折；脊椎转移，脊髓受压则可引起截瘫，尿潴留；骨髓损害导致贫血；少数甚至可引起“DIC”。一些患者常以转移症状就诊，而无前列腺原发症状。

骨转移是前列腺癌的常见症状，有时是前列腺癌的唯一表现。骨转移在初诊前列腺癌中占40%～60%。前列腺癌骨转移症状为骨痛，呈持续性，静卧时更明显；可发生病理性骨折、截瘫。其他有皮下转移结节、肝肿大、淋巴结肿大、下肢水肿、脑转移所致神经功能障碍。肺转移可出现咳嗽、咯血、胸疼等。晚期可有食欲不振、消瘦、无力、贫血等表现。

3　床前检查

肛诊（DRE）

外科医生用以诊断前列腺癌的唯一手段就是DRE。DRE是诊断前列腺癌的首要步骤，常规用以筛查前列腺癌。DRE可明确前列腺大小，硬度、双侧是否对称、有无不规则硬结等。肛诊的重要作用是早期发现前列腺硬结节，因为老年男性中，50%～75%的结节是癌。目前DRE已作为前列腺癌的首要筛查办法，尤其是对中年以上男性应列为常规检查，往往可提供疾病的早期线索。但检查的结果往往取决于检查者的经验。一旦DRE发现明确的前列腺病灶，往往提示肿瘤已至晚期，大多数已失去了有效治疗的机会。

4 实验室检查

（1）前列腺特异性抗原（PSA） 目前PSA已成为前列腺癌最敏感的瘤标。认为PSA>10ng/ml考虑为前列腺癌。PSA高者，不论DRE是否正常，均应行前列腺穿刺活检。但是只作PSA检查而不作DRE检查，是不可取的。因为25%的前列腺癌患者PSA<4ng/ml。最好是PSA与DRE合用。如果只作PSA检查，有些肿瘤就会漏诊。

但是PSA随着年龄的增长，血清RSA也升高。血PSA是目前为止最为有用的肿瘤标志物，是前列腺癌普查最有效的手段。

（2）经直肠B超检查（TRUS） 目前认为TRUS是诊断前列腺癌较准确的探查方法。目前TRUS不作为第一线筛选工具，多用于引导前列腺癌穿刺活检。

（3）前列腺癌的穿刺活检 通过DRE、血清RSA或TRUS的检查结果，临床怀疑为前列腺癌的患者，最后均需病理学检查方能确诊为何种类型的前列腺癌。

近年来常采用经直肠超声引导下穿刺法检，通过活检可使很多DRE不能触及、肉眼不能发现的肿瘤得到确诊。

穿刺活检不仅用于诊断，在肿瘤的分级和分期，以放疗后疾病的观察亦具有重要的意义。

〔分期检查方法〕

前列腺分期诊断检查方法：CT、MRI与骨扫描。

（1）CT检查 CT不能显示前列腺的3个区带，即周边区、移行区和中央区。多数早期前列腺癌的CT诊断敏感性明显低于磁共振（MRI）。前列腺癌的CT检查的目的是对肿瘤的分期，而非对早期肿瘤的检查。

（2）MRI检查 早期前列腺癌的MRI检查可无异常发现。但是在确定肿瘤的体积、周围组织侵犯、转移、肿瘤的分期等方面有非常大的优势。

(3) 前列腺癌骨转移的检查　放射性核素骨扫描一次控测全骨，不仅信息全面，也使患者免去多个局部照射，可大大减少辐射吸收剂量。并可先于X线片6～18个月发现前列腺癌的骨转移。X线片阴性者有12%～62%骨扫描阳性，其诊断骨转移的敏感性很高，假阴性率小于1%，但特异性低于X线检查。一旦诊断成立，不论临床分期如何，皆应常规进行全身骨扫描。但另有意见认为血清PSA＜4ng/ml者无需作骨扫描，阴性预测率高达99.7%，其根据是467例患者血清PSA低于8.0ng/ml者，无一骨扫描阳性。如果将PSA基值定为小于20ng/ml，852例患者中只有7例患者发现有骨转移（0.8%）。但血清PSA大于120ng/ml，则100%的患者有骨转移。故认为新诊断为前列腺癌的患者，如果血PSA低，没有骨转移的症状，可不作骨扫描。

5　诊断与鉴别诊断

〔诊断依据〕

通过DRE、血清PSA或TRUS的检查结果，临床怀疑为前列腺癌的患者，最后均需病理学检查方能确诊为何种类型的前列腺癌。通过经直肠B超引导下穿刺活检，可使很多DRE不能触及、肉眼不能发现的肿瘤得到确诊。

〔鉴别诊断〕

前列腺癌注意与前列腺增生作出鉴别。

骨扫描诊断骨转移性病变，需与退行性骨关节病变、陈旧性骨折等鉴别。

6　病因病机

讨论前列腺癌的病因病机之前，先讨论前列腺与脏腑的联系，前列腺与经络的联系。

①前列腺与脏腑的联系

从脏腑看，前列腺主要与膀胱、肾、三焦及肝、脾、肺等脏腑关系密切。肾主精，为先天之本；膀胱与肾相表里，主藏水液，气化则行；肝主疏泄，调理一身之气机，它与肾、膀胱及前列腺同居下焦；三焦主气化，运行水液；脾为后天之本，运化水湿；肺主肃降，通调水道。这些脏腑都与前列腺的藏精、气化功能关系密切。

②前列腺与经络的联系

从经络循行看，前列腺主要与冲、任、督、足太阳、足少阴、足厥阴等经脉密切相关。其中，冲、任、督脉同起胞中，一源三歧，肾经“贯脊，入腹属肾络膀胱”，膀胱经“入循膂，络肾属膀胱”，肝经“绕阴器，入腹中”等等。这些经脉循行都与前列腺发生联系。

精虚毒瘀是前列腺癌的病机关键。“精虚”是指前列腺之精气亏虚，责之脾肾。肾主精，为先天之本；脾胃生化气血，为后天之本。无论先天还是后天的不足，均可导致前列腺精气亏虚，气化无权，既不能生精、藏精，也不能泻精，因而不能发挥其正常的生理功能，同时还极易遭受毒邪的侵袭。

由于毒邪外侵，饮食起居失节和正气虚弱，引起机体阴阳平衡失调，脏腑经络功能失常，出现湿热、瘀毒等一系列病理改变，最终导致癥瘕积聚，即形成癌肿。具体言之：

（1）外界毒邪侵袭机体，久而生湿、蕴热，结聚于下焦，阻滞局部气血的运行，进而郁积酿毒、作块，发为本病；

（2）饮食内伤，脾胃失于运化，气血化生不足，正气虚弱；

（3）或痰湿内停，聚集下焦，或居处环境恶浊，影响三焦气化及肾之开合，水毒、邪气不得出而停于体内，日久发为本病；

（4）年老体弱，正气虚衰，或素体禀赋不足，或房事过度，肾气耗伤，机体失于温养，不能及时消除致病邪毒，邪毒留滞不去，郁久而血凝气滞，发为本病。

前列腺癌为本虚标实、虚实夹杂的疾病。前列腺癌之实，主要为湿热、瘀毒为患。湿热瘀毒诸邪留滞下焦，阻塞气机，血瘀痰结，积结成块，成为前列腺癌的主要病理机制；随着病情进展，在邪正斗争中，正渐虚而不能抗邪，最后损及脏腑气血、阴阳，而演变为以虚为主的病理过程。然就其病位而言，按中医学传统论述，当由肾所主，故肾虚亦是前列腺癌的重要病理机制。肾气之盛衰，直接影响着前列腺癌的发展与变化，因为前列腺主要与膀胱、肾、三焦及肝、脾、肺等脏腑关系密切。肾的藏精、泻精、气化功能也就是前列腺的生理功能。

7 辨证论治

〔辨证求因〕

（1）湿热蕴结

主证：尿频尿急，或伴淋漓涩痛，或兼见尿血，纳呆食少，腹胀脘闷，口苦口干，心烦不安，大便不畅，四肢困倦，苔黄厚腻，脉滑数。

辨证：湿热蕴结下焦，膀胱气化不行，肾之开合不利，水道不行，热灼水道，故尿频尿急尿痛、淋漓不畅；热灼血络，迫血妄行，故见尿血；湿热损伤脾胃，脾不健运，胃失和降，气机升降失调，故纳呆食少，腹胀脘闷；胆胃不和，热灼少阳，故口苦口干，热灼心经，故心烦不安；热灼肠腑，津液耗伤，阳明腑实故大便不畅，湿热相搏往往大便粘腻不爽；湿热困脾，脾主四肢，故四肢困倦；苔黄厚腻，脉滑数均为湿热蕴结之征象。

求因：湿热蕴结，三焦气化不利。

（2）瘀毒积结

主证：腰痛及背，痛势剧烈，小腹胀痛，排尿困难，或尿血，或有发热，舌紫暗有瘀点瘀斑，脉沉涩或弦涩。

辨证：湿热久蕴，气机郁滞不畅，导致瘀毒积结，血行受阻，毒邪壅滞，故腰痛及背，疼痛剧烈；少腹为肝经所过之地，肝失疏泄，气失条达，瘀滞则胀，不通则痛；湿热不散，气滞血瘀，下焦气化受阻，尿道不通，故排尿困难，热伤脉络则尿血，热蕴气血营卫失调，正邪相争故发热；舌紫暗有瘀点瘀斑，脉沉涩或弦涩，均为气滞血瘀，瘀毒积结的征象。

求因：瘀毒积结，水道不通。

（3）脾肾阳虚

主证：腰痛，四肢软弱乏力，头昏目眩，畏寒怕冷，便溏，阳痿，尿液淋漓不尽，尿线变细，尿频，或下肢水肿，舌淡苔白，脉沉细。

辨证：脾肾阳虚，脾寒不运，肾寒不化，摄藏不利，故腰痛，四肢乏力，脾肾阳虚而及肝经，故头昏目眩，畏寒怕冷；脾阳虚则便溏；肾阳虚则阳痿，性功能减退；脾肾阳虚，下焦气化不行，机能减弱，故排尿淋漓不畅，尿线变细，出现膀胱刺激征；阳虚水气不化，泛溢肌肤则水肿，阳虚而多下肢水肿。舌淡苔白，脉沉细，均为脾肾阳虚的征象。

求因：脾肾阳虚，命门火衰。

（4）肝肾阴虚

主证：腰痛，四肢乏力，头晕目眩，口干，心烦失眠，盗汗，排尿淋漓不尽，尿线变细，尿频，消瘦，舌红，少苔，脉沉细数，或弦细而数。

辨证：腰为肾之府，肝肾阴虚，脾亦虚弱，故腰痛、四肢乏力；阴虚内热，肝阳上亢，热灼神明，故头晕目眩，口干；肾阴虚，水火不济，神不守舍，故心烦失眠，盗汗；湿热下注，膀胱气化不利水道不畅，故排尿淋漓不尽，尿线变细，尿频；肝肾阴虚，精血不藏，气血生化也乏源，故形体消瘦；舌红少苔，脉沉细数或弦细而数，均为肝肾阴虚之征象。

求因：肝肾阴虚，相火亢盛。

〔审因论治〕

（1）湿热蕴结，气化不利

治法：清热利湿，解表通淋。

代表方剂：八正散加减。

原方药味：

八正散（《和剂局方》）：车前子、瞿麦、萹蓄、滑石、栀子、甘草、木通、大黄

临床处方：木通 6g、车前子 30g、炒栀子 10g、茯苓 20g、泽泻 15g、猪苓 20g、白花蛇舌草 30g、白茅根 30g、红花 10g、益母草 30g、生甘草 6g、竹叶 10g、太子参 30g、生地 15g、麦冬 20g。

若湿热内伤气阴者，加黄芪 30g、芦根 20g；热重于湿或以热为主，大便干结者，加大黄 10g、知母 15g、玄参 20g；湿热蕴结，癃闭不通者，加金钱草 20g、海金砂 30g、桔梗 10g、杏仁 10g。

水煎服，每日 1 剂。

（2）瘀毒积结，水道不通

治法：清热解毒，活血化瘀。

代表方剂：五味消毒饮合桃红四物汤化裁。

原方药味：

五味消毒饮（《医宗金鉴》）：金银花、野菊花、蒲公英、紫花地丁、紫背天葵。

桃红四物汤（《医宗金鉴》）：桃仁、红花、熟地黄、当归、白芍、川芎。

临床处方：金银花 30g、连翘 30g、蒲公英 20g、野菊花 15g、桃仁 10g、红花 10g、生地 15g、赤芍 10g、当归 10g、生甘

草10g、益母草20g、泽兰20g、玄参15g、川牛膝15g、太子参30g、白花蛇舌草30g。

若疼痛剧烈者，加三棱15g、莪术15g、乳香5g、没药5g；低热持续不退者，加地骨皮30g、青蒿20g、白薇30g、银柴胡20g。

水煎服，每日1剂。

（3）脾肾阳虚，命门火衰

治法：温补脾肾，填精益髓。

代表方剂：右归丸加味。

原方药味：

右归丸（《景岳全书》）：熟地黄、山药、山茱萸、枸杞子、菟丝子、鹿角胶、杜仲、肉桂、当归、制附子。

临床处方：附子10g、肉桂10g、熟地20g、枸杞子15g、杜仲30g、山药30g、山茱萸15g、菟丝子20g、炙甘草10g、仙灵脾30g、补骨脂15g、太子参20g、黄芪30g、赤芍30g、丹皮10g、桃仁15g。

若腰痛发冷，加狗脊20g、续断20g、骨碎补15g；排尿不畅者，加猪苓30g、泽泻15g、车前子15g；血尿不断者，加三七粉（冲）3g、炒蒲黄10g、炒藕节20g。

水煎服，每日1剂。

（4）肝肾阴虚，相火亢盛

治法：滋补肝肾，填精益髓。

代表方剂：左归丸化裁。

原方药味：

左归丸（《景岳全书》）：熟地黄、山药、山茱萸、枸杞子、川牛膝、菟丝子、鹿角胶、龟板胶。

临床处方：熟地20g、山药30g、山茱萸15g、牛膝20g、鳖甲30g、黄柏10g、知母15g、黄精30g、麦冬30g、龟板15g、牛

脊髓1条，益母草30g

若腰痛明显，加川续断20g；血尿不畅者加猪苓30g、泽泻15g、车前子20g；血尿者加三七粉（冲）3g、大小蓟各15g、炒藕节20g。

水煎服，每日1剂。

8　其他疗法

〔**单方验方**〕

方1　蟾酥丸

组成：蟾酥5g、轻粉3g、寒水石15g、铜绿15g、乳香10g、没药10g、胆矾15g、雄黄5g、蜗牛15g、朱砂3g。

用法：除蟾酥、蜗牛外，其余共研细末，将蜗牛捣烂，用蟾酥和研调粘，放入其他各药，共捣烂为丸，如绿豆大小。每服3粒，每日3次，白开水送服。

功效：解毒抗癌。

主治：前列腺癌。

方2　抗癌粉

组成：红粉3g、轻粉3g、全蝎15g、血竭15g、三七15g、玳瑁15g、蜈蚣10g、川乌10g、草乌10g、乳香10g、没药10g、当归15g、延胡索15g、胎盘2个，蛤蟆皮5个。

用法：共研细末，装入胶囊中。每服2粒，白开水送下。

功效：解毒活血，消积止痛。

主治：前列腺癌。

方3　前列腺癌骨转移方

组成：土鳖虫10g、白花蛇舌草10g、当归10g、徐长卿10g、露蜂房5g、炙甘草5g、蜈蚣3g、党参15g、黄芪15g、熟地15g、鸡血藤15g、乳香10g、没药10g。

用法：水煎服，每日1剂。

功效：解毒活血，通经止痛。

主治：前列腺癌骨转移疼痛，剧烈难忍者。

方4　前列腺癌糖浆

组成：蜈蚣6条，银花95g，水蛭25g，海藻、昆布各15g，三棱、莪术、枳实各12g。

用法：共煎浓缩成糖浆剂。每日3次，每次口服30～50ml。

功效：对前列腺癌有效。

方5　藤梨根煎剂

组成：藤梨根90g。

用法：加水1000ml，小火煮1小时以上，每日服1次，10～15日为1个疗程，休息几天后再服。对前列腺癌有效。

〔穴位敷贴法〕

方1　止痛贴

组成：天仙子、冰片各20g。

用法：研末混匀。温开水调成糊状摊纱布上，敷于痛处，厚0.2～0.3cm，塑料薄膜覆盖，每1～2日1次。

〔中成药〕

①小金丹　按说明服。

②康莱物注射液

该药从薏苡仁中提取的酯类化合物制成。

用法：缓慢静脉滴注200ml，每天1次，20天为1个疗程。临床用于各种癌症的治疗，对前列腺癌有效。

③六味地黄丸。

9　当代名家经验

〔名家论萃〕

着重一个“虚”字，从补肾入手，调整阴阳，平和气血。认为临床可分肝肾阴虚、脾肾阳虚两型，而以肝肾阴虚最为常